临床常见疾病影像学诊断

郑继慧　王　丹　王　嵩　著

中国纺织出版社有限公司

图书在版编目（CIP）数据

临床常见疾病影像学诊断／郑继慧，王丹，王嵩著
．-- 北京：中国纺织出版社有限公司，2021.8

ISBN 978-7-5180-8799-0

Ⅰ．①临…　Ⅱ．①郑…②王…③王…　Ⅲ．①常见病
—影像诊断　Ⅳ．①R45

中国版本图书馆 CIP 数据核字（2021）第 172661 号

责任编辑：傅保娣　　　责任校对：高　涵　　　责任印制：王艳丽

中国纺织出版社有限公司出版发行
地址：北京市朝阳区百子湾东里 A407 号楼　邮政编码：100124
销售电话：010—67004422　传真：010—87155801
http://www.c-textilep.com
中国纺织出版社天猫旗舰店
官方微博 http://weibo.com/2119887771
三河市宏盛印务有限公司印刷　各地新华书店经销
2021 年 8 月第 1 版第 1 次印刷
开本：787×1092　1/16　印张：14
字数：284 千字　定价：88.00 元

作 者 介 绍

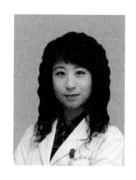

郑继慧，主治医师、讲师，医学硕士，毕业于中国医科大学医学影像与核医学专业，就职于中国医科大学附属第四医院超声科，担任浅表超声学组组长，擅长乳腺及甲状腺疾病的超声诊断。多次参与国家级多中心超声医学研究，参加了多项省市级科研基金项目。学术任职：中国研究型医院学会甲状腺外科委员会超声专业组委员，辽宁省医学会分子影像学分会青年委员会委员，辽宁省生命科学学会乳腺疾病微创诊断及治疗专业委员会青年委员会常务委员，辽宁省生命科学学会乳腺疾病微创诊断及治疗专业委员会委员。

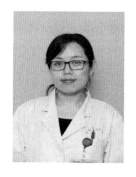

王丹，主治医师、讲师，医学硕士，毕业于中国医科大学七年制本硕连读专业，就职于中国医科大学附属第四医院超声科，擅长腹部疾病的超声诊断及超声介入治疗。参加了多项省市级科研基金项目。

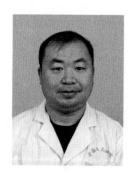

王嵩，主治医师、讲师，医学硕士，毕业于中国医科大学医学影像与核医学专业，就职于中国医科大学附属第四医院放射科，研究生期间师从任克教授。擅长腹部常见病及疑难病的影像诊断。参加了多项省市级科研基金项目。在核心期刊发表多篇医学论文。

前　言

医学影像学在医学诊断领域是一门新兴学科,不仅在临床上应用非常广泛,为疾病诊断提供大量科学、直观的依据,配合临床的症状、化验等,为最终准确诊断疾病起到不可替代的作用;同时介入放射治疗在治疗方面也有很好的应用。随着医学科技的发展,临床医学影像技术也不断提升,各种新型影像技术层出不穷并逐渐运用于临床诊断与治疗中。鉴于临床医学影像学的飞速进展,特编写《临床常见疾病影像学诊断》,以供临床医学影像科相关医务人员参考借鉴。

本书共分为六章,内容涉及临床常见疾病的影像诊断,包括:中枢神经系统疾病放射影像诊断、呼吸系统疾病放射影像诊断、心脏疾病超声诊断、消化系统疾病超声诊断、妇科疾病超声诊断及产科疾病超声诊断。

为了进一步提高医学影像科医务人员诊疗水平,笔者在多年临床经验基础上,参考了大量书籍资料认真编写了此书,希望此书能为广大医学影像科临床医务人员提供微薄帮助。

本书在编写过程中,借鉴了诸多医学影像科相关临床书籍与资料文献,在此表示衷心的感谢。由于笔者均身负一线临床工作,故编写时间有限,难免有错误及不足之处,恳请广大读者见谅,并给予批评指正,以便更好地总结经验,起到共同进步、提高医学影像科临床诊治水平的目的。

著　者

2021 年 7 月

目　　录

第一章 中枢神经系统疾病放射影像诊断

第一节 颅脑外伤

颅脑外伤是由于外力作用于头部所致,根据外力大小、受伤部位不同可产生不同程度的损伤,一般可分为头皮软组织损伤、颅骨损伤和脑实质损伤。

一、颅骨骨折

颅骨骨折是颅骨受暴力作用所致,可发生于颅骨任何部位,最常见于顶骨,其次为额骨,再次为颞骨和枕骨。

（一）病理与临床

按骨折部位分为颅盖骨折和颅底骨折,颅盖骨折最常见,约占 4/5。按骨折形态分为线形骨折、凹陷骨折、粉碎骨折和穿入骨折,各种骨折类型可以并存。按骨折与外界是否相通分为开放性骨折与闭合性骨折。颅骨骨折严重性不在于骨折本身,而在于多合并颅内脑膜、脑及脑血管、脑神经等其他部位损伤。

临床表现为局部肿胀、压痛。颅底骨折临床表现复杂,可出现脑脊液鼻漏、耳漏等症状。合并颅内其他部位损伤可出现不同程度的头痛、头晕、呕吐等表现。

（二）影像学表现

1.X 线表现

（1）线形骨折:平片表现为边缘锐利的骨折透亮线,位于颅盖骨者可清楚显示,位于颅底骨者显示率低。

（2）凹陷骨折:以切线位观察较好,表现为颅骨断裂呈锥形向颅腔内陷。

（3）粉碎骨折:显示多条骨折线,形成数个不规则碎骨片。

（4）穿入骨折:为锐器伤,穿通颅骨表现为局部骨缺损,骨碎片向颅内移位或伴有颅内异物。

（5）颅底骨折:骨折线常显示不清,但可见间接征象,表现为颅内积气和鼻窦、乳突气房浑浊。

（6）颅缝分离:以人字缝最多见,正常颅缝宽度不超过 1.5mm;若颅缝宽度超过 1.5mm,或两侧不对称且相差 1.0mm 以上即可诊断。

2.CT 表现

CT 是颅骨骨折的主要检查方法。

（1）骨窗观察:颅骨骨折需用骨窗才能显示骨折的部位、骨碎片分布、骨折的凹陷程度（图 1-1）,各型表现与平片相同。

（2）脑窗观察:脑窗可显示有无颅骨骨折并发的颅内损伤。

（3）颅底骨折:通常采取高分辨率 CT 扫描才能清楚显示骨折线,颅底骨折常见的间接征象为颅内积气、鼻窦腔积液和乳突气房积液等。

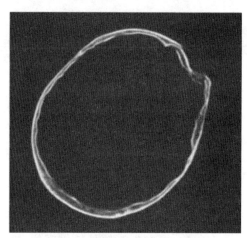

图 1-1　左额骨凹陷骨折 CT 表现

CT 检查时应根据临床表现,重点观察,避免漏诊。颅骨的三维重组能立体显示骨折与周围结构的关系,为临床治疗方案的制订提供有效依据。

(三)诊断与鉴别诊断

结合外伤史,X 线或 CT 发现颅骨连续性中断即可诊断颅骨骨折。若发现颅内积气,即使没有发现颅底骨骨折线,也可提示有颅底骨折。高分辨率 CT 可以发现较为隐蔽的骨折。颅骨骨折线还要与正常颅缝相鉴别,正常颅缝有固定的位置和走行,而且两侧对称。

二、颅内血肿

颅脑损伤后引起颅内继发性出血,血液积聚在颅腔内,形成局限性占位性病变,产生脑受压和颅内压增高症状,称为颅内血肿。按血肿形成的部位,可分为硬膜外血肿、硬膜下血肿和脑内血肿等。按病程和血肿形成时间不同,可分为急性(3 天内)、亚急性(3 天至 3 周)、慢性(3 周以上)血肿。

(一)硬膜外血肿

颅内出血积聚于颅骨与硬膜之间,称为硬膜外血肿。

1.病理与临床

硬膜外血肿多发生于头颅直接损伤部位,常为加速性头颅损伤,大多由于颅骨骨折伤及脑膜动脉所致;因硬膜与颅骨粘连紧密,故血肿范围局限,形成双凸透镜形。血肿常见于颞部、额顶部和颞顶部。硬膜外血肿可多发,也可合并颅内其他损伤。

临床主要表现为意识障碍,典型表现为头部外伤、昏迷、清醒、再昏迷;其他还可有头痛、呕吐等颅内高压表现,严重者出现脑疝。

2.影像学表现

(1)X 线表现:平片可见颅骨骨折。脑血管造影表现为脑凸面血管与颅骨内板之间梭形或双凸透镜形无血管区。

(2)CT 表现:具体如下。

1)急性硬膜外血肿:典型表现为颅骨内板下方梭形或双凸透镜形高密度区,多数密度均匀,边缘锐利光滑;范围较局限且一般不超过颅缝(图 1-2)。硬膜外血肿常并发颅骨骨折,并可见中线结构移位、侧脑室受压等占位效应和其他颅内损伤。

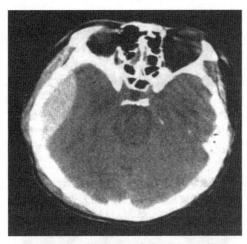

图 1-2 右颞部急性硬膜外血肿 CT 表现

2）亚急性、慢性硬膜外血肿：平扫表现为颅骨内板下方梭形或双凸透镜形等、低密度区。

（3）MRI 表现：硬膜外血肿形态与 CT 显示相似，血肿呈梭形或双凸透镜形，边界锐利。①急性硬膜外血肿：血肿在 T_1WI 上信号强度与脑实质相近，T_2WI 呈低信号（图 1-3）。②亚急性硬膜外血肿：血肿在 T_1WI 和 T_2WI 上均呈高信号。③慢性硬膜外血肿：血肿在 T_1WI 上逐渐呈低信号，T_2WI 呈高信号，周边呈低信号。

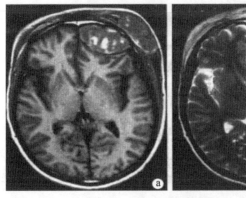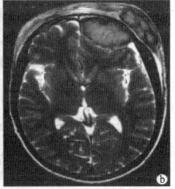

图 1-3 急性硬膜外血肿 MRI 表现

注 a. 左额部颅骨内板下方呈双凸透镜形异常信号灶，T_1WI 呈等高信号；b. T_2WI 呈等信号。

3. 诊断与鉴别诊断

硬膜外血肿影像学表现为颅骨内板下方梭形或双凸透镜形高密度影或异常信号影，边界清楚，一般不难诊断；有时需与硬膜下血肿鉴别。

（二）硬膜下血肿

颅内出血积聚于硬脑膜与蛛网膜之间，称为硬膜下血肿，常为减速性头颅外伤所致，无颅骨骨折或骨折仅位于暴力部位。

1. 病理与临床

硬膜下血肿多由于脑皮质动脉或静脉、矢状窦旁桥静脉或静脉窦破裂，血液流入硬膜下腔所致。因蛛网膜柔软无张力，血液可沿脑表面分布到硬膜下腔的广泛腔隙，形成较大范围的血肿，多为额、顶和颞叶同时受累。

急性硬膜下血肿患者病情危重，发展较快。多为持续性昏迷，且进行性加重，脑疝和颅内压增高出现较早。亚急性和慢性硬膜下血肿的特点是有轻微头部外伤史或无明确外伤史,患者症状出现较晚或较轻,可有头痛、头晕、轻度偏瘫等表现,也可无明显症状。

2.影像学表现

(1)X线表现:脑血管造影表现为脑凸面血管与颅骨内板之间新月形无血管区,范围较广泛。

(2)CT表现:具体如下。

1)急性硬膜下血肿:表现为颅骨内板下方新月形高密度区,少数血肿因有血清和脑脊液相混而呈等密度或稍低密度;血肿范围广泛,可跨越颅缝。硬膜下血肿常合并脑挫伤,故占位效应显著,表现为脑皮质受压,向内侧移位,局部脑沟消失,同侧侧脑室受压变形、移位,中线结构向对侧移位(图1-4)。

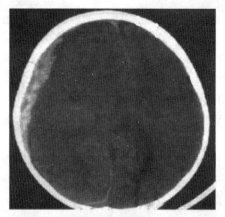

图1-4 右额颞部急性硬膜下血肿CT表现

2)亚急性和慢性硬膜下血肿:可表现为高密度、等密度或低密度,也可为混杂密度;如血肿内含沉淀的血细胞和上浮的血清,则表现为新月形血肿的上半部为低密度而下半部呈高密度。

(3)MRI表现:硬膜外血肿形态与CT显示相似,血肿呈新月形。血肿信号强度变化与血肿的期龄及设备场强有关。急性期血肿T_1WI呈等信号,T_2WI呈低信号;亚急性期血肿T_1WI、T_2WI均呈高信号(图1-5)。

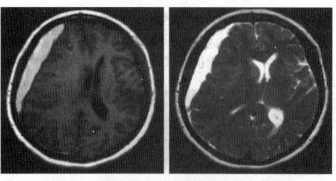

图1-5 右额颞部亚急性硬膜下血肿MRI表现

3.诊断与鉴别诊断

根据外伤史及临床典型表现,CT或MRI表现为颅骨内板下方新月形高密度影或异常信号影,可诊断本病。本病主要需与硬膜外血肿鉴别。

三、脑挫裂伤

脑挫裂伤是指颅脑外伤所致的脑组织器质性损伤,分脑挫伤和脑裂伤。脑挫伤是指脑质表层或深层散发小出血灶、脑水肿和脑肿胀。脑裂伤是指脑和软脑膜血管的破裂。两者常同时发生,故称脑挫裂伤,为常见的颅脑损伤之一。

(一)病理与临床

病理改变包括外伤引起的局部脑水肿、坏死、液化和多发散在小灶性出血等改变,常伴有蛛网膜下腔出血、脑内血肿、脑外血肿、颅骨骨折等。约半数患者累及额叶,好发于额叶底部和周边。

患者伤后可有头痛、恶心、呕吐、意识障碍等症状和体征。

(二)影像学表现

1. CT 表现

(1)损伤区局部改变:表现为形态不一、大小不等的低密度区,边界不清,白质和皮质常同时受累;低密度区可见散发点片状高密度出血灶(图 1-6)。

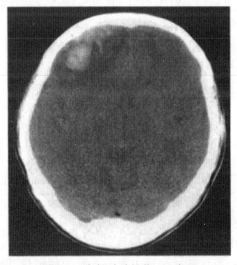

图 1-6 右额叶脑挫伤 CT 表现

(2)占位效应:与受伤面积相关,表现为同侧的侧脑室受压变小或完全闭塞,中线结构移位等。

(3)合并其他征象:可并发脑内和脑外血肿、蛛网膜下腔出血、颅骨骨折、颅内积气等。

(4)晚期可形成脑组织软化灶。

2. MRI 表现

病灶信号强度随脑水肿、脑出血和脑挫裂伤的程度而异。早期脑水肿 T_1WI 呈片状低信号,T_2WI 呈片状高信号;病灶内出血与水肿并存则信号不均匀,有占位效应(图 1-7)。挫伤出血灶信号强度随时间变化而异,急性期 T_1WI 呈等或略低信号,T_2WI 呈高或低信号。脑挫裂伤晚期可不留痕迹,也可形成软化灶,表现为 T_1WI 低信号,T_2WI 高信号;可伴局部脑萎缩,表现为邻近脑室扩大,脑沟增宽。

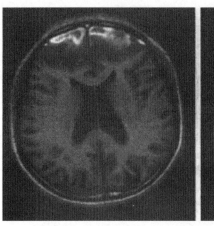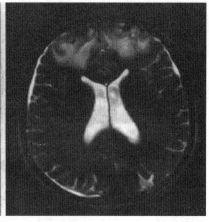

图 1-7　双侧额叶脑挫伤 MRI 表现

（三）诊断与鉴别诊断

根据外伤史,有颅内压增高和局灶性脑损伤症状和体征,CT 平扫脑内出现片状低密度或 MRI 平扫 T_1WI 呈片状低信号,T_2WI 呈片状高信号,伴点片状出血及占位效应,可诊断脑挫裂伤。主要与颅内血肿鉴别。

（王　嵩）

第二节　脑血管疾病

一、脑梗死

脑梗死为脑血管闭塞所致脑组织缺血性坏死,其发病率在脑血管疾病中占首位,主要分为脑动脉闭塞性脑梗死和腔隙性脑梗死。

（一）脑动脉闭塞性脑梗死

主要病因是脑的大或中等管径的动脉粥样硬化,继发血栓形成,导致管腔狭窄、闭塞,引起病变血管供应区脑组织缺血坏死。多见于患有动脉粥样硬化、糖尿病、高脂血症的患者。

1. 病理与临床

梗死发生 4～6 小时,脑组织出现缺血与水肿,继而脑组织发生坏死;1～2 周后脑水肿逐渐减轻,坏死脑组织液化,同时有胶质细胞增生;8～10 周后坏死区变为含液体的囊腔(软化灶),可致邻近局部脑室扩大、脑沟增宽。少数缺血性脑梗死在发病后 24～48 小时内可因再灌注而发生梗死区内出血,成为出血性脑梗死。

临床表现因梗死区部位不同而异。常见的临床症状和体征为偏瘫、偏身感觉障碍、偏盲、失语等;小脑或脑干梗死常出现共济失调、吞咽困难、呛咳等症状。

2. 影像学表现

(1)X 线表现:脑血管造影可见血管闭塞。

(2)CT 表现:具体如下。

1)平扫:①脑梗死发生在 24 小时内,CT 检查可无阳性发现。②24 小时后,CT 可显示梗死灶呈清楚的低密度区,横断面上多呈扇形,基底贴近硬膜,其范围与闭塞血管供应区一致,皮髓质同时受累(图1-8);梗死2～15天为水肿高峰期,可有占位效应,表现为同侧脑室受压和中线结构移位等。③2～3周因脑水肿消失及吞噬细胞浸润,使组织密度增加,病变区变为等密度,临床上称为"模糊效应"。④1～2个月后形成边界清楚的囊性软化灶,CT显示其密度更低,可伴有邻近部位脑萎缩表现。⑤部分患者发生出血性脑梗死时,表现为片状低密度区内有不规则高密度出血影。

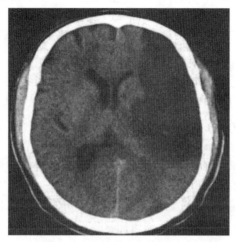

图1-8　左侧额颞叶脑梗死CT表现

2)增强扫描:梗死后可出现强化,是由于血脑屏障破坏,新生毛细血管和血液灌注过度所致;可表现为不均匀,脑回状、条状或环状强化。梗死区强化CT灌注成像(CTPI)对血流灌注状况的判断有参考意义,常用观察指标有脑血流量(CBF)、脑血容量(CBV)、平均通过时间(MTT)和达峰时间(TTP)。

(3)MRI表现:①脑梗死发生6小时内,DWI可显示为异常高信号,此后呈T_1WI低信号、T_2WI高信号。②梗死1天后至1周末,水肿逐渐加重,占位效应明显,病灶仍表现为T_1WI低信号、T_2WI高信号;有时可见梗死血管流空信号消失。③梗死后期,小病灶可不显示;大的病灶形成软化灶,信号改变似脑脊液,并出现局限性脑萎缩(图1-9)。

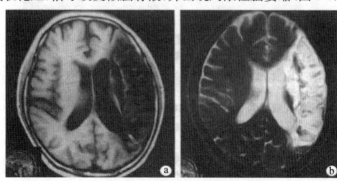

图1-9　脑梗死MRI表现

注　a. T_1WI示左额颞顶叶大片状低信号影;b. T_2WI呈高信号。

应用MRA、DWI、PWI技术是早期脑梗死首选的影像检查方法。MRA可直接显示血管的狭窄或中断情况;PWI结合DWI还可判断梗死周边缺血半暗带(复血供后可存活的区域)的存在,为临床溶栓治疗提供有效的指征。

3.诊断与鉴别诊断

根据对侧偏瘫、偏身感觉障碍、偏盲等临床表现,CT 显示脑实质片状低密度灶,或 MRI 显示 T_1WI 低信号、T_2WI 高信号,且 DWI 为高信号的病变区,即可诊断脑梗死。MRI 发现脑梗死比 CT 更敏感,对于显示脑干、小脑的梗死较之 CT 更胜一筹。

不典型脑梗死应与脑胶质瘤、转移瘤、脑炎、脱髓鞘疾病等鉴别。脑肿瘤占位表现常较脑梗死更显著;胶质瘤多呈不规则强化;转移瘤常多发,呈均匀或环形强化;脑脓肿常呈规则的环形强化;脱髓鞘疾病的病灶形态更不规则,多位于侧脑室周围等。结合各种疾病的临床表现,一般可鉴别。

(二)腔隙性脑梗死

腔隙性脑梗死是指脑穿支小动脉闭塞引起的深部脑组织较小面积的缺血性坏死。多见于高血压、长期吸烟、糖尿病等人群,好发于基底节区、丘脑区及小脑、脑干等部位,常为多发。

1.病理与临床

病理改变为脑穿支小动脉闭塞引起的深部脑组织局部小面积缺血性坏死,一般 1 个月后形成软化灶,梗死灶直径为 5~15mm。

临床可表现为轻度偏瘫、偏身感觉障碍等。梗死部位不同,临床表现各异,总体表现为症状轻且局限,预后较好,也可以无明显的临床症状。

2.影像学表现

(1)CT 表现:基底节区、丘脑区或脑干类圆形低密度灶,边界清楚,直径在 5~10mm,无水肿及明显占位效应,可以多发(图 1-10a);4 周左右形成低密度软化灶。一般不做增强 CT 检查。

(2)MRI 表现:MRI 对腔隙性脑梗死的检出率明显高于 CT,DWI 可在早期发现梗死,呈高信号。MRI 平扫病灶表现为 T_1WI 低信号、T_2WI 高信号,无占位征象(图 1-10b)。

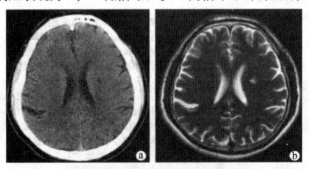

图 1-10　腔隙性脑梗死 CT 与 MRI 表现

注　a. CT 示左侧放射冠小片状低密度影;b. MRI 平扫 T_2WI 呈小片状高信号影。

3.诊断与鉴别诊断

基底节区、丘脑区或脑干单发或多发类圆形小病灶,CT 上呈低密度或 MRI 上呈 T_1WI 低信号、T_2WI 高信号,边界清楚,无明显占位,结合临床症状较轻的表现,可以明确诊断。腔隙性脑梗死有时需与脑软化灶、血管周围间隙鉴别。

二、颅内出血

颅内出血主要包括高血压脑出血、脑血管畸形出血、动脉瘤破裂出血和出血性脑梗死等。

出血可发生于脑实质、脑室内和蛛网膜下腔,也可同时累及两个或两个以上部位。儿童及青壮年以脑血管畸形出血多见,中年以动脉瘤破裂出血多见,中老年以高血压脑出血最常见。颅内出血往往起病急、病情重,诊断主要以 CT 检查为主,辅以 DSA 和 MRI 等影像学检查。

（一）高血压脑出血

高血压脑出血是颅内最常见的出血,为高血压患者在血压骤升时导致的小动脉破裂出血。好发于 50 岁以上的中老年人,发病率仅次于脑梗死,但病死率占脑血管疾病的首位。

1.病理与临床

高血压所致脑小动脉的微型动脉瘤或玻璃样变,是脑血管破裂出血的病理基础。出血的好发动脉是豆纹动脉和丘脑膝状体动脉。出血好发部位为基底节、丘脑、脑干、小脑,易破入脑室或蛛网膜下腔,也可由血肿压迫室间孔、导水管或第四脑室而引起脑积水。脑内血肿的病理学分期:①超急性期(≤6 小时)。血肿内红细胞完整,主要含氧合血红蛋白。②急性期(7~72 小时)。血凝块形成,红细胞明显脱水萎缩,氧合血红蛋白逐渐变为脱氧血红蛋白,灶周水肿明显。③亚急性期(3 天至 2 周)。亚急性早期(3~6 天)从血肿外周向中心发展,红细胞内的脱氧血红蛋白转变为正铁血红蛋白;亚急性晚期(1~2 周)正铁血红蛋白释放到细胞外,血肿周围出现炎性反应,灶周水肿减轻。④慢性期(2 周后)。血块周围水肿消失,反应性星形细胞增生,坏死组织被清除,缺损部分由胶质细胞和胶原纤维形成瘢痕;血肿小可填充,血肿大则遗留囊腔,成为囊变期。

临床起病急骤,常由情绪激动、体力活动过度等诱发,表现为剧烈头痛、头晕、恶心、呕吐,并逐渐出现一侧肢体无力、意识障碍;病情迅速恶化,可出现不同程度的意识障碍、肢体偏瘫、失语或昏迷状态,严重者可短期内因颅内压急剧增高而死亡。

2.影像学表现

（1）CT 表现:具体如下。

1）急性期及超急性期:脑内圆形、肾形或不规则形高密度灶,CT 值 50~80HU;灶周出现水肿,血肿较大时占位效应明显(图 1-11)。血肿可破入脑室,形成脑室铸型。

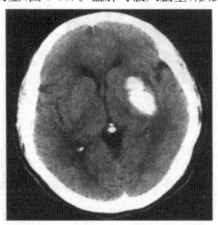

图 1-11　左侧基底节区脑出血 CT 表现

2）亚急性期:血肿密度逐渐降低,边缘模糊;周围水肿及占位效应由明显逐步减轻。血肿吸收呈融冰征,表现为血肿周边吸收,中央仍为高密度区。

3）慢性期:病灶呈圆形、类圆形或裂隙状低密度影,病灶较大者呈囊状低密度区,此期周围水肿及占位效应消失。

（2）MRI 表现：MRI 在显示出血、判断出血时间和原因等方面有着独特的优势，MRI 信号能够反映氧合血红蛋白、脱氧血红蛋白、正铁血红蛋白和含铁血黄素之间的演变过程，更好地进行出血的分期。①超急性期：血肿内含氧合血红蛋白，T_1WI 为等信号，T_2WI 为高信号（图 1-12）。②急性期：氧合血红蛋白逐渐变为顺磁性的脱氧血红蛋白，血肿 T_1WI 为等或略低信号，T_2WI 为低信号；灶周出现水肿，占位效应明显。③亚急性期：亚急性早期红细胞内脱氧血红蛋白逐渐变为顺磁性正铁血红蛋白，T_1WI 呈周边高信号环，中心低信号，T_2WI 为低信号；亚急性晚期正铁血红蛋白随着红细胞的溶解而游离，血肿在 T_1WI、T_2WI 均呈高信号。灶周水肿及占位效应逐渐减轻。④慢性期：正铁血红蛋白变为顺磁性的含铁血黄素，表现为 T_1WI、T_2WI 上均呈高信号的血肿周围有一圈低信号环，为含铁血黄素环。血肿充分吸收，在 T_1WI、T_2WI 均表现为斑点样不均匀略低或低信号影；软化灶形成为低信号，T_2WI 为高信号。

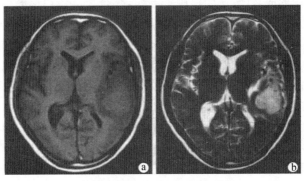

图 1-12　超急性脑出血 MRI 表现

注　a. T_1WI 示颞叶团块状等信号灶，周围有低信号带环绕；b. 团块影 T_2WI 呈高信号，周围有高信号带环绕，为水肿带。

有些高血压患者，采用 SWI 可显示脑内微小出血灶，表现为直径 $1\sim5mm$ 的低信号影，而这些病灶采用 CT 或 MRI 常规序列均难以显示。

3.诊断与鉴别诊断

有高血压病史，急性起病，出现意识障碍、肢体偏瘫、失语等症状，CT 表现为脑内好发部位的高密度影伴周围水肿，MRI 信号随血肿演变而变化，结合临床可以明确诊断。

高血压脑出血与外伤性脑出血、动脉瘤和动静脉畸形破裂形成的脑内血肿具有相似的演变规律，可以结合外伤史、血肿的位置进行鉴别，必要时可做 MRA 或 DSA 检查。

（二）蛛网膜下腔出血

蛛网膜下腔出血（subarachnoid hemorrhage，SAH）是由于颅内血管破裂，血液进入蛛网膜下腔所致。根据病因可分为外伤性和自发性 SAH，自发性 SAH 见于颅内动脉瘤破裂、高血压动脉硬化和脑动静脉畸形等，以颅内动脉瘤破裂出血最常见。

1.病理与临床

病理改变：①无菌性脑膜炎：由脑脊液中的氧合血红蛋白引起。②脑血管痉挛：使脑组织水肿，重者发生梗死、软化。③脑积水：急性期过后形成正压性脑积水，慢性期由于蛛网膜颗粒受阻、脑脊液吸收障碍所致。

临床出现三联症：剧烈头痛、脑膜刺激征、血性脑脊液。

2.影像学表现

(1)CT表现:具体如下。

1)直接征象:脑沟、脑池和脑裂内被高密度影充填(图1-13)。

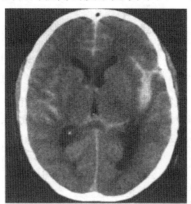

图1-13　蛛网膜下腔出血

　注　双侧额颞叶脑沟、纵裂池和双侧侧裂池被高密度影填充。

2)不同颅内血管破裂血液积聚部位不同:大脑前动脉破裂,血液多积聚于视交叉池和侧裂池前部;大脑中动脉破裂,血液多积聚于同侧外侧裂池附近;颈内动脉破裂,血液也多积聚于大脑侧裂池;椎-基底动脉破裂,血液主要沉积于脚间池和环池。

3)出血密度变化:随着时间延长,出血被脑脊液冲淡及血红蛋白降解,密度逐渐减低;3天后呈等密度,1周后CT检查为阴性。

4)间接征象:包括脑积水、脑水肿、脑梗死、脑内血肿、脑室内出血、脑疝等。

(2)MRI表现:急性期SAH的MRI敏感性不如CT;SAH的MRI检查优势在于亚急性期和慢性期。24小时内的急性SAH在T_1WI可呈比脑脊液稍高的信号影,T_2WI上可呈比脑脊液稍低的信号影;亚急性期T_1WI、T_2WI均可表现为高信号;慢性期在T_2WI上可出现低信号的含铁血黄素影,较具特征性。

3.诊断与鉴别诊断

根据剧烈头痛、脑膜刺激征和血性脑脊液三联症,结合CT显示蛛网膜下腔高密度影充填即可诊断。

三、脑血管畸形

脑血管畸形是脑血管的先天发育异常,一般包括动静脉畸形(arteriovenous malformation,AVM)、海绵状血管瘤、毛细血管扩张症和静脉畸形。其中AVM最多见,常为单发。本书只介绍脑血管畸形中发病率最高的AVM。

脑动静脉畸形由一条或多条供养动脉、畸形血管团、一条或多条引流静脉组成,周围伴增生的胶质细胞。可发生于任何年龄,多在40岁前发病,约85%发生于幕上。

(一)病理与临床

AVM常见于大脑中动脉分布区的脑皮质,其次见于大脑前动脉分布区的脑皮质;大小不一,病变中畸形的血管粗细不一,呈团块状,其内血管可极度扩张、扭曲,血管壁极薄,部分可见动脉与静脉直接相通;血管区内夹杂正常或变性神经组织,病灶周围脑组织常有变性和胶质增生而继发脑萎缩。有些部位还可以有脑水肿、梗死、钙化和出血。

临床主要表现有头痛、急性脑出血和癫痫等症状；约半数患者因脑出血就诊而发现。

（二）影像学表现

1.X线表现

脑血管造影是诊断AVM最可靠、最准确的方法。在动脉期可见粗细不等、迂曲成团的血管，有时可表现为网状或血窦状，供血动脉增粗，并于动脉期见引流静脉显影；邻近血管往往显影不良或变细。约20%AVM脑血管造影为阴性，称为隐匿性AVM。

2.CT表现

（1）平扫：①表现为脑表浅部位边界不清楚的混合密度病灶，常无占位效应。②其内高密度为钙化或出血灶，低密度为软化灶。③周围脑组织常有脑沟增宽等脑萎缩改变（图1-14a）。

（2）增强扫描：可见点、条状血管强化影，也可显示粗大引流血管。CTA可见异常血管团，并可见增粗的供血动脉和引流静脉。

（3）AVM合并出血：可表现为颅内血肿或蛛网膜下腔出血。

3.MRI表现

（1）平扫：MRI信号取决于畸形血管的血流状态，是否有血栓形成、出血、钙化等。异常血管团在T_1WI、T_2WI上均显示流空信号影（图1-14b，图1-14c）。供血动脉为低或无信号区；其引流静脉由于血流缓慢，T_1WI为低信号，T_2WI为高信号。病变区常可见新鲜或陈旧的局灶性出血信号。

（2）增强扫描：可显示异常血管明显强化。MRA可直接显示AVM的供血动脉、异常血管团、引流静脉及静脉窦（图1-14d）。

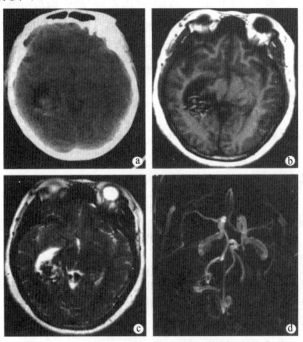

图1-14 脑动静脉畸形

注 a.CT平扫示右侧颞枕叶不规则形混杂密度灶；b、c.MRI平扫T_1WI及T_2WI见混杂信号灶内有明显流空信号的异常血管团；d.MRA见紊乱的异常血管团，并可见增粗的供血动脉。

（三）诊断与鉴别诊断

AVM 的影像学诊断并不困难。脑血管造影可以清晰地显示 AVM 的异常血管结构，目前仍是 AVM 的重要检查方法和诊断金标准。在 CT 上，脑表浅部位不规则形混杂密度灶，无占位表现，增强扫描显示点状或弧形状血管影；在 MRI 上见毛线团状或蜂窝状血管流空影，均可诊断为 AVM。

四、颅内动脉瘤

颅内动脉瘤是指颅内动脉的局限性扩张，占脑血管疾病发病率的第三位；病因包括先天性因素、动脉粥样硬化、感染性因素、外伤等。动脉瘤 90% 起自颈内动脉系统，10% 起自椎基底动脉系统。中年人发病多见，女性略多于男性，一半以上的自发性 SAH 是由于动脉瘤破裂所致。

（一）病理与临床

病理特点包括动脉壁呈病理性局限扩张，与载瘤动脉腔有一颈部相连。依据其形态分粟粒状动脉瘤、囊状动脉瘤、假性动脉瘤、梭形动脉瘤和夹层动脉瘤五种类型。

临床上动脉瘤未破裂时常无症状，部分患者可有头痛、癫痫、脑神经压迫等症状；破裂时导致蛛网膜下腔出血、脑内出血，可引起相应的临床症状与体征。

（二）影像学表现

1. X 线表现

脑动脉造影可见动脉瘤起源于动脉壁一侧，突出呈囊状，多为圆形、卵圆形，少数呈葫芦状等不规则形。

2. CT 表现

（1）平扫：①无血栓动脉瘤，呈类圆形稍高密度影，边界清楚（图 1-15a）。②部分血栓动脉瘤其血流部分呈稍高密度区，血栓呈等密度。③完全血栓动脉瘤呈等密度灶，其内可见点状钙化，瘤壁可有弧形钙化。④动脉瘤破裂后，CT 多不能显示瘤体，可见出血、水肿、脑积水，甚至脑疝形成。

（2）增强扫描：①无血栓动脉瘤呈均匀强化。②部分血栓动脉瘤血流部分明显强化，血栓不强化；如果血栓位于血管腔内周边，则动脉瘤中心的瘤腔和外层囊壁均强化，形成中心高密度影和外周高密度环，中间隔以等密度带，称为"靶征"。③完全血栓动脉瘤，仅瘤壁呈环形强化，其内血栓不强化。④CTA 可清晰显示瘤体与动脉相连，并能显示动脉瘤的部位、大小和形状。

3. MRI 表现

（1）平扫：MRI 显示动脉瘤与其血流、血栓、钙化和含铁血黄素沉积有关。无血栓动脉瘤，在 T_1WI 和 T_2WI 上均为圆形低信号。动脉瘤内的涡流会导致信号不均匀，血流快的部分出现流空效应；血流慢的部分 T_1WI 呈低信号或等信号，T_2WI 呈高信号。动脉瘤内有血栓时，其信号随血栓形成时间不同而变化（图 1-15b，图 1-15c）。颅内动脉瘤破裂出血形成颅内血肿的 MRI 表现见脑出血部分。

（2）增强扫描：无血栓部分明显强化，血栓不强化。MRA 上显示为与载瘤动脉相连的囊状影（图 1-15d），可显示动脉瘤内部结构，对血栓、夹层及瘤周出血等方面的显示具有优势。

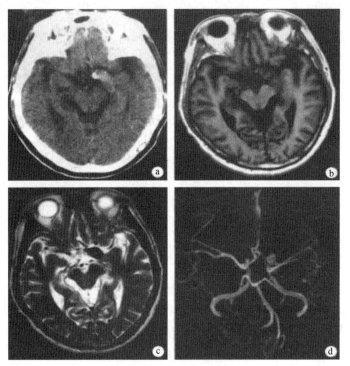

图 1-15　颅内动脉瘤

　　注　a. CT 平扫示鞍上池左侧一卵圆形稍高密度灶,其内侧边缘见钙化;b、c. MRI 平扫见鞍上池病灶,T_1WI 及 T_2WI 均有流空信号;d. MRA 显示位于左侧基底动脉环前交通支动脉瘤。

　　(三)诊断与鉴别诊断

　　根据 DSA、CT 或 MRI 特征性表现,结合病灶位置可明确作出动脉瘤诊断。鞍区附近的动脉瘤有时需与鞍区肿瘤,如垂体瘤、颅咽管瘤和脑膜瘤鉴别,根据增强扫描结果并结合临床可资鉴别。

(王　嵩)

第三节　颅内肿瘤

一、神经上皮肿瘤

　　神经上皮肿瘤曾称神经胶质瘤,是各种神经上皮细胞起源肿瘤的总称,为脑内最常见的原发性肿瘤。依据世界卫生组织(WHO)分类,可分为星形细胞瘤、少突胶质细胞瘤、混合性胶质瘤、室管膜瘤及髓母细胞瘤等。85%以上的神经上皮肿瘤位于幕上,50%累及多部位。

　　(一)星形细胞瘤

　　星形细胞瘤是最常见的神经上皮肿瘤,占颅内原发肿瘤的 60%,可发生于中枢神经系统的任何部位。成人多发生于大脑半球,以额叶及颞叶最常见,可多发,累及两个以上脑叶;儿童多发生于小脑半球,也可见于脑干。

　　1. 病理与临床

　　肿瘤主要位于白质内,可侵犯皮质及脑内深部结构,恶性度较高的肿瘤可沿胼胝体侵及对侧。星形细胞瘤分类复杂,按 WHO 脑肿瘤分类法,分为毛细胞型星形细胞瘤(Ⅰ级)、弥漫性星形细胞瘤(Ⅱ级)、间变性星形细胞瘤(Ⅲ级)和胶质母细胞瘤(Ⅳ级)。Ⅰ级分化良好,呈良性;Ⅱ级为良恶交界性;Ⅲ～Ⅳ级为恶性,分化不良。分化良好的肿瘤多位于大脑半球白质,肿瘤含神经胶质纤维多,多表现为瘤内囊变,肿瘤血管较成熟。分化不良的肿瘤呈弥漫浸润性生长,边界不清,易发生大片坏死、出血和囊变,肿瘤血管丰富且分化不良。

临床表现与肿瘤部位有关,主要临床表现为抽搐、局灶性或全身性癫痫发作,且在诊断前数年就可出现。其他还可出现神经功能障碍和颅内压增高等表现,常在病变后期出现。

2.影像学表现

(1)CT 表现:具体如下。

1)平扫:Ⅰ～Ⅱ级星形细胞瘤表现为低密度病灶,密度较均匀,边界相对清楚,瘤周水肿及占位效应不明显;Ⅲ～Ⅳ级星形细胞瘤表现为低、略高或混杂密度病灶,有时可见高密度钙化和出血,形态不规则,边界不清,瘤周水肿明显,有不同程度的占位征象。

2)增强扫描:Ⅰ级星形细胞瘤多无强化;Ⅱ级不强化或轻度强化,若强化,提示局部恶变;Ⅲ～Ⅳ级通常呈环状或不规则强化,环壁上可见强化的壁结节,若肿瘤沿胼胝体向对侧生长则呈蝶翼状强化。

(2)MRI 表现:具体如下。

1)平扫:肿瘤在 T_1WI 上呈低信号、等信号,在 T_2WI 及 FLAIR 上呈高信号(图 1-16a,图 1-16b)。Ⅰ级星形细胞瘤信号较均匀,Ⅱ、Ⅲ、Ⅳ级信号多不均匀;Ⅰ、Ⅱ级星形细胞瘤边界相对清楚,瘤周水肿及占位效应不明显,而Ⅲ、Ⅳ级星形细胞瘤边界不清,瘤周水肿明显,有不同程度的占位征象。

2)增强扫描:Ⅰ级星形细胞瘤轻度强化;Ⅱ级不强化或轻度强化;Ⅲ、Ⅳ级通常呈环状或不规则强化(图 1-16c),环壁上可见强化的壁结节,若肿瘤沿胼胝体向对侧生长则呈蝴蝶状强化。

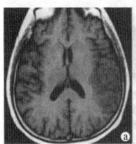 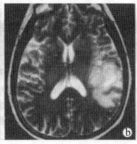 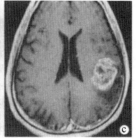

图 1-16　星形细胞瘤 MRI 表现

注　a、b.平扫示左颞叶团块状占位性病变,T_1WI 呈低信号,T_2WI 呈高信号;c.增强扫描呈不规则强化,瘤周见水肿灶。

3)波谱成像:MRS 上 Cho 峰升高,NAA 峰降低。低级星形细胞瘤(Ⅰ～Ⅱ级)还可见 MI/Cr 增高(0.85±0.25)。Cho/Cr 在Ⅲ～Ⅳ级星形细胞瘤中也升高。

3.诊断与鉴别诊断

根据病变发生的部位、密度或信号强度及增强特点,诊断星形细胞瘤并不困难。星形细胞瘤需与脑梗死、髓母细胞瘤、脑脓肿等疾病鉴别。星形细胞瘤与脑梗死的鉴别,脑梗死的特点是临床上有突发偏瘫病史,病灶多呈楔形,同时累及皮、髓质,增强扫描病灶呈脑回状强化。

（二）少突胶质细胞瘤

少突胶质细胞瘤起源于少突胶质细胞。90％以上发生于幕上大脑半球，以额叶多见，其次为顶叶和颞叶。

1.疾病概要

肿瘤一般为实性，质硬易脆，但无包膜。肿瘤位于白质和皮质浅层，可向外生长，有时可与脑膜相连。肿瘤易钙化，钙化形态多样，多为点状或斑片状钙化，为该肿瘤的重要特征之一。肿瘤可见囊变与出血。

临床多以癫痫为首发症状，其他症状与体征则与肿瘤生长部位有关。约1/3有偏瘫和感觉障碍，还可出现颅内压增高及精神症状等。

2.影像学表现

（1）X线表现：平片常显示肿瘤区呈条带状或团絮状的钙化。

（2）CT表现：具体如下。

1）平扫：肿瘤位置表浅，位于皮质或皮质下区，呈混杂密度肿块，多呈类圆形，边界不清，囊变者为边缘清楚的低密度区；内有钙化是其特征性改变，钙化可呈条索状或团块状；瘤周水肿及占位征象多较轻（图1-17a）。

2）增强扫描：多不强化或轻度强化。

（3）MRI表现：肿瘤呈团块状，在T_1WI上呈低或等信号，T_2WI呈高信号，信号多不均匀；钙化在T_1WI与T_2WI上均为低信号；肿瘤边缘清晰、锐利，瘤周无水肿或仅有轻度水肿，占位征象轻（图1-17b，图1-17c）。磁共振波谱分析（MRS）对肿瘤的定性诊断有帮助。

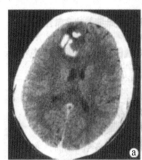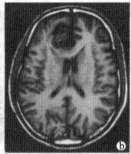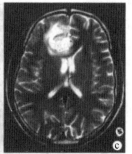

图1-17　少突胶质细胞瘤CT与MRI表现

注　a.CT平扫示右侧额叶占位，内有点状、条状及弯曲条索状钙化；b.MRI平扫T_1WI呈低信号、等信号、混杂信号；c.MRI平扫T_2WI呈高信号，瘤周见少量水肿。

3.诊断与鉴别诊断

好发于成人，以癫痫为首要症状，病灶多见于额叶，位置表浅，水肿及占位效应轻，CT或MRI显示钙化，增强后无明显强化，可提示此病。应与脑膜瘤、星形细胞瘤及钙化性脑动静脉畸形等鉴别。

（1）脑膜瘤：为颅内脑外肿瘤，广基底与颅骨或硬膜相连；肿瘤强化明显，有脑膜尾征，邻近颅骨骨质增生等改变；MRI上T_1WI和T_2WI多为等信号。

（2）星形细胞瘤：CT平扫呈低密度；瘤内多无条带状钙化。

（3）脑动静脉畸形：无占位效应；增强扫描可见增粗、迂曲的血管团；MRI上可见流空血管影。

(三)室管膜瘤

室管膜瘤为起源于室管膜细胞的胶质性肿瘤,多见于儿童及青少年。可发生于脑室系统的任何部位,最常见于第四脑室,依次为侧脑室三角区和第三脑室。

1.病理与临床

肿瘤位于脑室内,生长缓慢,多呈膨胀性生长,界限较清;界限不清楚者为浸润性生长。肿瘤多为实性,多呈分叶状和结节状生长,可有囊变和颗粒状钙化,较少有出血、坏死。肿瘤可发生室管膜种植性转移。

临床常有头痛、恶心、呕吐、共济失调和眼球震颤等,症状与肿瘤所在位置有关。

2.影像学表现

(1)X线表现:平片多正常,也可出现颅内高压征象,有时可见点状分布的肿瘤钙化灶。

(2)CT表现:肿瘤位于脑室内、脑室壁或于脑室内、外生长,呈等密度或稍高密度,密度均匀或不均匀,可见低密度囊变和高密度钙化等;瘤周多无水肿,位于第四脑室内的病灶可引起侧脑室和第三脑室扩张积水。增强扫描时肿瘤呈均匀或不均匀强化。

(3)MRI表现:肿瘤在 T_1WI 上为低信号或等信号, T_2WI 上为高信号,常伴脑积水;增强扫描肿瘤呈均匀或不均匀明显强化。

3.诊断与鉴别诊断

儿童及青少年脑室内 CT 见等密度病灶或在 MRI 上 T_1WI 呈低信号或等信号, T_2WI 呈高信号病灶,伴有脑积水;增强后呈均匀或不均匀明显强化,可考虑室管膜瘤。主要需与髓母细胞瘤及脑室内脑膜瘤鉴别。

(1)髓母细胞瘤:位于小脑蚓部,而室管膜瘤位于第四脑室内。髓母细胞瘤残留的第四脑室常位于肿块的前方或前上方,为压迫所致;而室管膜瘤残留的第四脑室常位于肿块的周围或后方,为占位所致。

(2)脑室内脑膜瘤:好发于侧脑室三角区,CT平扫为等或稍高密度,钙化多见,MRI 上 T_1WI 及 T_2WI 呈等信号。

(四)髓母细胞瘤

髓母细胞瘤占神经上皮肿瘤的 $4\%\sim6\%$,属于胚胎性肿瘤,75%在15岁以前发病。

1.病理与临床

髓母细胞瘤是儿童最常见的颅后窝肿瘤,其恶性程度高,主要发生于小脑蚓部,易向前压迫第四脑室,引起梗阻性脑积水;成人发病部位常在小脑半球。肿瘤生长迅速,易沿脑脊液种植播散,并可广泛种植于脑室系统、蛛网膜下腔和椎管内。肿瘤呈浸润性生长,边界不清。

临床常见共济失调及头痛、恶心、呕吐等颅内高压征象。

2.影像学表现

(1)X线表现:除部分病例可显示颅内压增高征象外,多无太大价值。

(2)CT表现:可见小脑蚓部类圆形略高密度肿块,密度均匀或不均匀,约半数病灶周围有水肿,第四脑室受压变形移位,侧脑室、第三脑室扩张积水;增强后肿瘤明显强化,呈"快进快出"表现。

(3)MRI表现:肿瘤 T_1WI 呈低信号, T_2WI 呈高信号或等信号;肿瘤压迫阻塞第四脑室时,可见第三脑室及侧脑室扩张等脑积水表现。肿瘤明显强化。

3.诊断与鉴别诊断

儿童颅后窝小脑蚓部实性肿块,CT平扫呈略高密度,MRI 上 T_1WI 呈低信号, T_2WI 呈高信号；增强扫描明显强化，伴脑积水，可考虑髓母细胞瘤。但需与室管膜瘤和小脑星形细胞瘤鉴别。

（1）室管膜瘤：见"室管膜瘤的鉴别诊断"。

（2）小脑星形细胞瘤：好发于儿童，肿瘤位于小脑半球，CT平扫为低或等密度，增强扫描病灶呈环状强化，可见壁结节。

二、脑膜瘤

脑膜瘤起源于脑膜，位居颅内肿瘤的第二位，占颅内肿瘤的 15%～20%；多见于 40～60 岁，女性发病率约为男性的 2 倍。大多数为良性，极少为恶性。

（一）病理与临床

脑膜瘤起源于蛛网膜的帽状细胞，与硬脑膜相连，多数由脑膜动脉分支供血，血运丰富。常见部位为矢状窦旁、大脑镰、脑凸面及小脑幕等。肿瘤有完整包膜，质坚韧，多为结节或颗粒状，可有钙化或骨化。多数脑膜瘤为良性，生长缓慢，可长大并嵌入脑内，压迫脑皮质；脑膜瘤因紧邻颅骨，易引起颅骨骨质增生、破坏或变薄。恶性脑膜瘤瘤体较大，呈膨胀性或浸润性生长，多数出现囊变、坏死和出血。

脑膜瘤起病缓慢，病程长，头痛、头晕等颅内压增高及局部定位症状和体征出现较晚。位于大脑凸面者常有癫痫发作；位于功能区的脑膜瘤，可有局限性体征及神经功能障碍。

（二）影像学表现

1. X线表现

平片常见颅内压增高和松果体钙斑移位，并可见颅骨骨质增生、破坏、肿瘤钙化和血管压迹增粗等。脑血管造影可显示肿瘤引起的脑血管移位、变形，动脉期可见来自颈外和颈内动脉的脑膜分支，毛细血管期或静脉期可见肿瘤染色。

2. CT表现

（1）平扫：肿瘤呈圆形或类圆形，边界清晰，呈略高或等密度影。肿瘤以广基底靠近颅板或硬脑膜，瘤体可见钙化；多可见瘤周水肿，程度不一，多较轻；占位征象明显。有时可见颅板增厚、破坏等，出血、坏死和囊变少见。

（2）增强扫描：多呈明显均匀强化，边缘锐利；发生坏死、囊变时则不强化（图1-18）。

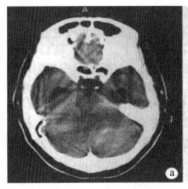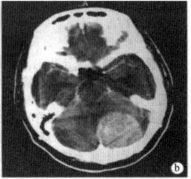

图1-18 脑膜瘤CT表现

注 a.CT平扫示左侧小脑半球密度稍增高；b.CT增强扫描示左侧枕部颅骨内板下方一类圆形均匀强化肿块，边缘光滑，广基与脑膜相连。

3. MRI 表现

（1）平扫：肿瘤信号多与脑皮质接近，T_1WI 多为等信号，T_2WI 多为等或稍高信号（图 1-19a，图 1-19b），内部信号可不均匀，可见血管流空影。囊变呈长 T_1、长 T_2 信号，钙化在 MRI 上无信号；瘤周水肿在 T_1WI 为低信号，T_2WI 为高信号。肿瘤周围可见低信号环，以 T_1WI 明显，介于肿瘤与水肿之间，称为肿瘤包膜。

（2）增强扫描：肿瘤多呈明显强化；出现囊变、坏死时强化不均匀。肿瘤相邻脑膜可呈鼠尾状强化，称为"脑膜尾征"（图 1-19c）。

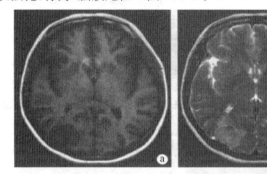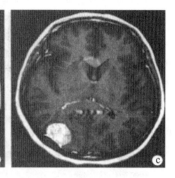

图 1-19　脑膜瘤 MRI 表现

注　a. MRI 平扫 T_1WI 示右枕部见类圆形低信号肿块，广基与脑膜相连；b. MRI 平扫 T_2WI 呈稍高信号；c. 增强扫描肿块明显强化，可见"脑膜尾征"。

（3）波谱成像：脑膜瘤属于脑外肿瘤，不含正常神经元，MRS 表现为 NAA 峰缺乏，Cho 峰升高，Cr 峰下降，可出现丙酸（Ala）峰。

（三）诊断与鉴别诊断

矢状窦旁、大脑镰、脑凸面等蛛网膜分布区域见等密度或等信号的肿块，增强扫描明显强化，且见"脑膜尾征"，可诊断脑膜瘤。

脑膜瘤需与星形细胞瘤鉴别；桥小脑角区脑膜瘤要与听神经瘤鉴别；鞍区脑膜瘤要与颅咽管瘤鉴别；脑室内脑膜瘤要与室管膜瘤鉴别。

三、垂体腺瘤

垂体腺瘤为起源于腺垂体的良性肿瘤，是鞍区最常见的肿瘤，占颅内肿瘤的第三位。本病成人多见，男女发病率相等，但分泌催乳素的微腺瘤多见于女性。

（一）病理与临床

垂体腺瘤属脑外肿瘤，可累及鞍上、鞍下、鞍后、鞍旁及前颅窝底，较大的肿瘤包膜完整，呈圆形或分叶状，膨胀性生长，与周围组织界限清楚。根据有无激素分泌，可分为功能性（约75％）和无功能性（约25％）两类。功能性包括分泌生长激素和泌乳素的嗜酸细胞瘤，分泌促肾上腺皮质激素、促甲状腺激素、促性腺激素等的嗜碱细胞瘤；无功能性的为嫌色细胞瘤。根据其大小可分为微腺瘤（直径≤10mm）和大腺瘤（直径＞10mm）。肿瘤较大时可出现出血、坏死和囊变，偶可钙化。垂体瘤常发生出血或梗死，称为垂体卒中，进而可产生囊变和坏死。

临床表现多样，表现为内分泌亢进和压迫症状。泌乳素腺瘤可出现闭经、泌乳；生长激素腺瘤可出现肢端肥大；促肾上腺皮质激素腺瘤可出现库欣综合征等。巨大垂体腺瘤可出现压迫症状,如视力障碍、垂体功能低下、头痛等。

（二）影像学表现

1.垂体大腺瘤

（1）X线表现:可见蝶鞍扩大,前、后床突骨质吸收、破坏,鞍底下陷等。

（2）CT表现:具体如下。

1）平扫:①鞍区肿块:呈圆形、椭圆形或分叶状,边缘光滑,多为等密度或稍高密度肿块,密度均匀或不均匀。②蝶鞍扩大,鞍背变薄后移。③鞍上池闭塞,视交叉受压上移。④冠状位扫描显示肿瘤呈哑铃状。

2）增强扫描:多呈均匀强化或周边强化;囊变、坏死、出血和钙化灶不强化。

（3）MRI表现:瘤体 T_1WI 呈较低信号或等信号, T_2WI 呈等信号或较高信号,信号均匀或不均匀;若肿瘤内部发生囊变或坏死,在 T_1WI 上肿瘤内部出现更低信号, T_2WI 则呈更高信号;伴出血则在 T_1WI、T_2WI 上均呈高信号。增强扫描肿瘤多呈均一强化;坏死、囊变、出血和钙化部分不强化(图1-20)。肿瘤向外侵犯征象与CT检查相似,但比CT更清晰。

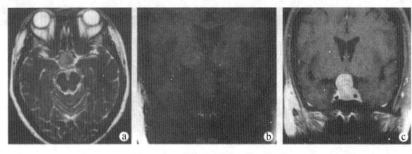

图1-20 垂体大腺瘤MRI表现

注 a.MRI平扫横断面示鞍区一类圆形占位,T_2WI 上呈稍高信号;b.冠状面占位呈哑铃状,T_1WI 上呈等信号;c.增强扫描呈明显强化,病灶向上压迫视束和视交叉。

2.垂体微腺瘤

（1）X线表现:多无异常发现。

（2）CT表现:具体如下。

1）平扫:常规为薄层扫描、冠状面MPR重组观察,约半数患者无异常表现;有的可表现为垂体高度增加(男性>7mm,女性>9mm),垂体上缘局部膨隆及垂体柄偏移等征象。

2）增强扫描:快速注入对比剂后立即扫描,肿瘤呈低密度;延迟扫描呈等密度或稍高密度。

（3）MRI表现:具体如下。

1）平扫:冠状位及矢状位薄层扫描时,T_1WI 呈低信号,伴出血时为高信号;T_2WI 呈高信号或等信号。肿瘤通常位于垂体一侧,可见垂体高度增加,上缘局部膨隆;垂体柄偏移;鞍底下陷或局部骨质吸收(图1-21a)。

2）增强扫描:增强早期,肿瘤信号强度低于正常垂体,晚期信号强度等于或高于正常垂体(图1-21b,图1-21c)。

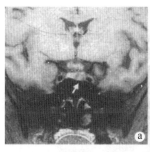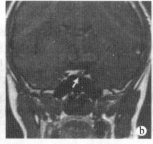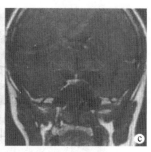

图 1-21　垂体微腺瘤 MRI 表现

注　a. MRI 平扫 T_1WI 冠状面示垂体偏左侧可见类圆形稍低信号结节,鞍底局部下陷($\uparrow$);b. 增强早期正常垂体明显强化,结节($\uparrow$)强化程度低于正常垂体;c. 增强后期,结节强化程度增加,呈等信号。

（三）诊断与鉴别诊断

鞍内或鞍上类圆形略高或等密度肿块,MRI 上 T_1WI 为等信号,T_2WI 为高信号,均一或周边强化,伴蝶鞍扩大、破坏等影像学改变,结合内分泌紊乱可诊断垂体大腺瘤。垂体内低密度或 T_1WI 低信号小病灶,伴垂体柄偏移等间接征象,增强后早期信号强度低于正常垂体,晚期信号强度高于正常垂体,结合内分泌紊乱,可诊断垂体微腺瘤。

垂体大腺瘤需与发生于鞍区的其他肿瘤进行鉴别,如脑膜瘤、颅咽管瘤及动脉瘤等,主要鉴别点在于能否见到正常垂体。微腺瘤需与青春期或哺乳期妇女正常垂体鉴别,后者也可表现为垂体高度增加,垂体饱满,上缘局部膨隆,但垂体左右对称,垂体柄居中,鞍底无下陷。

四、颅咽管瘤

颅咽管瘤是较常见的颅内肿瘤,多位于鞍上,是鞍区仅次于垂体腺瘤的常见肿瘤。常见于儿童,也可发生于成人。

（一）病理与临床

目前普遍认为该肿瘤起自颅咽管在退化过程中的残留上皮细胞,肿瘤可沿鼻咽后壁、蝶窦、鞍内、鞍上至第三脑室前部发生,以鞍上多见。肿瘤可分为囊性、囊实性和实性三种,多为囊性;囊内可为单房或多房,囊液呈黄褐色,并漂浮胆固醇结晶;囊壁和肿瘤实性部分多有钙化。

肿瘤因压迫垂体、下视丘而出现相应临床症状。儿童以发育停滞、侏儒、颅内压增高为主;成人则多出现视力、视野障碍,部分患者可有精神异常及垂体功能低下。

（二）影像学表现

1. X 线表现

平片常显示鞍区钙化、蝶鞍异常和颅高压征象等。

2. CT 表现

（1）平扫:表现为鞍上区圆形、类圆形或分叶状肿块,以囊性和部分囊性居多。密度变动范围大,含胆固醇多则 CT 值低,含钙质或蛋白质多则 CT 值高。囊壁可见蛋壳状钙化,实体肿瘤内为点状、不规则或团块状钙化。一般无脑水肿,可出现脑积水。

（2）增强扫描:囊壁可出现环状强化,肿瘤实性部分可呈均匀或不均匀强化,低密度囊液不强化。

3. MRI 表现

（1）平扫:因瘤内成分有蛋白质、胆固醇、正铁血红蛋白、钙化等成分,且含量各异,平扫

MRI 表现变化多样。T_1WI 上可呈高信号、等信号、低信号或混杂信号（图 1-22a，图 1-22b），T_2WI 以高信号多见（图 1-22c）。实性肿瘤 T_1WI 为等信号，T_2WI 为高信号。囊变在 FLAIR 上也表现为高信号。

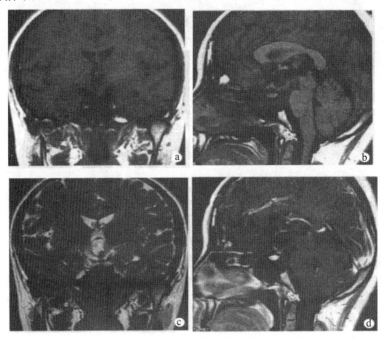

图 1-22　颅咽管瘤 MRI 表现

　　注　a、b. MRI 平扫 T_1WI 冠状面示鞍上一囊性低信号占位；c. T_2WI 上呈高信号；d. 增强扫描示囊壁环状强化。

（2）增强扫描：与 CT 增强表现类似（图 1-22d）。

（三）诊断与鉴别诊断

儿童鞍上肿块，有囊变及多种形式钙化，增强扫描可见实体部分均匀或不均匀强化，囊壁可出现环状强化，结合临床表现可诊断颅咽管瘤。需与鞍区脑膜瘤及胶质瘤鉴别。

1. 鞍区脑膜瘤

鞍旁骨质增生硬化，MRI 上 T_1WI 和 T_2WI 肿瘤均呈等信号，增强扫描肿块明显均一强化，并可见脑膜尾征。

2. 胶质瘤

与实性颅咽管瘤较难鉴别，但胶质瘤好发于青壮年，肿块多无钙化。

五、听神经瘤

听神经瘤是最常见的源于脑神经的肿瘤，占原发颅内肿瘤的 8%～10%，为脑外肿瘤，好发于中年人。

（一）病理与临床

听神经瘤多起源于听神经前庭支内听道段，属神经鞘瘤，为生长缓慢的良性肿瘤。肿瘤呈圆形或类圆形，质地坚硬，有包膜，边界清楚，易发生囊变；常伴有内耳道扩大；肿瘤可压迫脑干和小脑，产生梗阻性脑积水。

　　临床主要表现为桥小脑角综合征,即患侧听神经、面神经和三叉神经受损症状及小脑症状,具体表现为单侧耳鸣、听力减退或耳聋等。肿瘤压迫小脑和脑干时可出现颅内压增高征象。

（二）影像学表现

1. X 线表现

平片可见内耳道扩大和邻近骨质吸收。

2. CT 表现

（1）平扫:表现为桥小脑角区类圆形肿块,可呈低密度、等密度或混杂密度。肿瘤居岩骨后缘,以内耳道为中心,与岩骨接触面多呈锐角。骨窗显示内耳道呈漏斗状扩大,骨质吸收模糊,甚至骨质破坏。肿瘤增大,压迫小脑和脑干时可导致其变形、移位,压迫第四脑室,使其闭塞,形成梗阻性脑积水。

（2）增强扫描:肿瘤增强扫描时多呈明显均匀或不均匀强化,病变边界清楚;肿瘤囊变坏死区不强化。

3. MRI 表现

（1）平扫:MRI 上 T_2WI 可清晰显示内耳道内的肿瘤,并可见肿瘤所致内耳道扩大征象。MRI 也可见桥小脑角区类圆形肿块,T_1WI 呈等信号或低信号,T_2WI 呈高信号(图 1-23)。若瘤体内部发生囊变时,囊变区 T_1WI 呈低信号,T_2WI 为高信号。

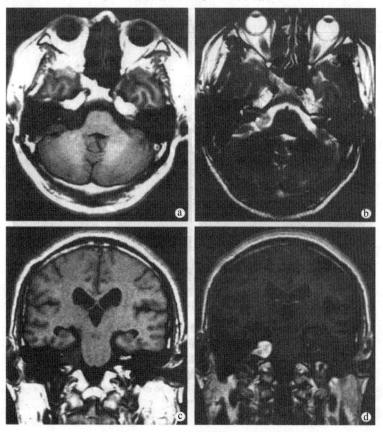

图 1-23　听神经瘤 MRI 表现

　　注　MRI 横断面及冠状面平扫见右侧桥小脑角区类圆形实性占位,T_1WI 上呈低信号,T_2WI 上呈较高信号。

（2）增强扫描：瘤体实质部分明显强化，囊变区无强化。

（三）诊断与鉴别诊断

根据听力障碍，桥小脑角区实性或囊实性肿块伴有听神经增粗、内耳道扩大，可诊断听神经瘤。要注意与发生在桥小脑角区的脑膜瘤、表皮样囊肿（胆脂瘤）等鉴别。

1.脑膜瘤

脑膜瘤与岩骨夹角呈钝角，一般无内听道扩大，邻近岩骨可有骨质增生；MRI增强明显均匀强化，有脑膜尾征。

2.表皮样囊肿

呈脑脊液样密度或信号肿块，形态不规则，沿蛛网膜下腔生长；增强扫描不强化，无内听道扩大。

六、脑转移瘤

脑转移瘤比较常见，可发生于任何年龄，中老年人较常见。

（一）病理与临床

脑转移瘤血行转移者，多来自肺癌、乳腺癌、胃癌、结肠癌、肾癌等；直接蔓延者，可来自鼻咽、鼻窦、眼眶的恶性肿瘤。转移部位以幕上多见，好发于皮髓质交界区。肉眼观察肿瘤与正常脑组织分界清楚，肿瘤中心常发生坏死、出血、囊变；瘤周水肿明显。肿瘤血供多较丰富。

临床多有原发恶性肿瘤病史，但部分患者以颅脑症状为首发症状。颅脑症状与肿瘤的占位效应有关，常见症状有头痛、恶心、呕吐、视神经乳头水肿等颅内高压表现，也可表现为共济失调，进一步加重可出现意识障碍及脑疝等症状。部分患者无明显神经系统症状。

（二）影像学表现

1.CT 表现

（1）平扫：肿瘤常为多发，呈类圆形高密度、等密度、低密度或混杂密度肿块，多位于皮髓质交界区，其内可有出血、坏死、囊变等；瘤周水肿较明显，呈"小肿瘤大水肿"特征性表现。

（2）增强扫描：肿瘤多呈均匀性或环形强化，环形强化者环壁较厚或可有壁结节；肿瘤坏死、出血区无强化。

2.MRI 表现

（1）平扫：肿瘤表现为 T_1WI 低信号、T_2WI 及 FLAIR 高信号；瘤周可见广泛水肿，占位效应明显（图 1-24a，图 1-24b）。

（2）增强扫描：可呈结节状或环状明显强化（图 1-24c）。

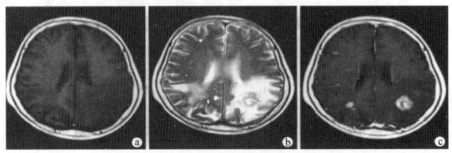

图 1-24 脑转移瘤 MRI 表现

注 a.MRI 平扫 T_1WI 示双侧顶叶呈片状低信号相连；b.MRI 平扫 T_2WI 见双侧顶叶多个小结节状高信号灶，周围大片状水肿；c.MRI 增强示颅内多个结节状明显强化灶。

（三）诊断与鉴别诊断

有原发恶性肿瘤病史，脑内多发皮髓质交界区病灶，病灶周围水肿明显，均匀或环状强化，则可诊断为转移瘤。需与多发结核球、多中心性脑胶质瘤鉴别；环状强化的脑转移瘤要与星形细胞瘤、脑脓肿鉴别。

（王　嵩）

第四节　颅内感染性疾病

一、脑脓肿

脑脓肿是由化脓性细菌进入脑组织引起炎症，进而形成脓肿。脑脓肿以幕上多见，感染途径以邻近感染蔓延至颅内居多，其次为血源性感染。

（一）病理与临床

病理分期可分为三期。①急性脑炎期：病变多位于白质，有充血、水肿、炎性细胞浸润、斑点状出血，伴有小静脉炎和血栓形成。②化脓期：脑炎进展，坏死液化区扩大，脓腔形成，周围肉芽组织和胶原组织增生，脓肿壁逐渐形成，周围水肿。③包膜形成期：脓腔增大，脓肿壁内层为炎症细胞，中层为肉芽和纤维组织，外层是神经胶质层。脓肿中心多坏死，呈液态、干酪样或凝块状。若脓肿破溃外溢，可形成多房脓肿或卫星脓肿。

临床上除患者原发感染症状外，一般都有急性全身感染症状。包膜形成后，上述症状好转或消失，并逐渐出现颅内压增高和脑脓肿的局灶体征和症状。

（二）影像学表现

1. CT 表现

（1）急性炎症期：①平扫表现为边界不清的低密度或不均匀的混合密度区；周围水肿和占位效应明显。②增强扫描病灶一般无强化，也可有斑点状强化。

（2）化脓期和包膜形成期：①平扫示脓肿壁呈等密度，壁完整或不完整，约半数患者可显示低密度的脓腔；有些脓腔内可见气-液平面；周围水肿逐渐减退。②增强扫描示化脓期脓肿壁轻度强化，脓腔不强化，仍为低密度；包膜形成期，脓肿壁明显强化，脓肿呈圆形、椭圆形或不规则形，壁较薄且完整、光滑、均匀(图 1-25)。

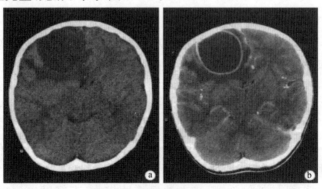

图 1-25　脑脓肿 CT 表现

注　a. CT 平扫示右侧额叶大片状低密度灶；b. CT 增强示右额叶一薄壁强化影，其内低密度影无强化，囊壁周围见明显水肿及占位效应。

2. MRI 表现

(1)急性脑炎期：①平扫示初期病灶范围小，位于皮质或皮髓质交界处，T_2WI 呈略高信号。病变进一步发展，范围增大，T_1WI 为低信号，T_2WI 呈高信号，占位效应明显。②增强扫描示病灶无强化或斑点状强化。

(2)化脓期和包膜形成期：①T_1WI 上脓肿和其周围水肿为低信号，两者之间的脓肿壁为等信号环形间隔；T_2WI 脓肿和周围水肿为高信号，脓肿壁为等或低信号。②增强扫描示脓肿壁显著环状强化，脓腔不强化；脓肿壁的特点与 CT 类似。

(三)诊断与鉴别诊断

根据感染史及局部和全身感染症状等临床表现，典型脑脓肿的影像学表现为 CT 平扫可显示等密度或高密度的环壁，内可见水样密度；MRI 为等信号环壁，内可见水样信号；增强扫描环壁光整且强化明显，可诊断脑脓肿。需与星形细胞瘤和脑转移瘤等病变鉴别。

1. 星形细胞瘤

环形强化，壁厚薄不一，有壁结节；无发热、白细胞升高等感染症状。

2. 脑转移瘤

有原发肿瘤病史；病灶常多发，可呈环状、结节状、斑状等多种强化形式；强化环周围脑水肿特别明显，呈"小肿瘤大水肿"表现；无发热、白细胞增多等感染症状。

二、脑寄生虫病

脑寄生虫病包括脑囊虫病、脑包虫病、脑弓形虫病、脑血吸虫病、脑型肺血吸虫病等，最常见的是脑囊虫病。脑囊虫病为猪肉绦虫的囊尾蚴寄生于人脑内所致的疾病，具体如下。

(一)病理与临床

囊尾蚴进入脑内形成囊泡，囊泡内含有液体和白色头节。虫体死亡后由炎性细胞包裹，外层是富于血管的胶原纤维形成的肉芽肿；后期由于胶原纤维结缔组织修复变成瘢痕，死亡虫体发生钙化。根据病变部位的不同又可分为脑实质内型、脑室内型、软脑膜型和混合型。

脑囊虫病的临床症状复杂多变，主要有意识障碍及精神障碍，多种类型的癫痫发作，颅内高压、脑积水等；查体可触及皮下结节。囊虫补体结合试验多呈阳性。

(二)影像学表现

1. CT 表现

(1)脑实质型：①平扫示病灶多发，呈广泛性分布，主要位于幕上大脑半球。病灶形态可呈多样性改变：急性脑炎型呈脑内散在多发低密度影，并全脑肿胀、脑室变窄等；多发小囊型为脑内多发小圆形低密度灶，其内可见小结节状致密影(图 1-26a)；单发大囊型表现为单发巨大圆形或分叶状囊液性占位；多发钙化型呈脑内多发小结节状钙化；多发结节型呈散在多发不规则低密度影。②增强扫描示多发结节型，可呈结节状强化或点环状强化；其余各型均无强化。

(2)脑室型：①平扫多位于第四脑室和第三脑室，CT 难以直接显示囊泡，仅表现为脑室形态异常、局限性不对称扩大或阻塞性脑积水等间接征象。②增强扫描可见囊壁环形强化。

(3)脑膜型：①平扫可见外侧裂池、鞍上池呈囊性扩大，有轻度占位现象，蛛网膜下腔扩大、变形，脑室对称性扩大。②增强扫描有时可见囊壁强化或结节状强化，脑膜也可强化。

(4)混合型：上述两种或两种以上类型同时存在。

2.MRI表现

(1)脑实质型:①平扫:活动期表现为多发圆形囊性病灶,大小为2～8mm,其内可见小结节状影附着在囊壁上,为囊虫头节;脑囊虫存活期水肿轻微。退变期周围水肿加重,"白靶征"出现,即指在T_2WI上囊肿内囊液及周围水肿呈高信号,而囊壁与囊内模糊不清的头节呈低信号,低信号为囊虫逐渐纤维化、机化和钙化所致(图1-26b,图1-26c);囊虫钙化后出现"黑靶征",即指在T_2WI上囊肿内除有一点状高信号外,余均呈低信号。②增强扫描:活动期囊壁可强化或不强化,退变期出现环状强化,非活动期病灶无强化。

(2)脑膜型:①平扫示脑池扩大或脑积水征象,多由脑沟内的囊虫与脑膜粘连所致。②增强扫描可见脑膜强化。

(3)脑室型:①平扫脑室、脑沟及脑池内的囊虫,表现为2～8mm大小的圆形囊状影,呈长T_1、长T_2信号,头节常显示不清,偶见头节位于边缘。②增强扫描可见囊壁环形强化。

(4)混合型:上述两种或两种以上类型同时存在。

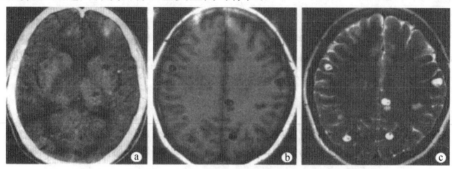

图1-26　脑囊虫病CT表现

注　a.CT平扫示大脑实质内多发小圆形囊性低密度灶,囊内可见小结节状致密影;b、c.MRI平扫示大脑实质内多发类圆形囊性病灶,T_1WI呈低信号,T_2WI呈高信号,囊内可见低信号结节影,呈"白靶征"。

(三)诊断与鉴别诊断

影像学发现脑内多发囊性病灶,囊内有头节存在,结合疫区或绦虫病感染史及囊虫补体试验阳性,可作出本病的诊断。脑囊虫病需与以下疾病鉴别。

1.脑囊虫病非钙化期

需与下列病变鉴别。①脑转移瘤:多为欠规则的厚环状或结节状强化,瘤周水肿较明显;有原发肿瘤病史。②脑结核瘤:一般为小结节状病灶,无头节,好发于脑底部;脑脊液检查及治疗随访有助于鉴别。③细菌性脑脓肿:有发热、头痛等炎性症状和体征,囊内无头节。

2.脑囊虫病钙化

需与生理性钙化、结节性硬化和甲状旁腺功能减退鉴别。

(王　嵩)

第五节　颅脑先天畸形

一、结节性硬化

结节性硬化是常染色显性遗传病,是由于胚胎时期各胚层的分化发生紊乱所致。男性发病率为女性的2～3倍。该病以不同器官形成错构瘤为特点。

（一）病理与临床

该病的脑部病理特征为皮质和室管膜下的白色结节,结节由神经胶质细胞和各种奇特的异常神经细胞所构成,内有钙盐沉积,偶有囊变;皮质结节以额叶为多。室管膜下的小结节极易钙化,可阻塞脑脊液通路,形成脑积水。该病易伴发室管膜下巨细胞型星形细胞瘤,可合并身体其他部位的错构瘤。

临床特征性表现为癫痫、智力障碍和皮脂腺瘤;皮肤改变主要是棕色痣,呈蝶翼状分布于鼻、颊、颏部。常伴发纤维瘤等多种畸形。

（二）影像学表现

1. X 线表现

平片有时可见颅内散在钙化点和颅骨内板局限性骨质增生;钙斑多位于基底节区、蝶鞍区和脉络丛,也可见于脑实质,大小不等。

2. CT 表现

（1）平扫:可见室管膜下与脑室周围多发高密度结节或钙化（图 1-27）,呈类圆形或不规则形,病灶为双侧对称性分布;皮质或白质内有时可见多发小结节状钙化,其密度比脑室壁钙化低,边界不清。

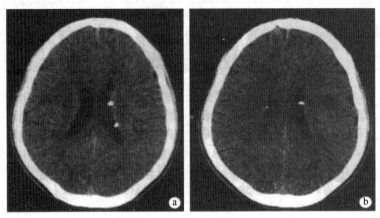

图 1-27　结节性硬化 CT 表现

注　双侧侧脑室室管膜下可见多发钙化结节,部分突入侧脑室内。

（2）增强扫描:室管膜下、皮质和皮质下结节无强化。

3. MRI 表现

早期表现为脑皮质形态异常,以后出现皮质与髓质界限不清,白质内可出现长 T_1、长 T_2 脱髓鞘斑;较大结节在 T_1WI 上呈等信号或低信号,T_2WI 呈高信号;可见脑积水、脑萎缩征象。

（三）诊断与鉴别诊断

根据颜面部皮脂腺瘤、癫痫、智力发育障碍等临床特点,结合 CT 和 MRI 上室管膜下、皮质和皮质下结节,部分伴钙化,可诊断结节性硬化。该病应与其他原因所引起的多发钙化鉴别。①脑囊虫病:其钙化一般位于脑实质的皮髓质交界区,室管膜下较少发生。②甲状旁腺功能减退:钙化以两侧基底节和（或）小脑齿状核为主,形态不规则。

二、胼胝体发育不全

胼胝体发育不全是常见的颅脑先天性发育畸形,包括胼胝体完全缺如和部分缺如,常合并脂肪瘤、纵裂囊肿等其他颅脑发育畸形。

（一）病理与临床

胼胝体发育不全常伴有第三脑室上移,两侧侧脑室分离,也可伴有颅脑其他发育畸形,如胼胝体脂肪瘤、多小脑回畸形、脑膜脑膨出、视隔发育不全及前脑无裂畸形等。

本病轻者无明显临床症状,或有视觉、触觉障碍,重者出现智力障碍、癫痫及脑积水。

（二）影像学表现

1. CT 表现

两侧侧脑室室间距加宽、分离,后角扩张,呈八字形,第三脑室扩大、上移,插入两侧侧脑室体部之间,甚至可上移至两侧半球纵裂的顶部。

2. MRI 表现

矢状面 T_1WI 可清晰显示胼胝体部分或全部缺如,以压部畸形最为常见;横断面及冠状面 T_1WI 显示两侧侧脑室体部明显分离,体部正常弧度消失、外凸,与后角呈"微抱球状",后角相对扩大;第三脑室位置上抬,居两侧侧脑室之间。

（三）诊断与鉴别诊断

根据 MRI 正中矢状面显示胼胝体形态异常,CT 及 MRI 横断面及冠状面显示两侧侧脑室体部明显分离等征象,可明确诊断胼胝体发育不全。胼胝体发育不全伴发纵裂囊肿时,需和前脑无裂畸形鉴别,前脑无裂畸形无正常的大脑镰结构,丘脑呈融合状,往往伴有面部畸形;而胼胝体发育不全,丘脑明显分离,并有其他典型表现。

三、蛛网膜囊肿

蛛网膜囊肿是脑脊液在脑外异常的局限性积聚,分为原发性和继发性两种。原发性多见于儿童;继发性由外伤、感染、手术等原因所致,多见于中青年。

（一）病理与临床

原发性多属于蛛网膜内囊肿,囊肿与蛛网膜下腔不交通,又称蛛网膜内囊肿、非交通性囊肿,好发于侧裂池、大脑半球凸面、鞍上池及枕大池。继发性蛛网膜囊肿其囊腔多数情况下与总的蛛网膜下腔之间存在相连的狭窄通道,实际上是蛛网膜下腔的局部扩大,也称为蛛网膜下囊肿,多见于较大的脑池处,如鞍上池、枕大池、侧裂池和四叠体池。

临床上部分患者无任何症状或体征,部分患者可出现头痛、癫痫发作等。

（二）影像学表现

1. X 线表现

小的囊肿平片常无异常改变,大的囊肿可见局部颅板变薄、外突。

2. CT 表现

可见蛛网膜囊肿位于脑外,边界清楚、光滑,与脑脊液密度完全一致,囊肿壁不显示;囊肿较大时可造成局部颅骨变薄、膨隆,局部脑组织被推压移位,甚至脑萎缩(图 1-28)。

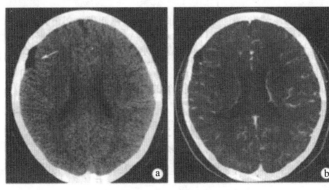

图 1-28　蛛网膜囊肿 CT 表现

注　a. CT 平扫示右额部颅骨内板下囊液性低密度灶,邻近颅骨及脑实质轻度受压(↑);b. CT 增强扫描无强化。

3. MRI 表现

蛛网膜囊肿在 T_1WI 上呈低信号,T_2WI 上呈高信号,与脑脊液信号完全一致;但当囊液内蛋白和脂类成分较高时,在 T_1WI 和 T_2WI 上信号均可稍高于脑脊液。

(三)诊断与鉴别诊断

根据脑外边缘锐利的圆形或卵圆形脑脊液密度或信号病灶,局部颅板变薄;增强后无强化,可确诊为蛛网膜囊肿。有时需与表皮样囊肿鉴别,表皮样囊肿边缘呈扇贝样,沿脑池匍匐生长,具有包绕血管或神经的趋势,FLAIR 序列和 DWI 上均为高信号。

(王　嵩)

第六节　脊髓和椎管内病变

一、椎管内肿瘤

椎管内肿瘤按其生长部位可分为脊髓内、脊髓外硬脊膜内和硬膜外三种,以脊髓外硬脊膜内最为多见。髓内肿瘤以室管膜瘤和星形细胞瘤多见,脊髓外硬脊膜内肿瘤以神经鞘瘤、神经纤维瘤和脊膜瘤多见,硬膜外肿瘤多为转移瘤和淋巴瘤。

(一)室管膜瘤

室管膜瘤是成人最常见的髓内肿瘤,约占 60%。

1. 病理与临床

室管膜瘤多见于 20~60 岁,是起源于脊髓中央管的室管膜细胞或终丝等部位的室管膜残留物。室管膜瘤可发生于脊髓各段,好发于马尾及终丝,其次为颈髓段。肿瘤多呈膨胀性生长,边界较清楚,多为良性;约半数可囊变,囊变、出血多位于肿瘤边缘。肿瘤可沿终丝进入神经孔向髓外和硬脊膜外生长,也可经脑脊液种植性生长。

临床表现为局限性颈背痛,可逐渐出现肿瘤节段以下的运动障碍和感觉异常。肿瘤生长缓慢,症状轻,往往就诊时肿瘤常较大。

2. 影像学表现

(1)X 线表现:平片多无异常发现,仅少数患者可见椎管扩大,椎弓根间距增宽。椎管造影大多数可见脊髓增粗,周围可见新月状造影剂包绕。

（2）CT表现：具体如下。

1）平扫：可见脊髓不规则增粗,密度略低,出现囊变则密度更低。有时肿瘤边缘模糊,与正常脊髓分界不清；肿瘤较大时,可见椎管扩大并伴椎间孔扩大。

2）增强扫描：肿瘤实质部分轻度强化或不强化,囊变部分无强化。

（3）MRI表现：具体如下。

1）平扫：矢状面可见脊髓局限性增粗,肿瘤T_1WI信号等或低于脊髓信号,T_2WI呈高信号；肿瘤较大时发生出血、坏死、囊变,使其信号强度变得不均匀；周围蛛网膜下腔变窄、闭塞（图1-29）。

2）增强扫描：肿瘤呈均匀强化,瘤周水肿及囊变无强化。

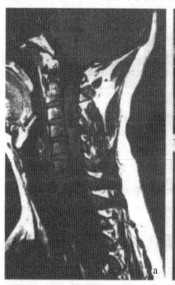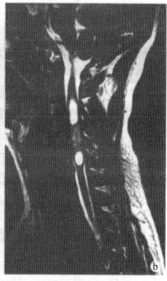

图1-29　室管膜瘤MRI表现

注　MRI平扫矢状面示颈$_{3\sim4}$及颈$_6$椎体水平多发类圆形占位,T_1WI上呈低信号,T_2WI上呈高信号。

3.诊断与鉴别诊断

根据脊髓内异常密度或信号肿物,伴发囊肿和蛛网膜下腔变窄、阻塞,结合临床表现,可诊断脊髓内室管膜瘤。

（1）星形细胞瘤和室管膜瘤的鉴别：前者以颈、胸段最为常见,较少累及马尾、终丝,累及范围较大,伴发囊肿机会较少；后者瘤体较大,呈边界清楚的结节状影,并伴发广泛囊肿。

（2）脊髓内肿瘤与脊髓外硬脊膜内肿瘤的鉴别：脊髓外硬脊膜内肿瘤表现为局部脊髓受压变细,病灶同侧蛛网膜下腔增宽。

（二）星形细胞瘤

星形细胞瘤是儿童最常见的髓内肿瘤。

1.病理与临床

星形细胞瘤起源于脊髓星形细胞,占髓内肿瘤的30%左右,好发于颈、胸髓,其次为腰髓；沿脊髓纵轴浸润性生长,可累及多个节段,甚至脊髓全长；肿瘤与正常组织多无明显分界,常呈偏心性且伴不规则囊变,甚至合并脊髓空洞。

多见于儿童或青壮年,临床表现为局限性颈背痛,晚期可引起神经脊髓功能不全。

2.影像学表现

(1)X线表现:平片多无异常发现,椎管造影可见多节段脊髓增粗。

(2)CT表现:具体如下。

1)平扫:可见脊髓不规则增粗,常累及多个脊髓节段,呈等密度或低密度;囊变或出血表现为低密度或高密度;有时肿瘤边缘模糊,与正常脊髓分界不清。

2)增强扫描:肿瘤实质部分轻度不均匀强化。

(3)MRI表现:具体如下。

1)平扫:可见脊髓局限性增粗,肿瘤 T_1WI 呈低信号,T_2WI 呈高信号;肿瘤发生出血、囊变可使其信号不均匀。肿瘤常位于脊髓后部,呈偏心性,可见肿瘤周围蛛网膜下腔变窄、闭塞。

2)增强扫描:肿瘤实性部分呈明显强化。

3.诊断与鉴别诊断

根据脊髓内多节段异常密度或信号肿物,结合患者发病年龄及相应的临床表现,可诊断脊髓内星形细胞瘤。鉴别诊断见上述室管膜瘤。

(三)神经鞘瘤与神经纤维瘤

神经鞘瘤为常见的髓外硬脊膜内肿瘤,占所有椎管内肿瘤的 25%～30%,较神经纤维瘤多见。

1.病理与临床

神经鞘瘤起源于神经鞘膜的施万细胞,故又称施万细胞瘤(schwannoma)。肿瘤可发生于脊髓的各个节段,以上、中颈段及上胸段多见,绝大多数生长于椎管后外侧。肿瘤常呈卵圆形或分叶状,多单发,有蒂及完整包膜;大的肿瘤可发生囊变或出血。肿瘤常累及神经根,当肿瘤沿神经根生长,穿过椎间孔侵及椎管外时,呈典型的哑铃状。脊髓可见肿瘤压迫所致的扁条状压迹,多有水肿和软化。

神经纤维瘤起源于神经纤维母细胞。肿瘤可发生于脊髓的各个节段,但很少发生于圆锥以下。肿瘤沿神经根生长,呈圆形,易侵入椎间孔,侵犯临近椎弓根和椎体。

临床主要表现为神经根性疼痛,以后出现肢体麻木、酸胀感或感觉减退;随着病情进展,可出现瘫痪及膀胱、直肠功能障碍等脊髓压迫症状。

2.影像学表现

(1)X线表现:可见椎管及椎间孔扩大等,也可无异常发现。椎管造影可见肿瘤本身所造成的充盈缺损及肿瘤侧蛛网膜下腔被肿瘤撑宽。

(2)CT表现:具体如下。

1)平扫:肿瘤呈圆形软组织密度影,脊髓受压,向对侧移位,其上、下方的蛛网膜下腔扩大。神经鞘瘤部分易向椎管外生长而呈哑铃状,神经孔扩大;骨窗可见椎弓根骨质吸收、破坏。

2)增强扫描:肿瘤呈中度强化。

(3)MRI表现:具体如下。

1)神经鞘瘤:①平扫:神经鞘瘤常位于脊髓背侧,肿瘤在 T_1WI 上呈等信号或略高于脊髓信号,少数呈低信号,T_2WI 呈高信号。横断层或冠状位往往可见瘤体从椎间孔穿出,可呈哑铃状。②增强扫描:肿块呈均匀强化;合并囊变时呈不均匀强化。

2)神经纤维瘤:①平扫:肿瘤在 T_1WI 上呈等信号或低信号,T_2WI 上呈等信号或高信号。②增强扫描:肿块明显强化。"靶征"为其增强的特征性表现,病灶中心为胶原纤维组织,在 T_1WI 和增强 T_1WI 上呈低信号,周边呈环形高信号为黏液基质成分。

3.诊断与鉴别诊断

根据椎管内肿块,推挤脊髓移位,同侧蛛网膜下腔增宽,对侧变窄;肿块呈明显强化效应等可诊断脊髓外硬脊膜内肿瘤。但脊膜瘤与神经鞘瘤需相互鉴别,脊膜瘤常发生于胸段,女性多见,钙化率高,且增强后可有"硬脊膜尾征";肿瘤呈哑铃状及椎间孔扩大,常见于神经鞘瘤。

(四)脊膜瘤

脊膜瘤发病率位居椎管内肿瘤的第二位,占 25%;好发于中青年,女性多于男性。

1.病理与临床

脊膜瘤起源于脊髓上皮蛛网膜细胞,主要发生于中、上胸段,其次为颈段,腰段少见。肿瘤常位于脊髓背侧,呈类圆形实性肿块,质地较硬,基底宽,紧贴于脊髓硬脊膜表面;约10%的病例可出现钙化。脊髓受,压移位、变形,可出现水肿、软化甚至囊变。大多数位于髓外硬脊膜内,少数可向椎管外发展,呈哑铃状。

临床表现与神经鞘瘤相似。

2.影像学表现

(1)X线表现:多无异常发现,较大肿瘤可显示椎管膨大,少数可见结节状钙化。椎管造影与神经鞘瘤等造影所见相似。

(2)CT表现:具体如下。

1)平扫:可见类圆形肿块,密度略高于脊髓,有时瘤体内可见不规则钙化,包膜完整,邻近骨质可呈增生性改变。

2)增强扫描:肿块呈中度强化。

(3)MRI表现:具体如下。

1)平扫:肿块呈类圆形,常位于胸段蛛网膜下腔,在 T_1WI 上呈等信号,少数呈低信号;T_2WI 呈稍高信号或等信号。钙化在 T_1WI 及 T_2WI 上均呈低信号。肿块以宽基底与硬脊膜相连;脊髓受压,向对侧移位,同侧蛛网膜下腔增宽,对侧变窄。

2)增强扫描:肿瘤呈持久性明显强化;脊膜瘤增强时也可见"硬脊膜尾征",肿瘤邻近的硬脊膜呈线性明显强化并与肿瘤相连,为脊膜瘤特征性表现。

3.诊断与鉴别诊断

同神经鞘瘤和神经纤维瘤。

二、脊髓外伤

脊髓外伤是指由于车祸、工伤、运动及火器伤等外力因素导致的脊髓受伤,往往同时累及脊椎与脊髓,构成联合性损伤,是极其严重的外伤。

(一)病理与临床

病理上按损伤轻重程度分为脊髓震荡、脊髓挫裂伤、脊髓压迫或横断和椎管内血肿。脊髓震荡属最轻的类型,脊髓形态一般正常,为短暂的脊髓功能超限抑制所致。脊髓挫裂伤常伴有较严重的脊柱骨折和脱位,脊髓内可见点片状或局灶性出血,常合并水肿、液化坏死及蛛网膜下腔出血,损伤可多节段存在;严重者脊髓可部分或完全断裂。

脊髓损伤早期出现脊髓休克,损伤水平以下功能丧失,肢体呈弛缓性瘫痪,感觉、反射和括约肌功能部分或全部丧失。轻者如脊髓震荡可在短期内恢复;脊髓挫伤可不完全恢复;完全横断时,其损伤水平以下的运动和感觉均丧失。

(二)影像学表现

1. X线表现

平片可观察椎体及附件有无骨折或脱位,椎管内有无碎骨片,脊柱有无生理性弯曲形变及侧弯等。

2. CT表现

可清晰显示椎体及附件骨折、滑脱等。挫裂伤表现为脊髓肿大,边缘模糊,其内密度不均,有时可见点状高密度区。脊髓内血肿呈高密度,髓外血肿常使相应脊髓受压移位。

3. MRI表现

脊髓挫裂伤在 T_1WI 上见脊髓外形膨大,信号不均,可见低信号水肿区,也可无信号异常改变,或仅见脊髓外形改变;T_2WI 可见不均匀高信号。合并出血时,急性期 T_1WI 可显示正常,T_2WI 呈低信号;亚急性期 T_1WI、T_2WI 均呈高信号。脊髓横断时,MRI可清晰观察横断的部位、形态及脊柱的损伤程度。T_2WI 上无需对比剂就能直接观察到神经根撕脱和硬脊膜囊撕裂。

(三)诊断与鉴别诊断

根据明确的外伤史和典型的 X线、CT椎体骨折征象和 MRI脊髓受损水肿、出血、断裂等表现,可明确诊断脊髓损伤。

外伤后,脊髓空洞症需与脊髓软化灶及髓内肿瘤囊变鉴别,主要依据外伤史、脊柱骨折征象鉴别。

(王 嵩)

第二章　呼吸系统疾病放射影像诊断

第一节　支气管疾病

一、先天性支气管囊肿

先天性支气管囊肿是一种由胚胎时期支气管发育异常引起的先天性疾病,是呼吸系统最常见的先天性病变。本病多发生在肺内,称为肺囊肿;少数发生在纵隔内,称为支气管囊肿。多在青少年时期发病,男性多于女性。

（一）病理与临床

先天性支气管肺囊肿是由于胚胎时期支气管发育异常所致。支气管的发育是从实心的索条状组织逐渐演变为中空的管状结构,如果胚胎发育发生障碍,索条状组织不能演变为贯通的管状结构,则其远侧支气管分泌的黏液不能排出,从而逐渐积聚膨胀,形成囊肿。囊肿壁一般菲薄,其组织结构与同级支气管管壁类似,囊内充满黏液或血液;通常情况下,其不与支气管相通,但感染后囊肿可与支气管相通,囊内液体可经支气管排出,气体也可由此进入囊内,从而形成含气囊肿或液气囊肿。

本病可无任何症状,囊肿较大时,压迫邻近肺组织或纵隔,可引起不同程度的呼吸困难、发绀等症状;合并感染时,可有发热、胸痛、咳嗽、咳痰和咯血等症状。

（二）影像学表现

1. X线表现

（1）孤立性支气管肺囊肿:①含液囊肿呈圆形或椭圆形,密度均匀,边缘光滑锐利;有时可见囊壁弧形钙化,周围肺组织清晰,邻近胸膜无改变。②含气囊肿为薄壁环状透亮影,囊壁内外缘光滑且厚度均匀一致;与支气管相通时,如形成活瓣性阻塞,则形成张力性含气囊肿,邻近肺纹理受压聚拢;液气囊肿内可见液平面(图 2-1)。

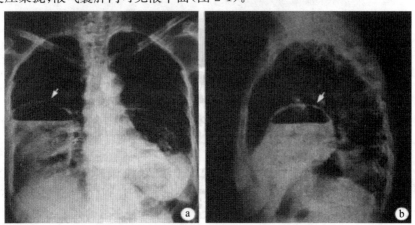

图 2-1　右肺先天性支气管囊肿 X 线表现

注　正侧位胸片示右肺见一类圆形壁薄囊性肿块,内见一宽大气-液平面。

继发感染后囊壁增厚,周围可见斑片状渗出影;邻近胸膜的肺囊肿感染时,可见局部叶间胸膜增厚。

(2)多发性支气管肺囊肿:肺囊肿多发生于一侧肺或双下肺,多为含气囊肿,大小不等;密集者形如蜂窝状,占据整侧肺时称为蜂窝肺或囊性肺。

2.CT表现

(1)孤立性支气管肺囊肿:①含液囊肿:表现为圆形或椭圆形水样密度影,CT值为0~20HU,密度均匀,囊壁菲薄,边缘清楚、光滑;增强扫描无强化(图2-2)。合并出血或感染时,其CT值可达30HU以上,易与肺实性肿瘤混淆;增强扫描无强化为其主要鉴别依据。②含气囊肿:为薄壁空腔影(图2-3),液气囊肿内可见液-气平面。③囊肿合并感染:囊壁增厚,边缘模糊,周围可见片状渗出影。

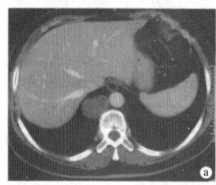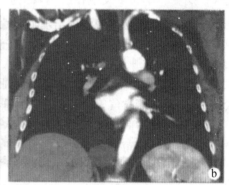

图2-2　右肺含液支气管肺囊肿CT表现

注　轴位及冠状位MPR重组示右下肺纵隔旁一类椭圆形肿块,内为均匀液性密度,增强无强化。

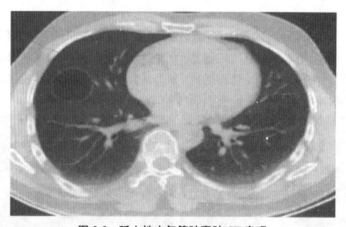

图2-3　孤立性支气管肺囊肿CT表现

注　右肺类圆形薄壁透亮区,边界清楚。

(2)多发性支气管肺囊肿:多数为含气囊肿,囊壁薄,表现为一个肺叶、肺段,也可以是一侧或双侧肺内局限或弥漫分布的多发环形透亮影,病灶相互重叠,呈蜂窝状或粗网格状;合并感染时囊内可见液平面,反复感染后囊肿周围可见条索状和斑片状病灶,相应肺组织体积缩小(图2-4)。

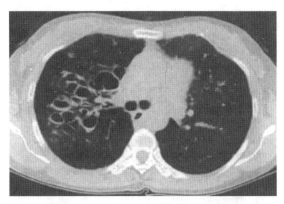

图 2-4 右肺多发支气管囊肿 CT 表现

注 右肺多发含气囊状影,部分囊腔内见气-液平面,周围可见斑片状影。

3. MRI 表现

囊肿信号取决于囊内成分,如囊内为浆液,则具有水样信号特点,即 T_1WI 上为低信号,T_2WI 上为高信号;如囊内蛋白含量高,则 T_1WI 上呈高信号。

(三)诊断与鉴别诊断

平片发现单个或多发薄壁囊性透亮区,可考虑先天性支气管囊肿,但 X 线不能明确含液囊肿的诊断;CT 和 MRI 容易分辨液性密度或信号,是含液支气管肺囊肿的主要诊断依据。支气管肺囊肿需与肺大疱、肺结核空洞及肺脓肿等疾病鉴别。

二、慢性支气管炎

慢性支气管炎是指气管、支气管黏膜及其周围组织的慢性非特异性炎症,为一种多病因的呼吸道常见病,多见于老年人。

(一)病理与临床

支气管炎的基本病理改变:①黏膜炎性改变:支气管黏膜充血、水肿、糜烂,甚或溃疡;黏膜腺体增生、肥大,分泌亢进。②不完全性阻塞:支气管黏膜肉芽组织及纤维组织增生,导致管壁增厚及管腔狭窄,从而产生支气管不完全性阻塞。③肺纤维化改变:慢性炎症引起纤维结缔组织增生,支气管周围间质纤维化可引起小血管的扭曲、变形;肺泡壁纤维化可形成纤维小结节。

慢性支气管炎早期临床表现为咳嗽、咳痰,多为白色黏液泡沫痰;继发感染时可出现黄色脓痰,多在冬季发病。晚期可出现阻塞性肺气肿和(或)肺源性心脏病,临床上表现为气急、呼吸困难、心悸等症状。

(二)影像学表现

1. X 线表现

慢性支气管炎的发展是一个缓慢的渐变过程,在早期可无异常 X 线征象;当病变发展到一定阶段,可出现以下异常 X 线征象。①肺纹理改变:主要表现为肺纹理增多、紊乱、扭曲及变形,以两肺中、下野显著(图 2-5);合并肺实质性炎症时,表现为两肺多发斑片状阴影。②弥漫性肺气肿:表现为双侧肺野透亮度增加,肋间隙增宽,心脏呈垂位型心,膈肌低平(图 2-6)。③肺动脉高压:表现为肺动脉段膨出,近肺门处肺血管纹理增粗(右下肺动脉横径超过15mm),而外围分支细少。

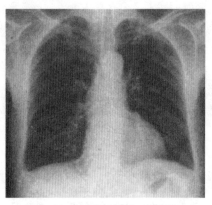

图 2-5　慢性支气管炎 X 线表现

注　双侧肺纹理增多、紊乱，以双下肺明显。

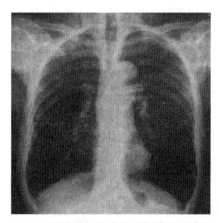

图 2-6　慢性支气管炎并肺气肿 X 线表现

注　双侧肺纹理增多，双膈面低平，心脏呈垂位心。

2. CT 表现

①支气管改变：支气管管壁增厚，管腔不同程度狭窄或扩张（图 2-7）。②肺气肿改变：表现为肺透亮度增高，小血管影稀疏、细小（图 2-7）。③肺泡炎性改变：合并感染时肺内可见散在斑片状阴影。④间质纤维化改变：肺纹理增多、紊乱，可呈网格状，以肺外周明显。⑤肺动脉高压：中心肺动脉明显扩张，但周围小动脉纤细、减少，呈残根状。

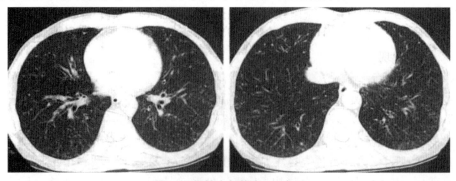

图 2-7　慢性支气管炎 CT 表现

注　CT 平扫示双肺纹理增多、紊乱，支气管管壁增厚，管腔轻度扩张。

（三）诊断与鉴别诊断

慢性支气管炎 X 线表现无特征性，但结合临床病史、症状，一般不难作出提示性诊断。引起肺纹理改变及产生肺气肿的疾病较多，慢性支气管炎需与间质性肺炎、结缔组织疾病、尘肺、细支气管炎等鉴别。

三、支气管扩张

支气管扩张是指支气管内径的异常增宽，为较常见的一种慢性支气管疾病，少数为先天性，多数为后天获得；以青少年发病为多。近年来，随着急、慢性呼吸道感染的恰当治疗，其发病率呈减少趋势。

（一）病理与临床

先天性支气管扩张的病理改变为管壁平滑肌、腺体和软骨减少或缺如。后天性支气管扩张的主要病理机制：①慢性感染引起支气管壁组织破坏。②支气管内分泌物淤积及长期剧烈咳嗽，引起支气管内压增高。③肺不张及肺纤维化对支气管产生的外在性牵引。

根据支气管扩张的形态可分为三型。①柱状支气管扩张：扩张支气管的远端与近端宽度相似。②囊状支气管扩张：扩张支气管的远端呈球囊状改变。③静脉曲张型支气管扩张：支气管扩张的程度略大于柱状，支气管形态不规则，形似曲张的静脉。三种类型可同时混合存在或以其中一种为主。

临床上三大主要症状为咳嗽、咳痰和咯血，有的患者以咯血为首发症状；合并感染时可有发热、胸痛。反复感染后，常咳大量带腥臭味的脓痰；如病变广泛，可有胸闷、气促、呼吸困难、发绀及杵状指等。

（二）影像学表现

1.X 线表现

支气管扩张早期，X 线平片可无异常发现；较严重的支气管扩张可有以下改变。①肺纹理改变：病变区肺纹理增多、增粗，排列紊乱，如扩张支气管内充满分泌液则呈不规则杵状致密影。②囊状或蜂窝状影：表现为多个圆形或卵圆形薄壁透亮区，直径多为 0.5～3cm，其内可有液平面，常提示支气管囊状扩张（图 2-8）。

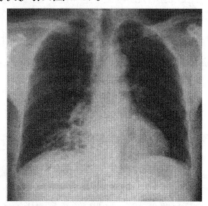

图 2-8　支气管扩张 X 线表现

注　右下肺多发薄壁小囊状透光区，聚集成蜂窝状。

2.CT 表现

目前 CT 是支气管扩张的主要检查方法。

（1）柱状支气管扩张：支气管管腔增宽，直径大于与其伴行的肺动脉，管壁增厚。当扩张的支气管走行与 CT 扫描层面平行时，增厚的支气管壁 CT 表现似轨道状，称为"轨道征"；与 CT 扫描层面垂直时，扩张的支气管则表现为圆形透亮影，与伴行的肺动脉构成印戒状改变，称为"印戒征"（图 2-9）。

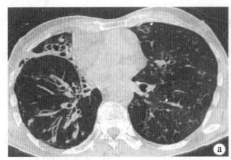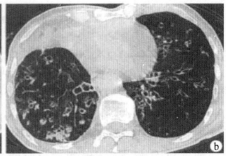

图 2-9 柱状支气管扩张 CT 表现

注 a. HRCT 示右下肺柱状支气管扩张呈"轨道征"；b. 同一病例，双下肺柱状支气管扩张呈"印戒征"。

（2）囊状支气管扩张：多数分布集中，支气管远端呈球囊状膨大，多发囊腔阴影呈蜂窝状或葡萄串状改变；合并感染时囊壁增厚，囊内可见气-液平面（图 2-10）。

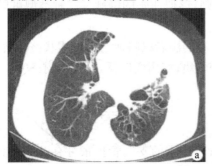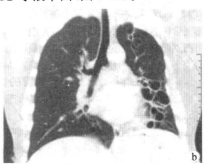

图 2-10 囊状支气管扩张 CT 表现

注 a、b. 左肺及右中肺叶见多发大小不等囊状改变，呈葡萄串样，部分囊内有气-液平面。

（3）静脉曲张型支气管扩张：表现为增粗的支气管，管径粗细不均，管腔形态不规则，呈串珠状。

（三）诊断与鉴别诊断

CT 是支气管扩张的主要检查方法，能清晰地显示病变的程度、类型及范围。囊状支气管扩张需与多发性肺囊肿相鉴别，多发性肺囊肿的囊腔相对较大，囊壁相对较薄，较少有液平面，且周围肺野多无感染征象。

四、支气管异物

支气管异物指外来物体经气管进入并停留于支气管内；多见于儿童，常见的异物为花生、瓜子、豆粒等植物性异物和义齿、金属制品等。

（一）病理与临床

支气管异物引起的病理改变主要为机械性阻塞及异物的损伤刺激与继发感染等。由于异物的刺激，可引起支气管黏膜充血、水肿或肉芽组织增生；还可引起阻塞性肺气肿、阻塞性肺不张和阻塞性肺炎改变。

支气管异物在吸入瞬间可引起剧烈的呛咳症状，异物进入支气管后可出现一段无症状期,可被忽视而拖延诊治;并发肺部感染时可出现发热、咳嗽、咳痰等症状。

（二）影像学表现

1.X线表现

X线检查仍为支气管异物最基本的检查方法,可分别拍摄深吸气相和深呼气相加以对比观察。支气管异物的X线表现如下。

（1）直接征象:不透X线的金属等异物在透视及胸片上可直接显示其形态、大小与位置。

（2）间接征象:是诊断支气管内可透X线异物的重要征象。支气管阻塞的间接征象如下。①阻塞性肺气肿:表现为相应部位肺野透亮度明显增高,肺纹理稀少;呼气时表现明显。②纵隔摆动:当一侧支气管发生不完全性阻塞时,呼气、吸气时两侧胸腔内压力失去平衡,使纵隔发生两侧摆动。纵隔摆动一般在透视下即可观察到,也可分别拍摄深吸气和深呼气相对比观察。③阻塞性肺不张:支气管被异物完全阻塞时可以引起所属的一侧肺、肺叶或肺段的不张,表现为一侧肺或某个肺叶、肺段的透亮度减低,密度增高及肺叶体积缩小,纵隔向患侧移位。④阻塞性肺炎:若异物在支气管内阻塞存留时间较长,则可发生相应肺叶或肺段的炎症,表现为相应肺叶或肺段呈密度不均匀的片状影,边缘模糊。

2.CT表现

CT对显示异物的直接征象、间接征象及其并发症的敏感性和特异性均较高,明显优于胸部透视或X线平片,比较适合儿童支气管异物的急诊检查。MSCT结合多种图像后处理能更直观地显示支气管异物（图2-11）。

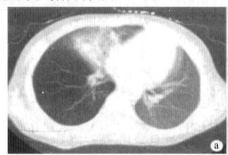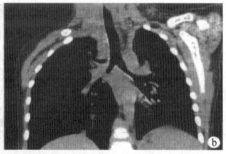

图2-11　右中间支气管异物CT表现

注　a.轴位肺窗显示右肺中叶阻塞性炎症,右下叶阻塞性肺气肿,纵隔向健侧移位;b.冠状面MPR纵隔窗显示右侧中间支气管阻塞。

（三）诊断与鉴别诊断

X线检查可明确诊断不透X线的支气管异物;对可透X线的支气管异物可通过间接征象推测其停留的位置及继发性改变;对于部分无异常X线表现的支气管异物患者则应做进一步CT检查。CT能直接显示异物的大小、形状及在气管、支气管内的准确位置。

（王　嵩）

第二节　肺部炎症

肺炎是常见的肺部疾病。按病因及解剖部位可分为感染性、理化性、免疫与变态反应性,其中感染性最常见。实际上单从影像学观察来判断肺炎为何种病原体所致,多有困难,但X线检查可以发现病变,确定病变部位,为观察疗效提供重要诊断信息。

临床上通常根据病变的部位分为大叶性肺炎、小叶性肺炎及间质性肺炎。

一、大叶性肺炎

大叶性肺炎为细菌引起的急性肺部炎症,是细菌性肺炎中最常见的一种,致病菌多为肺炎链球菌。炎症可累及一个或多个肺叶,也可呈肺段分布。本病常见于青壮年,在冬、春季节发病较多。

(一)病理与临床

大叶性肺炎的炎性渗出主要在肺泡,而支气管及间质很少有改变。其病理改变可分为四期。①充血期:发病后1～2天,此时肺部毛细血管扩张、充血,肺泡内少量浆液渗出。②红色肝样变期:发病后3～4天,肺泡内充满大量纤维蛋白及红细胞等渗出物,肺组织切面呈红色肝样改变。③灰色肝样变期:发病后5～6天,肺泡内红细胞减少,而代之以大量的白细胞,肺组织切面为灰色肝样改变。④消散期:发病1周后,肺泡内的纤维性渗出物开始溶解而被吸收、消散,肺泡重新充气。

临床上多以起病急、突发高热、寒战、胸痛、咳嗽、咳铁锈色痰为特征。不同病变期间可出现不同的阳性体征,如叩诊浊音、语颤增强、呼吸音减低及肺部湿啰音等。实验室检查示白细胞总数及中性粒细胞数明显增高。

(二)影像学表现

1.X线表现

大叶性肺炎的基本X线表现为不同形状及范围的渗出与实变,其X线表现与病理分期密切相关。

(1)充血期:由于很多肺泡依然充气,往往无明显异常的X线征象,或仅可见病变区局部肺纹理增粗。

(2)实变期:包括病理的红色肝样变期与灰色肝样变期,表现为大片状均匀的高密度影,形态与某一肺叶或肺段的轮廓相符合;病变叶间裂一侧显示有鲜明平直的界限,而在其余边缘则表现为模糊不清(图2-12)。由于实变肺组织和含气的支气管相衬托,其内有时可显示透亮的支气管影,称空气支气管征。近年来,由于抗生素的广泛应用,往往使大叶性肺炎的发展被抑制。因此,临床上大叶性肺炎的典型X线表现并不多见,病变多局限在肺叶的一部分或某一肺段。

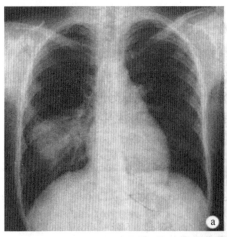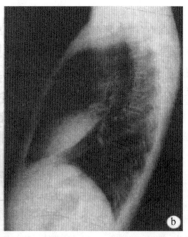

图2-12 大叶性肺炎X线表现

注 a.胸部后前位:显示右肺下野大片状均匀高密度影,边缘模糊;b.胸部侧位:病变形态与右肺中叶相符。

(3)消散期:实变区密度逐渐减低,由于病变的吸收不均,表现为大小不等、分布不规则的斑片状阴影。炎症最终可完全吸收或只留少量索条状阴影,少数病例可因长期不吸收而演变为机化性肺炎。

2.CT表现

由于CT密度分辨率高,在充血期即可发现病变区呈磨玻璃样阴影,边缘模糊,其内血管隐约可见。实变期呈大叶或肺段分布的致密阴影,CT较X线胸片在显示空气支气管征方面更清晰(图2-13);消散期随着病变的吸收,实变阴影密度减低,呈散在、大小不等的斑片状阴影。

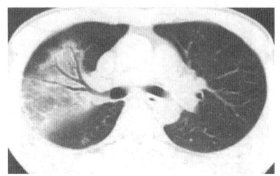

图2-13　空气支气管征CT表现

注　CT肺窗,见实变影中"空气支气管征"。

(三)诊断与鉴别诊断

大叶性肺炎实变期的影像学表现较具特征,呈某一肺叶或肺段的大片状实变,临床症状也较典型,一般不难诊断,有时需与肺结核、肺不张等疾病进行鉴别。

1.消散期肺炎与继发型肺结核鉴别

肺炎密度较均匀,一般在2周内病变有吸收,多在1个月内完全吸收;肺结核的病灶动态变化比较缓慢。

2.肺炎与肺叶不张鉴别

不张的肺叶体积缩小,叶间裂凹陷,邻近组织器官向患叶移位,而肺炎体积基本不变。

二、支气管肺炎

支气管肺炎又称小叶性肺炎,常见于婴幼儿、老年人及免疫功能损害的患者,或为手术后及长期卧床患者。

(一)病理与临床

病理变化是支气管周围肺实质的炎症,以小叶支气管为中心,经过终末细支气管波及肺泡,在支气管及肺泡中产生炎性渗出物。病变的范围呈小叶性,为两侧散在性分布,但可融合形成大片状。因细支气管炎性充血、水肿,容易导致细支气管呈现不同程度的阻塞,可以出现小叶性肺气肿或者肺不张。

临床上以发热为主要症状,常伴咳嗽、咳泡沫黏液性痰,并可有呼吸困难、发绀及胸痛等。

(二)影像学表现

1.X线表现

①病变部位:多在两肺中下野的内、中带,且沿肺纹理分布。②小叶实质炎性渗出:表现

为病灶呈多发斑片状影,大小不一,多数直径为 6～20mm,边缘模糊,密度不均,密集的病灶可融合成较大的片状影,此为典型表现(图 2-14)。③支气管周围炎:表现为肺纹理增多、增粗且模糊。④空洞形成:病灶液化、坏死,可形成小空洞,表现为斑片影中可见环形透亮影;有时因引流支气管活瓣作用,致空洞内气体增多,形成肺气囊。⑤细支气管阻塞:可出现小叶性肺气肿,表现为病灶邻近肺野透亮度增高;也可出现小叶性肺不张,但不张的小叶形态不易与小叶渗出斑片影鉴别。

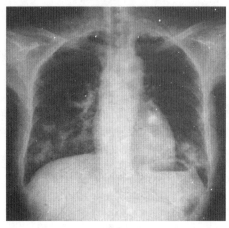

图 2-14 支气管肺炎 X 线表现

注 双侧中下肺野可见散在的小片状实变影,部分病灶融合成较大片状。

2.CT 表现

病灶呈弥漫散在斑片影,或可融合成大片状,边缘模糊;常见两肺下叶支气管血管束增粗。若病变液化坏死,CT 易于显示病灶中的小空洞或肺气囊。治疗后病灶可完全吸收,也可残留少许纤维索条影。

(三)诊断与鉴别诊断

支气管肺炎具有明显的临床表现,典型病例通过 X 线平片即可作出诊断;通常不需进行CT 检查。对于迁延或反复发作者,CT 检查可了解是否并发支气管扩张。

三、间质性肺炎

间质性肺炎是以肺间质为主的炎症,可由细菌或病毒感染所致,以病毒感染较多见。主要见于小儿,通常继发于百日咳、麻疹或者流行性感冒等急性传染病。

(一)病理与临床

间质性肺炎的主要病理变化为细支气管管壁及肺泡壁的浆液渗出及炎性细胞浸润,肺泡腔内可有轻度渗出;慢性者多伴有增殖性及纤维性病变;小支气管管壁的炎症、充血及水肿可引起管腔部分性或完全性阻塞;炎症可沿淋巴管扩展,引起淋巴管炎和淋巴结炎。

临床上除具有原发急性传染病的症状外,还经常同时出现发热、咳嗽、气促、发绀等,而体征较少。

(二)影像学表现

1.X 线表现

病变分布较广泛,以肺门区附近及中、下肺野为著。病变累及支气管、血管周围间质时,表现为肺纹理增多、紊乱和僵直；累及终末细支气管以下肺间质时，显示为短条状、相互交织成网状的密度增高影，其内可见间质增厚所构成的小结节影（图2-15a）。因细支气管部分阻塞，有时可伴弥漫性肺气肿。肺门周围的间质内炎性浸润，可造成肺门影增大，密度增高，轮廓模糊。

间质性肺炎吸收、消散较肺泡炎症缓慢，少数患者可迁延致慢性肺间质纤维化，甚至并发肺大疱或支气管扩张等。

2. CT 表现

CT 检查尤其是 HRCT 可很好地显示间质性肺炎的影像学特点。①病变早期，出现肺内磨玻璃样密度片状阴影，并可见小叶内间质增厚及小叶间隔增厚（图2-15b）。②病变进一步发展，表现为小叶间隔及支气管血管束增粗且不规则。③严重者肺间质纤维化呈广泛网状或蜂窝状阴影，常合并牵拉性支气管扩张或肺大疱。④肺门及纵隔淋巴结可有增大。⑤较重者可伴小叶性实变，表现为小斑片状影。

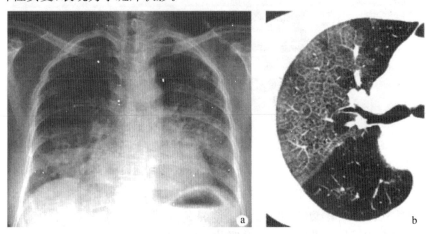

图 2-15　间质性肺炎 X 线及 CT 表现

注　a. 胸部正位片示双肺纹理增多、紊乱，可见条带状、短条状密度增高影交织，形成网状，其内可见小结节状密度增高影，分布不均匀，双侧肺门不清；b. CT 高分辨率扫描示肺内磨玻璃样密度片状影，其内见网格状改变（小叶间隔增厚）。

（三）诊断与鉴别诊断

引起间质性炎症改变的病因较多，其与结缔组织疾病、尘肺、组织细胞增生症、结节病、细支气管炎等影像学表现相似，需结合临床及实验室检查，以资鉴别。

四、肺脓肿

肺脓肿是由多种病原菌导致的肺部化脓性感染，早期为脓性肺炎，随后发生坏死、液化及脓肿形成。

（一）病理与临床

病理变化为化脓性肺炎引起的细支气管阻塞、小血管炎性栓塞、肺组织坏死，而后液化，并经支气管咳出后形成脓腔；部分肺脓肿发展迅速，脓液破溃入胸腔后可形成脓气胸与支气管胸膜瘘。如果治疗不彻底，脓肿周围的纤维组织增生，脓肿壁不断变厚而转变为慢性肺脓肿。

急性肺脓肿临床表现可有咳嗽、咳痰、高热、寒战、胸痛及全身中毒症状较明显等;发病1周后可有大量脓臭痰咳出;实验室检查示白细胞总数明显增高。慢性肺脓肿临床上以咳嗽、咳脓痰或脓血痰、胸痛为主要症状,可伴有不规则发热、贫血及消瘦等。

(二)影像学表现

1. X线表现

(1)急性化脓炎症阶段:多位于上叶后段及下叶背段,表现与大叶性肺炎相似,呈较大片状致密影,占据一个或多个肺段,其边缘模糊,密度较均匀。

(2)排脓阶段:病变发生液化坏死后,坏死物经支气管排出后形成空洞。空洞的壁较厚,空洞内常可见气-液平面,洞壁内缘光滑或不规则;急性期因脓肿壁外周炎性渗出,致空洞壁外缘模糊(图2-16)。急性肺脓肿可伴邻近胸膜增厚或少量胸腔积液,也可因脓肿破入胸腔引起局限性脓胸或脓气胸。

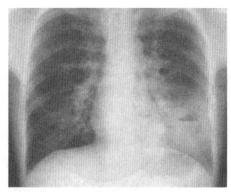

图2-16 急性肺脓肿X线表现

注 左下肺野见大片状致密影,边缘模糊,其内见一空洞,有气-液平面。

(3)慢性期:空洞周围的炎性浸润大部分吸收,纤维结缔组织增生,空洞壁外缘变清晰,洞内可有或无液平面,空洞周围可有紊乱索条状或斑片状影(图2-17),邻近胸膜常有局限性增厚和粘连。

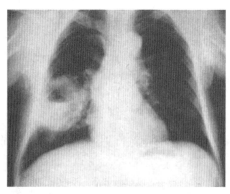

图2-17 慢性肺脓肿X线表现

注 右肺野见一类圆形空洞,空洞内壁不光整,其内可见液平面,其外缘较清晰。

2. CT表现

CT扫描容易显示实变阴影中早期坏死液化灶,从而可以早期明确肺脓肿的诊断。CT对于脓肿壁的显示也较胸部 X 线平片清楚(图 2-18),易于判断脓腔周围的情况,鉴别脓肿是位于肺内还是胸膜腔内,是否存在少量的胸腔积液,脓肿处是否存在局部胸膜增厚;也可正确判断肺脓肿是否已经破入胸腔而导致局限性脓胸或脓气胸等。

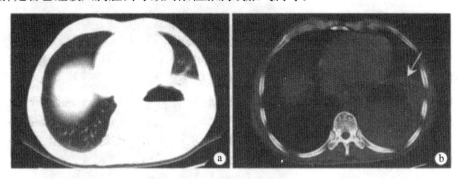

图 2-18 肺脓肿 CT 表现

注 CT 平扫肺窗与纵隔窗显示左肺下叶厚壁空洞,可见液平面,其内壁不光整,周围炎性改变(↑)。

(三)诊断与鉴别诊断

肺脓肿空洞主要与肺结核空洞及肺癌空洞鉴别,结核空洞好发于上叶尖后段及下叶背段,内中多无液平面,周围常有卫星病灶,同侧和(或)对侧肺野伴有结核灶;肺癌空洞呈偏心性,内壁凹凸不平,外缘呈分叶状及有毛刺等征象可资鉴别。

五、肺炎性假瘤

肺炎性假瘤为增生性炎症,由多种细胞组成并有纤维化、增生组织形成的肿瘤样团块。

(一)病理与临床

肺炎性假瘤肉眼观察呈肿瘤样的增生性炎症,为慢性炎症的一种特殊形态。根据组织成分,肺炎性假瘤分为组织细胞增生型、乳头状增生型、硬化血管瘤型、淋巴细胞型、浆细胞型。肺炎性假瘤大体呈圆形或椭圆形,有假包膜形成者,与肺组织分界清楚。

临床上一般无症状,常于体检时发现。

(二)影像学表现

1. X 线表现

肺炎性假瘤可发生于两肺的任何部位,多位于肺的表浅部位。可为圆形、椭圆形、类圆形或不规则形等不同形态,多数密度均匀,直径多小于 5cm,有假性包膜者边界清楚;部分肺炎性假瘤边缘可有与周围型肺癌边缘毛刺相类似的表现。位于肺周围部的炎性假瘤,其邻近胸膜可表现为局限性增厚粘连。随访观察假瘤在数年之内可无明显增大。

2. CT 表现

常表现为肺内单发圆形或类圆形软组织密度肿块(图 2-19)。肿块密度较均匀,部分可出现不规则钙化、小空洞或空气支气管征。多数肿块边缘清楚且光滑,少数毛糙或呈毛刺样改变。肿块胸膜缘可出现尖角样粘连带,尖角指向胸膜,较宽的基底贴近肿块。周围肺血管纹理可受压移位,有时可见不规则索条状影。增强检查时,假瘤的强化程度取决于瘤体的成分,特别是血管成分的多少,可表现为无强化、周边强化或均匀强化。

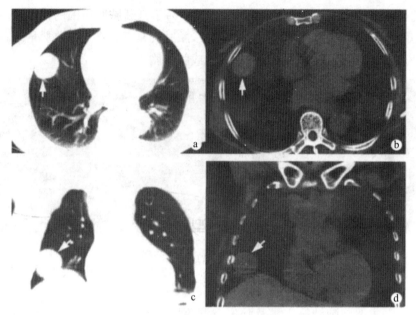

图 2-19　肺炎性假瘤 CT 表现

注　a、b. CT 平扫；c、d. 冠状面重组示右下肺一类圆形高密度病灶(↑)，其密度较均匀，内可见点状钙化，边缘光整。

（三）诊断与鉴别诊断

肺炎性假瘤的影像表现缺乏特征性，常位于肺表浅部位，轮廓光整，周围结构受压移位，其胸膜缘可出现尖角状粘连，动态观察长时间无变化。本病需与结核球、周围型肺癌鉴别。

（王　嵩）

第三节　肺结核

肺结核是由结核分枝杆菌在肺内引起的一种常见慢性传染性疾病。

一、病理与临床

基本病理变化为渗出、增殖及变质。①渗出性病变：为渗出性肺泡炎。②增殖性病变：为结核结节肉芽肿增生，增殖性病灶须经纤维化才能愈合。③变质性病变：渗出性病灶可以融合扩大，干酪化溶解，形成空洞，并沿支气管播散，也可经过血行发生肺内及全身性的播散。渗出、增殖及变质病变常同时存在于同一病灶内，而以其中某一种病变为主。

临床上有的肺结核患者可无明显症状，有的可有咳嗽、咯血及胸痛等；出现全身症状时可表现为低热、盗汗、乏力、食欲减退和消瘦等。肺结核主要通过临床症状、影像学表现及痰菌培养为依据进行综合诊断。

二、结核病分类

1. 原发型肺结核（Ⅰ型）

原发型肺结核是原发结核杆菌感染导致的临床病症，包括原发综合征及胸内淋巴结结核。

2.血行播散型肺结核(Ⅱ型)

包括急性粟粒型肺结核及亚急性或慢性血行播散型肺结核。

3.继发型肺结核(Ⅲ型)

肺结核中一个主要的类型,包括渗出浸润为主型、干酪为主型和空洞为主型肺结核。

4.结核性胸膜炎(Ⅳ型)

临床上已排除其他原因引发的胸膜炎,包括结核性渗出性胸膜炎、结核性干性胸膜炎和结核性脓胸。

5.其他肺外结核(Ⅴ型)

根据部位及脏器命名,如结核性脑膜炎、肾结核、骨关节结核、肠结核等。

三、原发型肺结核

原发型肺结核(Ⅰ型)为机体首次感染结核菌所引起的肺结核病,仅约10%发展成临床活动性结核病。原发型肺结核常见于儿童,少数见于青年。

(一)原发综合征

结核分枝杆菌经呼吸道吸入后,在肺实质内产生急性渗出性炎症性变化,这种局限性炎性实变称为原发病灶。原发病灶中的结核杆菌很快经淋巴管向局部淋巴结蔓延,引起结核性淋巴管炎及结核性淋巴结炎。肺部的原发病灶、局部淋巴管炎及所属淋巴结炎三者合称为原发综合征,但此型临床上并不多见。

1.X线表现

典型者表现为原发病灶、淋巴管炎与肿大的肺门淋巴结连接在一起形成的"哑铃状"征象(图2-20)。①原发病灶表现为肺内局限性的斑片状阴影,边缘模糊。②淋巴管炎为自原发病灶向肺门处走行的不规则条索状阴影。③肺门和(或)纵隔淋巴结肿大表现为向同侧肺野突出的致密影。部分患者原发病灶范围较大,可掩盖淋巴管炎与淋巴结炎。

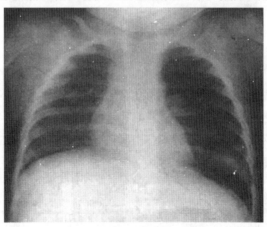

图 2-20 原发综合征 X 线表现

注 左下肺斑片状原发病灶,左肺门淋巴结肿大,原发病灶与肺门之间见细线状影。

2.CT 表现

CT 能清晰地显示原发病灶、引流淋巴管炎与肺门肿大淋巴结,也易于显示因肿大淋巴结压迫支气管等引起的肺叶或肺段不张。CT并且可以敏感显示原发病灶邻近的胸膜变化。

（二）胸内淋巴结结核

原发病灶经过治疗以后易于吸收，但是淋巴结炎通常伴有不同程度的干酪样坏死，愈合较慢，且愈合后可以残留钙化。

原发病灶吸收后，原发性肺结核主要表现为胸内或纵隔内淋巴结肿大，此为胸内淋巴结结核。淋巴结内部的干酪灶可以破溃至血管及支气管，发生血行播散及支气管播散。肿大淋巴结多伴有周围组织渗出性炎性浸润，称为炎症型。淋巴结周围炎症吸收后，于淋巴结周围有一层结缔组织包绕，称为结节型。

1.X线表现

（1）炎症型：自肺门向外扩展的高密度影，略呈结节状，边缘模糊不清，与周围肺组织分界不清。若累及气管旁淋巴结，可发现上纵隔影一侧或两侧呈弧形增宽，边缘轮廓不清。

（2）结节型：为肺门区突出的圆形、卵圆形的边界清晰的高密度影，以右侧肺门较常见（图2-21）。

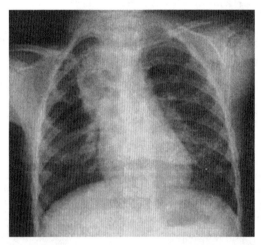

图2-21　胸内淋巴结结核X线表现

注　右上纵隔局限性肿块向肺野突出。

2.CT表现

CT检查可以更清楚地发现肺门及纵隔淋巴结肿大，显示其大小、形态、边缘轮廓及密度等；X线片不易显示隆突下的淋巴结增大，但CT则可以清晰地显示。同时CT可以早期发现原发病灶内的干酪样坏死，表现为病灶中心相对的低密度区；增强扫描时，中心坏死区不强化，而周边呈现为环状强化。

3.MRI表现

易于显示纵隔内及肺门结核性淋巴结肿大，增殖性病灶呈中等信号结节影，边缘清晰。

四、血行播散型肺结核

血行播散型肺结核（Ⅱ型）由结核杆菌进入血液循环所致。根据结核杆菌侵入血液循环的途径、数量、次数与机体反应，分为急性粟粒型肺结核与亚急性或慢性血行播散型肺结核。

（一）急性粟粒型肺结核

急性粟粒型肺结核为大量结核分枝杆菌一次或短时间内数次侵入血液循环所引起,常见于儿童和原发型肺结核阶段。

1.X线表现

病变初期,X线仅见肺纹理增多,约2周后,两肺出现广泛粟粒样(直径1～3mm)密度增高影,边界较清楚。粟粒样病灶的特点为分布均匀、大小均匀、密度均匀,即所谓"三均匀"。

2.CT表现

与X线表现相同,更易于显示粟粒样结节,特别是高分辨率CT能够清晰地显示弥漫性粟粒性病灶。

（二）亚急性或慢性血行播散型肺结核

亚急性或慢性血行播散型肺结核为较少量的结核杆菌在较长时间内多次侵入血液循环所致。

1.X线表现

病灶形态大小不一,从粟粒样至1cm左右不等,病灶可以融合,甚至可以发生干酪坏死,形成空洞透亮区;病灶分布不一,以两侧中、上肺野为多,旧的硬结病灶、大的病灶位于上肺野,新的病灶位于下肺野。由此所见病灶大小不一、分布不均、密度不等,即所谓"三不均匀"。

2.CT表现

CT表现和X线平片所见相似,CT可更敏感地显示病灶的分布、密度及大小,并能显示结节融合的情况。通常表现为大小不一的多发结节影,以两上肺结节影多,并且大于下肺的结节影。同时可以对部分病灶内的小空洞或钙化灶显示得更清楚。

3.MRI表现

表现为两中上肺可见小结节影,信号存在差异,以中等信号居多。一般不用于本病检查。

五、继发型肺结核

继发型肺结核(Ⅲ型)为肺结核中最常见的类型,主要见于成人。多为肺部再次感染结核杆菌,由于机体已有特异免疫力,结核杆菌不再向淋巴道蔓延,故肺门淋巴结一般不增大。病理上通常为多种病理性质病变同时存在,而以其中某一种病理改变为主。病变常发生在肺尖、锁骨下区与下叶背段。

继发型肺结核重要特点是病变有好发部位和呈现多形性,前者是指肺结核病变多易发生在肺上叶尖段、后段、下叶背段,经常是多肺段受累;后者是指肺结核病灶内可出现渗出、增殖、纤维化、干酪坏死、钙化、空洞及其他肺野播散病灶等。

1.X线表现

(1)渗出浸润为主型:表现为多发、大小不等的斑片状、小结节状及条索状病灶阴影共存,其中斑片状影边缘模糊;有时可见其内的空洞影,可呈薄壁或厚壁空洞(图2-22)。

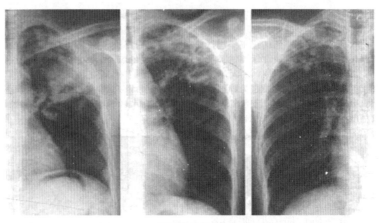

图 2-22　浸润性肺结核 X 线表现

注　3 例不同患者,均显示上肺野多发小片状影,伴小结节状及条索状影,其内可见空洞。

(2)干酪为主型:此型主要包括结核球与干酪性肺炎。①结核球:是指干酪性病变被纤维组织包围形成的球形病灶;常为单发,大小多为 2～3cm,边缘轮廓光整,偶见分叶;密度较高,内部可见斑点、层状或环状钙化灶。结核球周围多见散在的纤维增殖性病灶,称为"卫星病灶"。②干酪性肺炎:因大量结核杆菌侵入肺组织后迅速引起的干酪样坏死性肺炎,表现为一个肺段或者肺叶呈大片状实变,其内密度不均匀,隐约可见散在多量虫蚀样空洞;肺叶的体积多由于肺组织广泛破坏而缩小;在同侧或对侧肺野有时可见经支气管播散的斑点或斑片状病灶。

(3)空洞为主型:主要表现为由纤维厚壁空洞、广泛纤维条索病变和支气管播散构成病变的主体。因上肺广泛的纤维收缩,多使同侧肺门上提,肺纹理垂直向下而呈垂柳状;未被累及的肺野表现为代偿性肺气肿。两上病灶邻近的胸膜常有增厚。广泛的肺纤维化及胸膜增厚引起同侧胸廓塌陷,纵隔受牵拉而向患侧移位(图 2-23)。

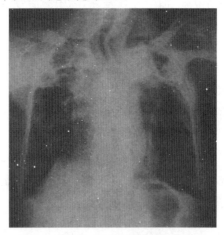

图 2-23　纤维空洞性肺结核 X 线表现

注　双上肺野可见不规则的空洞,周围有大量条索状纤维性改变,双肺门上提,肺纹理呈垂柳状,膈面升高。

2.CT 表现

(1)渗出浸润为主型:病灶表现为多发小结节状、斑片状及条索状影共存。其中斑片影边缘较模糊,部分病灶中可出现小空洞,有时可见同侧肺门的引流支气管影。增殖性病灶密度较高且边缘清楚,病灶内或其周围可有不规则钙化灶。浸润性病灶多与纤维化并存,可有邻近支气管扩张,也可出现局限性肺气肿表现。

(2)干酪为主型:①结核球的CT表现与X线基本相同,但CT更容易显示结核球内的小钙化灶、小空洞和周围的小卫星病灶,有助于结核球的诊断(图2-24);增强检查时,病灶不强化或仅轻度强化。②干酪性肺炎呈上叶的大叶性实变,其中可发现多个虫蚀样小空洞。

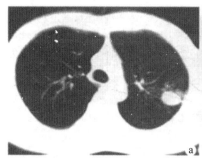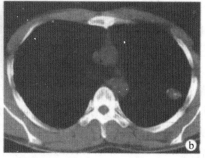

图 2-24　结核球 CT 表现

注　a.CT平扫肺窗可见左肺内类圆形高密度影,周围可见卫星病灶;b.CT平扫纵隔窗可见轮廓较光滑的类圆形病灶,其内可见钙化。

(3)空洞为主型:主要表现为肺结核病变区的单发或多发空洞,明显的纤维化条索病灶及由其引起的肺纹理紊乱、支气管扩张与肺门、纵隔移位等;还可见新旧不一的结节状支气管播散病灶及胸膜肥厚、粘连与钙化等改变。

3.MRI 表现

渗出及干酪性病变通常呈较高信号,增殖病灶可显示中等信号,纤维化病灶表现为低信号,钙化表现为更低信号,斑点状钙化不能显示。结核球在 T_1WI 与 T_2WI 上常表现为中等信号,若中心出现空洞,中心信号很低。空洞为主型病变,由于肺组织发生大量纤维化, T_1WI 与 T_2WI 均表现为较低信号或低信号,空洞内气体为极低信号。

六、结核性胸膜炎

结核性胸膜炎(Ⅳ型)是结核杆菌及其代谢产物进入高敏状态的胸膜腔所引起的胸膜炎症,可分为干性和渗出性结核性胸膜炎两种,前者不产生明显渗液;后者是由于机体对结核杆菌高过敏性反应,形成胸腔内渗液,多为单侧,液体一般为浆液性或血性,可呈游离状态,也可被局限于胸腔某一部位,即包裹性胸腔积液。

干性结核性胸膜炎影像学上呈阴性表现;渗出性结核性胸膜炎表现为胸腔积液征象。

(王　嵩)

第四节　肺肿瘤

肺肿瘤分为原发性和继发性两大类。原发性肺肿瘤又分为良性与恶性,其中良性肺肿瘤较少见,而恶性肺肿瘤中大多数为原发性支气管肺癌。

一、支气管肺癌

支气管肺癌为肺内最常见的肿瘤。多见于中老年人,部分患者有长期吸烟史或家族史。近年来发病率逐渐增高,严重危害人类健康。

（一）病理与临床

肺癌起源于支气管上皮、细支气管或腺体及肺泡上皮。在组织学类型上,肺癌分为小细胞肺癌及非小细胞肺癌两类,后者主要包括腺癌、鳞癌、腺鳞癌与大细胞癌等。

影像学上通常按肺癌所发生的部位分为三型。①中央型:是指肿瘤发生在肺段及以上的支气管。②周围型:是指肿瘤发生在肺段以下的支气管。③弥漫型:是指肿瘤发生在细支气管或肺泡,弥漫性分布于两肺。

肺癌的临床症状与体征取决于原发肿瘤的大小、发生部位、对周围结构的侵犯及转移情况等,最常见的有咳嗽、胸痛和咯血等。早期一般无症状,在体检中偶然发现。

（二）中央型肺癌的影像学表现

1. X线表现

（1）直接征象:即癌灶瘤体征象。癌灶较小时X线胸片可无异常发现;肿瘤增大后可显示肺门影增大、密度增高,进而形成肺门肿块,边缘常较清楚。

（2）间接征象:肺癌组织引起支气管的阻塞征象,包括阻塞性肺气肿、阻塞性肺炎及阻塞性肺不张。①阻塞性肺气肿:早期由于支气管不完全阻塞,产生活瓣作用而出现阻塞性肺气肿,表现为相应肺体积增大,透亮度增高,叶间裂、纵隔及横膈受压移位。②阻塞性肺炎:表现为病变支气管支配的相应肺组织呈局部斑片状或肺段、肺叶实变影。病变不易吸收或吸收后在同一部位反复发作。③阻塞性肺不张:当支气管完全阻塞时则出现肺不张,相应肺体积缩小,密度增高,周围结构向病变处移位。右肺上叶的中央型肺癌有时可出现典型的横S征,即右肺上叶肺不张时,其凹面向下的下缘与肺门区肿块向下隆起的下缘相连,形成横置的S状（图2-25）。

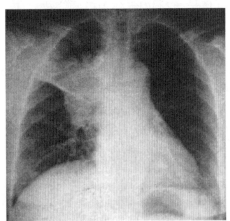

图2-25　中央型肺癌合并阻塞性肺不张X线表现

注　右上叶肺不张与肺门肿块下缘构成横S征。

2. CT表现

（1）直接征象:可表现为肺门区分叶状肿块影或病变支气管管腔内的结节及息肉样阴影（图2-26）,还可显示支气管壁不规则增厚、管腔狭窄与截断。

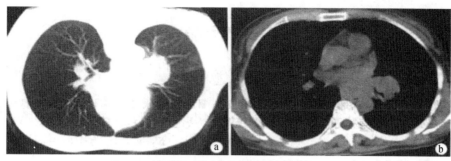

图 2-26 中央型肺癌 CT 表现

注 CT 平扫显示左侧肺门肿块,左下支气管狭窄,而右肺门下叶支气管及分支清晰可见。

(2)间接征象:CT 可清晰显示病变支气管狭窄引起的阻塞性肺气肿、阻塞性肺炎与阻塞性肺不张,当阻塞远端的支气管发生扩张并充满黏液时,可出现"V"形或"Y"形阴影,称为黏液支气管征。CT 增强扫描有助于区分肺门区的肿块和远端的阻塞性肺不张,表现为肿块的强化程度低于肺不张。

(3)转移征象:主要表现为肺门和纵隔的淋巴结肿大,常见于气管隆突下、主肺动脉窗、上腔静脉后、气管旁及两肺门等处,增强检查显示更明显。

3. MRI 表现

MRI 可显示肿块形态、大小、信号及支气管狭窄等征象,也可显示肿块对邻近支气管与血管的侵袭、纵隔淋巴结肿大等,有利于临床对肺癌进行分期。

(三)周围型肺癌的影像学表现

1. X 线表现

(1)形态与密度:小肺癌(≤2cm)多为结节状影,也可为小片状磨玻璃样密度影。较大的肿瘤多呈分叶状,一般密度较均匀,但也可以形成空洞,多为厚壁,且厚薄不均,内壁不规则(图 2-27)。

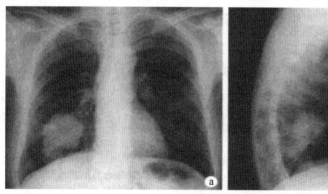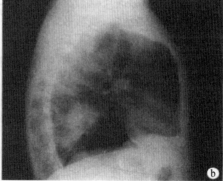

图 2-27 右肺周围型肺癌 X 线表现

注 X 线显示右肺下叶占位,病灶形态不规则,呈分叶状。a. 正位片;b. 侧位片。

(2)边缘与邻近结构:包括毛刺征、胸膜凹陷征、血管集束征、小叶阻塞性肺炎等。毛刺征表现为肿瘤边缘较短细而僵直的细线影;胸膜凹陷征表现为肿瘤与胸膜间的线形或幕状影;肿瘤侵犯支气管引起阻塞性肺炎,表现为肿瘤周围的斑片状阴影。

(3)转移征象:可表现为肺内多发结节转移灶或胸腔积液、胸膜结节状增厚及肋骨破坏等。

2.CT 表现

(1)形态与密度：肿瘤分叶征较常见。周围型肺癌病灶分为肿块、实性结节、磨玻璃样密度结节和混合密度结节(图 2-28a,图 2-28b)。若结节内见直径小于 5mm 的小透亮区或支气管气像,为空泡征,多见于体积小的细支气管肺泡癌和腺癌。肺癌增强后的 CT 值比平扫增加 15～80HU,呈均匀或不均匀强化;动态增强的时间-密度曲线呈逐渐上升的形态。

(2)边缘与邻近结构：CT 可更清晰地显示肿瘤边缘的毛刺征(图 2-28c)、胸膜凹陷征、小叶阻塞性肺炎等征象;有时可见较粗大血管向肿瘤集中,称血管集束征(图 2-28d)。

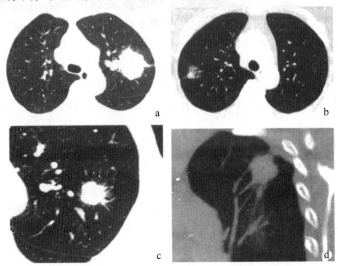

图 2-28 周围型肺癌各种 CT 征象

注 a. 分叶状肿块;b. 混合密度结节;c. 边缘毛刺征;d. 血管集束征。

(3)转移征象：肺尖癌易引起邻近胸椎及肋骨破坏;肿瘤在肺内血行转移可形成多发结节或粟粒状;肿瘤侵犯淋巴道形成癌性淋巴管炎,表现为支气管血管束增粗,有小结节及不规则细线、网状影;转移到胸内淋巴结,可引起肺门及纵隔淋巴结肿大;胸膜转移表现为胸膜结节和胸腔积液。

3. MRI 表现

MRI 显示肺结节与肿块的征象不如 CT,但 MRI 的三维成像技术有助于肿块的准确定位,尤其是肺尖和靠近纵隔的病灶;也有利于显示肿瘤侵犯胸壁、脊椎、心脏与大血管和纵隔淋巴结转移的情况。在 T_1WI 上,肺肿瘤多呈略低或中等信号,T_2WI 呈不均匀高信号。

(四)弥漫型肺癌的影像学表现

1. X 线表现

表现为两肺多发弥漫结节或斑片状影,或多发肺叶、肺段的实变影。结节呈粟粒大小至 1cm 不等,以两肺中、下部较多。

2.CT 表现

CT 可有两种表现：①两肺弥漫分布大小不等的小结节或小斑片影。②呈肺段、肺叶分布的多发肺实变影,其中可见空气支气管征,特点是支气管不规则狭窄,管壁扭曲、僵硬,呈枯树枝状;还可出现蜂窝征;增强扫描可在肺实变的病灶中出现强化血管影,称为血管造影征。

(五)诊断与鉴别诊断

①中央型肺癌：中央型肺癌的诊断要点为肺门肿块及支气管狭窄或闭塞。一般应和支气

管内膜结核鉴别。支气管内膜结核病变范围较广泛,支气管管壁的内缘不规则,但其外缘光滑,多不形成管壁肿块,管壁增厚也较轻。常需经支气管镜活检确诊。②周围型肺癌:周围型肺癌的诊断要点为肺内孤立性结节或肿块,形态不规则,边缘多见毛刺征、分叶征及胸膜凹陷征等征象。周围型肺癌应与肺炎性假瘤、结核球及肺错构瘤鉴别。炎性假瘤通常边缘光整或边缘毛刺较粗长;结核球的边缘清晰,无毛刺,偶可见分叶,肿块中可出现环状或者斑点状钙化,病变的周围常有"卫星灶";肺错构瘤通常边缘光整,无毛刺,若在 CT 图像上见到爆米花样钙化或脂肪影,则可以明确诊断。③弥漫型肺癌:当肿瘤表现为两肺多发斑片状影及肺叶、肺段实变时,与肺炎鉴别较困难。经抗感染治疗后病变不吸收且有淋巴结肿大者,有利于与肺炎鉴别。

二、肺转移瘤

肺是转移瘤最好发的脏器之一。其他脏器的原发恶性肿瘤可经血行转移、淋巴转移或者直接蔓延等多种途径转移到肺部。

(一)病理与临床

肺转移瘤以血行转移最多见。癌栓到达肺小动脉与毛细血管后,可浸润并且穿过血管壁,在周围间质与肺泡中生长,形成肺转移瘤。也可以自肺门及纵隔淋巴结的转移逆行播散到肺内淋巴管。纵隔、胸壁的恶性肿瘤可以直接蔓延浸润肺部。

肺转移瘤的临床表现多样,早期可无症状;其后可出现咳嗽、呼吸困难、胸痛、咯血等,大多数患者以原发肿瘤症状为主,多伴有恶病质。部分患者可无呼吸道症状而仅在查体时发现,也有的肺转移瘤患者未发现原发病灶。

(二)影像学表现

1. X 线表现

①血行转移:多数表现为两肺内多发的棉球样结节,其大小不一,密度均匀,轮廓清晰;以两侧中、下肺野较多,也可以局限于一侧肺野(图 2-29)。血供丰富的原发肿瘤可发生粟粒状的转移灶,多分布在两侧中、下肺野。②淋巴转移:可表现为两侧肺门和(或)纵隔淋巴结肿大,并可见自肺门向外呈放射状分布的条索状影,沿着条索状影可见串珠样小点影。

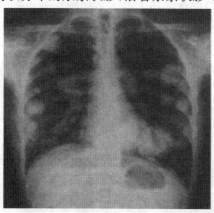

图 2-29 双肺转移瘤 X 线表现

2. CT 表现

CT 图像对于发现肺部的转移灶比 X 线平片更加敏感。血行转移表现为两肺内可见弥漫性结节或多发球形病灶,其密度均匀,边缘光整,以两侧中、下肺野及胸膜下区分布较多。

部分转移瘤内可以发生空洞及出现钙化或者骨化。CT对淋巴道转移的诊断独具优势,更容易发现肺门及纵隔淋巴结肿大,还可以显示小叶间隔增厚、支气管血管束增粗,并沿支气管血管束、小叶间隔可见多量细小结节影。

(三)诊断与鉴别诊断

根据原发肿瘤的病史及典型影像学表现,诊断肺转移瘤不难。结节状肺转移瘤需与肺炎、肺结核、尘肺、结节病等鉴别;淋巴转移的支气管血管束均匀增粗,应和间质性肺水肿鉴别;支气管血管束与小叶间隔结节状增粗,应与结节病、尘肺鉴别。

三、肺错构瘤

错构瘤是内胚层与间胚层发育异常而形成。

(一)病理与临床

依据发生部位,错构瘤可分为中央型与周围型。位于肺段及肺段以上支气管内者称为中央型错构瘤。发生于肺段以下支气管及肺内的错构瘤称为周围型错构瘤,此型多见,在肺内形成结节与肿块;本型主要由软骨组织构成,并混有平滑肌、纤维结缔组织、脂肪等组织。中央型错构瘤阻塞支气管可引起阻塞性肺炎与肺不张,此型瘤内脂肪组织较多。

错构瘤较小时无任何症状,多为体检时偶然发现。较大的周围型错构瘤可出现咳痰、咯血,可引起气短等压迫症状;较大的中央型错构瘤,临床表现主要为阻塞性肺炎引起的咳嗽、咳痰、胸痛、发热。

(二)影像学表现

1. X线表现

周围型错构瘤主要表现为肺内孤立结节影,直径常在2.5cm以下;病灶边缘清楚,可有浅弧状表现,但无明显分叶;部分病灶内可有钙化,典型者呈爆米花样。中央型错构瘤引起的阻塞性肺炎呈斑片状模糊影;阻塞性肺不张表现为肺叶、肺段实变,体积缩小。

2. CT表现

瘤体内可见斑点状或爆米花样钙化,部分病灶具有脂肪密度,CT值为$-90\sim-40$HU。病灶边缘多清楚、光滑,也可呈轻度凹凸不平或不规则的肿块影(图2-30)。增强检查时,多数病灶无明显强化。中央型错构瘤可显示主支气管或叶支气管管腔内结节状病灶,边缘光整;发生在段支气管的错构瘤呈支气管截断。

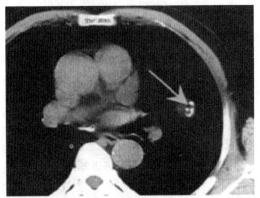

图2-30 肺错构瘤CT表现

注 CT纵隔窗可见边缘光整、形态规则的结节影,密度不均匀,其中可见钙化影(↑)。

（三）诊断与鉴别诊断

周围型错构瘤边缘光整，内有钙化与脂肪影，与周围型肺癌可资鉴别，特别是脂肪密度具有重要的诊断意义。中央型错构瘤应与中央型肺癌进行鉴别，错构瘤不引起支气管管壁增厚，肺门无肿块与淋巴结转移，可与之鉴别。

（王　嵩）

第五节　其他肺部疾病

一、肺曲菌病

肺曲菌病是肺部最常见的真菌病，致病菌主要为烟曲菌，常在慢性病患者免疫功能低下时侵入肺部而引起的肺部疾病，可分为局限型与侵袭型。

（一）病理与临床

局限型多继发于支气管囊肿、结核空洞等肺组织内的空洞或空腔。在曲菌繁殖的过程中，菌丝、细胞碎屑、纤维素及黏液相互混合形成曲菌球；发生于支气管者由于过敏反应，支气管分泌物增多，曲菌菌丝使黏液变稠，不易排出，滞留在支气管中形成支气管黏液嵌塞。侵袭型是曲菌引起的肺部炎症、化脓与肉芽肿性病变，病变的范围可较广泛。

临床症状与吸入曲菌量有关，也和机体对曲菌发生的变态反应相关。部分患者无临床症状；部分起病急，可出现发热、咳嗽、咳痰和咯血等症状，与急性肺炎的症状相似；部分起病缓慢，可出现盗汗、咳嗽、咳带血脓痰，病情时好时坏，与肺结核症状相似。

（二）影像学表现

1. X线表现

（1）局限型：①曲菌球：为肺曲菌病最具特征性的表现，表现为位于肺部空洞或空腔内圆形或类圆形的致密影，密度较均匀，边缘较光滑；曲菌球位置可随体位的改变而变动，总是处于近地侧。因曲菌球不侵及空洞（腔）壁，且体积小于空洞（腔）的内腔，在曲菌球与空洞（腔）壁之间可出现新月形空隙，称为空气半月征。因曲菌球易继发于肺结核空洞中，故而两上肺尖后段常见，且洞壁较薄。②支气管黏液嵌塞：常见于两肺上叶，呈柱状致密影，沿肺段或亚段支气管分布；也可引起远侧肺组织实变与不张。

（2）侵袭型：呈一侧或两侧肺野内单发或多发斑片状影，也可呈肺叶或肺段实变影；病灶坏死可形成脓肿，少数可形成空洞。

2. CT表现

（1）局限型：①曲菌球：主要表现为薄壁空洞或空腔中孤立球形灶，边缘光滑、锐利，直径自数毫米至数厘米不等，多可见空气半月征。仰卧位与俯卧位扫描时，曲菌球总处于近地侧（图2-31）。曲菌球为软组织密度影，可有钙化，增强检查无强化。②支气管黏液嵌塞：呈柱状致密影。

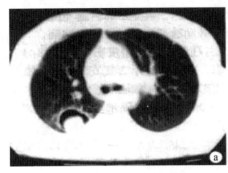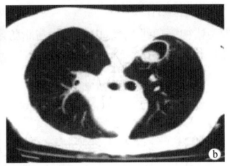

图 2-31　肺曲菌病 CT 表现

注　CT 肺窗显示左肺空洞内孤立球形病灶；a. 仰卧位；b. 俯卧位，球形病灶总处于近地侧。

（2）侵袭型：早期，部分患者肺部出现结节或肿块状实变影，周围可出现晕轮征，即在结节或肿块状病灶周围出现环绕的磨玻璃样密度区域，密度介于结节（肿块）和正常肺组织之间，形似晕轮，是由周围出血所致。其他表现包括小叶实变或小叶融合影，多发球形病灶，伴空洞形成及肺门淋巴结肿大。

（三）诊断与鉴别诊断

诊断要点主要为形态规则、密度较均匀、边缘光整的曲菌球，呈孤立性并具有活动性，周围可见空气半月征；结节（肿块）的晕轮征对侵袭型肺曲菌病的诊断同样具有重要意义。支气管黏液嵌塞常见于两肺上叶，多发生于近侧支气管，有时其远侧表现为肺不张。

多发球形病灶应和血源性肺脓肿鉴别；慢性曲菌感染可出现纤维结节性病变，且可形成空洞，应和肺结核进行鉴别；表现为两肺多发斑片影时应与支气管肺炎鉴别。

二、特发性肺间质纤维化

特发性肺间质纤维化为原因不明的弥漫性纤维性肺泡炎，是肺泡壁损害引起的非感染性炎性反应。近年来认为特发性肺间质纤维化是免疫性疾病，可能与遗传相关。

（一）病理与临床

急性期肺泡内充满脱落的上皮细胞，肺间质水肿，肺泡壁增厚，胶原纤维扭曲、紊乱而机化。病变发展后，肺纤维化不断加重。晚期广泛纤维化而使肺组织结构严重破坏，肺泡壁、小叶间隔、胸膜下等部位的广泛纤维化使得肺体积缩小、变硬。

（二）影像学表现

1. X 线表现

早期可无变化或仅见两肺中下野细小网织影。病变发展后，可表现为不对称性、弥漫性网状、条索状与结节状影，可扩展至上肺野（图 2-32）。晚期患者结节影增大，且伴有广泛厚壁囊状影，状如蜂窝，故称为蜂窝肺。并发阻塞性肺气肿时，可显示肺野透亮度增高。囊肿破裂后可产生自发性气胸。肺纤维化严重时可导致肺动脉高压与肺源性心脏病。

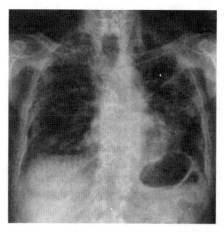

图 2-32 特发性肺间质纤维化 X 线表现

注 双侧肺野弥漫性条索状、网状及小结节影。

2. CT 表现

CT 主要表现为以下征象(图 2-33):①磨玻璃样密度影与实变影:病变早期,两下肺后外基底段可出现小叶状轻度密度增高影,其内可显示含气支气管影,支气管血管束增粗。②线状影:表现为和胸膜面垂直的细线影,长 1~2cm,宽 1mm 左右,主要见于两肺下叶,也可发生于其他部位。两肺中内带区域的小叶间隔增厚时呈分支状细线影。③胸膜下弧线状影:表现为胸膜下 0.5cm 以内和胸壁内面弧度一致的弧线状影,长 5~10cm,边缘可清楚或略模糊,主要发生于两下肺后外部。④蜂窝状影:呈数毫米至 2cm 大小不等的圆形、椭圆形含气囊腔,壁较薄而清楚,和正常肺组织交界面清晰;多分布于两肺基底部胸膜下区。⑤小结节:在网、线、蜂窝影基础上,可显示少数小结节影,边缘较清晰。⑥肺气肿:小叶中心型肺气肿呈散在的、直径 2~4mm 圆形低密度含气区,边缘不明确,主要见于肺外围部。有时胸膜下可发现直径 1~2cm 圆形或类圆形肺气囊。⑦支气管扩张:多为中小支气管扩张,常为柱状扩张,可伴有支气管扭曲、并拢。

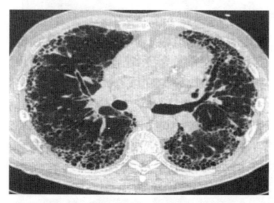

图 2-33 特发性肺间质纤维化 CT 表现

注 高分辨率 CT 示双肺中内带细线影,外带呈蜂窝状影,并可见扩张支气管。

(三)诊断与鉴别诊断

特发性肺间质纤维化早期缺少特征性的表现,中、晚期影像学表现则有一定的特征性,结合临床,多能作出诊断。本病需要与类风湿病、硬皮病等引起的肺部改变鉴别。

三、结节病

结节病是原因不明的多系统肉芽肿性疾病,可累及淋巴结、肺、皮肤、眼、肝、脾与腮腺等器官,以呼吸道受累为著。本病可发生于任何年龄,常见于20~40岁女性。

(一)病理与临床

病理上为多个器官的非干酪性肉芽肿。淋巴结受累肿大,一般不相互间融合。两肺门淋巴结最易受累,气管旁与主动脉弓旁淋巴结次之。肺内肉芽肿较小,多在0.4mm以内,主要分布在间质,以胸膜下肺间质密集,小肉芽肿病灶可以融合为大结节。急性发病者,肉芽肿经治疗后多消退或自行消退;慢性发病者多导致进行性肺纤维化。病程进展缓慢,临床症状和影像学表现多不相称,肺部变化明显而临床症状较轻是本病的特点之一。轻者无症状,进展后可出现咳嗽、低热、乏力、纳差、盗汗与胸闷等。其他可见肝脾大、关节疼痛、皮肤结节、腮腺肿大、外周淋巴结肿大等症状。实验室Kveim试验阳性,ACE(血管紧张素转化酶)升高,血、尿钙值升高。

(二)影像学表现

1. X线表现

(1)淋巴结肿大:两侧肺门、纵隔对称性淋巴结肿大,状如土豆(图2-34),为本病典型的影像学表现,也可以是本病的唯一异常表现。

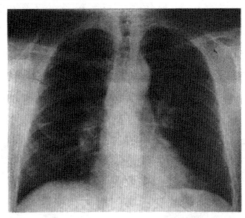

图2-34　结节病X线表现

注　两侧肺门对称性淋巴结肿大。

(2)肺部改变:常分布于上中肺野,为两肺弥漫性网状结节影,其大小不一,直径多为1~3mm,轮廓清晰;也可呈较大结节,大小为1.0~1.5cm,边缘较清楚,密度均匀。

(3)其他表现:可出现节段性或小叶性浸润,与肺部炎性病变类似;少数可呈单纯粟粒状,与急性粟粒型肺结核相似;以纤维性病变为主时,和其他原因所致肺纤维化不易区别。

2. CT表现

(1)淋巴结肿大:纵隔、肺门淋巴结肿大,直径多在1~3cm,表现为均匀的软组织密度影,其边缘清晰,周围脂肪界面存在;增强检查时,肿大淋巴结表现为均匀性强化。

（2）肺部改变：可发现结节或肿块影。部分晚期病例可显示支气管血管束扭曲、变性或聚拢，叶间裂与血管、支气管移位，支气管扩张及不同程度的肺气肿表现。HRCT 可发现支气管血管束增粗，边缘不规则或呈结节状，周围可出现大小不等的结节状影；于胸膜下区可见小叶间隔增厚与细小蜂窝影；也可见少量胸腔积液与胸膜增厚。

3. MRI 表现

肿大淋巴结在 T_1WI 上表现为中等信号或略低信号，T_2WI 上表现为中等信号或略高信号，信号较均匀。

（三）诊断与鉴别诊断

结节病典型表现为两侧肺门淋巴结对称性肿大，多伴有纵隔淋巴结肿大，肺门淋巴结肿大更显著。肺内病变通常分布于上中肺野与胸膜下区。主要见于 20～40 岁女性，病程进展较慢，轻者无症状，且临床症状与影像学表现不相称，实验室 Kveim 试验阳性。本病应和肺门结核、淋巴瘤等疾病鉴别；病变发展至纤维化后，应与癌性淋巴管炎、间质性肺炎等疾病鉴别。

四、硅肺

硅肺是尘肺病的最常见类型，是指长期吸入一定浓度含有游离二氧化硅粉尘引发的肺部弥漫性纤维化的尘肺，为尘肺中最常见且危害最大的一种类型。主要见于采矿、玻璃、耐火材料、陶瓷、石英制粉及机械制造业的工人。

（一）病理与临床

基本病理变化为慢性进行性肺间质纤维化与矽结节形成。多个小结节可相互融合，形成大结节或团块，融合团块周围可发现肺气肿，这是典型硅肺晚期最多见的病理变化。接触含硅的混合粉尘引起混合性硅肺，以间质纤维化常见。一般粉尘中游离二氧化硅含量越高，肺内改变则以结节为主，矽结节更加致密清楚；游离的二氧化硅含量越低，则间质纤维化改变明显。

早期硅肺可无任何症状或因伴有气管与支气管炎而引发咳嗽；晚期可出现呼吸困难，甚至出现发绀、咯血等症状与体征。

（二）影像学表现

1. X 线表现

（1）肺纹理改变：病变早期肺纹理增多增粗，延长至肺野外带，其分支相互交叉，形成网状；在网格交叉处可发现极小的颗粒而使肺野透亮度减低，呈磨玻璃样改变。病变进展后，肺纹理发生扭曲变形、紊乱或中断等现象。病变晚期，因硅结节增多、肺气肿加剧，肺纹理反而减少。

（2）硅结节及其融合：硅结节典型表现为直径 3mm 左右、轮廓清晰且致密孤立的结节影（图 2-35a）。病变进展后，硅结节不断增大增多，融合成致密均匀的团块，即为大结节影，其轮廓清楚，主要见于两上肺野外带。典型者呈翼状，两肺对称，也可单侧出现。

（3）肺门改变：肺门增大、密度增高。晚期肺门上提或外移；也可因肺气肿加重，周围肺纹理减少，呈残根状表现。肺门淋巴结可呈蛋壳样钙化。

（4）肺气肿：呈弥漫性或局限性肺气肿。

（5）胸膜改变：肋膈角变钝、消失，晚期可见胸膜增厚。

（6）硅肺合并结核：合并的结核病灶主要位于肺尖或锁骨上下区。

2.CT表现

CT显示硅结节、网状或线状影、肺门淋巴结钙化、肺气肿、胸膜改变等，均优于X线胸片（图2-35b，图2-35c）。

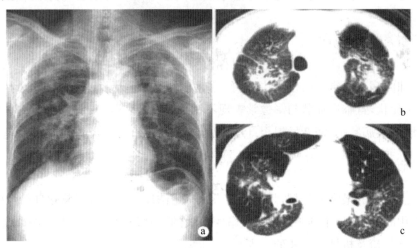

图2-35　Ⅲ期硅肺X线及CT表现

注　a.双侧肺内中带见多量小结节状高密度影，上肺野见部分结节融合为团块状；b、c.CT显示更清楚。

（三）诊断与鉴别诊断

对于诊断硅肺非常重要的是职业病史；肺部已显示弥漫性病变而临床症状相对较轻，也是硅肺的特征。本病应与粟粒性肺结核、结节病鉴别。

五、严重急性呼吸综合征

严重急性呼吸综合征（severe acute respiratory syndrome，SARS）又称传染性非典型肺炎，是由SARS冠状病毒引起，主要通过近距离空气飞沫与密切接触传播的一种急性呼吸道传染病。本病是一种新型传染病，传染性强，病死率高，已被列为我国法定传染病管理范畴。

（一）病理与临床

SARS引起肺部的急性损伤机制较复杂。病理上可有水肿、炎细胞浸润等非特异性炎症改变，但主要是肺泡上皮大量脱落，肺泡间隔明显增宽与破坏，肺泡腔内渗出物显著机化；同时可见透明膜形成、间质单核细胞浸润，肺毛细血管高度扩张、充血及通透性显著增加。肺泡间隔炎性细胞浸润、肺泡腔广泛水肿液，临床上易于引发急性呼吸窘迫综合征（ARDS）。

临床首发症状常为发热，可伴有头痛、胸痛与全身关节、肌肉酸痛，常有咳嗽，表现为干咳少痰，偶有血丝痰，肺部体征不明显。

（二）影像学表现

1.X线表现

（1）早期：常为局灶性小片状或较大的片状磨玻璃样密度影，可单侧也可双侧，病灶多为单发,也可呈多发(图 2-36a)。

(2)进展期:病变不断加重,由早期的小片状影演变为大片状、多发或弥漫性;病变由单侧肺发展至双侧,由一个肺野发展至多个肺野,病灶形态与肺叶或肺段形态相符(图 2-36b)。病灶多变多发,不同形态的病变可同时存在。

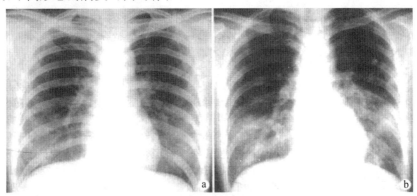

图 2-36　严重急性呼吸综合征 X 线表现

注　a.双下肺野淡薄密度增高影,边缘模糊不清;b.同一病例 1 天后显示病灶进展迅速,两侧中下肺野多发斑片状密度增高影。

(3)恢复期:通常在发病 2～3 周后,病变吸收缩小,密度不断减低,直至消失。肺内病灶吸收过程中可合并肺间质增生,部分发展后呈肺间质纤维化。成人本病肺部病灶变化较快,并且新老病灶可交替与反复。

2.CT 表现

CT 较 X 线检查能更加清晰显示磨玻璃样密度影内的较细肺血管分支,并且可以显示磨玻璃样密度影中的小叶间隔与小叶内间质增厚,呈胸膜下细线影与网状结构;磨玻璃样密度影中若出现较广泛的网状影,则形成"碎石路征"。密度较高的磨玻璃样密度影中仅能显示或隐约可见较大的血管分支与明显增厚的小叶间隔(图 2-37)。少数患者可显示病变内空气支气管征或小支气管扩张表现。

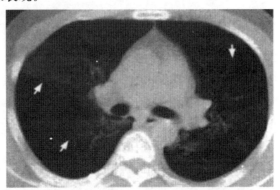

图 2-37　严重急性呼吸综合征 CT 表现

注　CT 平扫肺窗显示两侧肺野内大片状磨玻璃样密度增高影(↑),边缘不清,其中可见较细的血管分支,胸膜下见细线影与网状结构。

(三)诊断与鉴别诊断

SARS 呈肺野外带小片状磨玻璃密度影,早期常单发,迅速进展为多叶或双侧肺叶内弥漫性磨玻璃密度影或实变影及磨玻璃密度影,与临床中高热、病情重、进展快及实验室检查白细胞总数不增高或偏低相结合,并具有与 SRAS 患者密切接触史,结合血清学与病原学检查,一般可以诊断。因 SARS 影像学表现和肺部其他炎性病变表现相似,还需与细菌性肺炎、其他病毒性肺炎、支原体肺炎、衣原体肺炎、军团菌肺炎及卡氏肺孢子虫肺炎等进行鉴别。

(王 嵩)

第三章　心脏疾病超声诊断

第一节　先天性心脏病

一、房间隔缺损

房间隔缺损(atrial septal defect,ASD)是临床上常见的先天性心脏畸形,为原始房间隔在胚胎发育过程中出现异常,致左、右心房之间遗留孔隙,在心房水平产生血液分流。房间隔缺损可单独发生,也可与其他类型的心血管畸形并存。ASD发病率居先天性心脏病的首位,为10%～15%,男女发病率约为1∶3,而且有家族遗传倾向。

(一)病因与病理

大多数ASD病因不明,家族聚集性ASD大多数是常染色体遗传。研究报道,ASD与心脏分隔必需基因异常相关。ASD与胎儿接触酒精、孕妇妊娠前3个月吸烟和应用一些抗抑郁药有关,其他危险因素包括糖尿病、非糖尿病孕妇糖摄入增加及妊娠年龄≥35岁等。

ASD为原始房间隔在胚胎发育过程中出现异常,可分为原发孔型和继发孔型。继发孔型房间隔缺损较常见,又分为中央型、静脉窦型、冠状静脉窦型(图3-1),合并两种以上房间隔缺损为混合型。

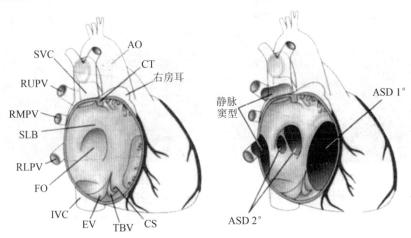

图 3-1　房间隔缺损解剖分型及相邻结构示意图

注　SVC:上腔静脉;RUPV:右上肺静脉;RMPV:右中肺静脉;SLB:上嵴束;RLPV:右下肺静脉;FO:卵圆窝;IVC:下腔静脉;EV:欧氏瓣;TBV:三尖瓣隔瓣;CS:冠状静脉窦;CT:界嵴;AO:主动脉;ASD 1°:原发孔型房间隔缺损;ASD 2°:继发孔型房间隔缺损。

原发孔型:约占20%,是房室管缺损常见变异型中的一种,位于卵圆窝的下前方与室间隔相连部位,属于心内膜垫缺损的一种形式。

继发孔中央型:最常见,约占70%,位于卵圆窝部位,大小不等;可合并二尖瓣狭窄、二尖瓣脱垂等。

静脉窦型:约占10%,包括上腔静脉型(8%)、下腔静脉型(2%)。上腔静脉型缺损位于上腔静脉入口处,最常见的缺损部位在右上肺静脉与上腔静脉之间,与上腔静脉相通,常合并右上肺静脉畸形引流;下腔静脉型缺损位于下腔静脉入口处,常合并右下肺静脉畸形引流。

冠状静脉窦型较为罕见,发病率小于1%,冠状静脉窦间隔部分或完全缺如,使冠状静脉窦与左心房直接相通。

(二)临床表现

单纯房间隔缺损在儿童期大多无症状,小房间隔缺损患者可终身无症状。

随着年龄及病情发展,劳力性呼吸困难为主要表现,有些患者可因右心室容量负荷过重而发生右心衰竭。

大量的左向右分流者,易发生心房颤动、心房扑动。

晚期大约有15%的患者因重度肺动脉高压出现右向左分流而有发绀,形成艾森门格(Eisenmenger)综合征。

体格检查最典型的体征为肺动脉瓣区第二心音亢进,固定性分裂,并可闻及2~3级收缩期喷射性杂音,此是肺动脉血流量增加、肺动脉瓣关闭延迟并相对性狭窄所致。

(三)超声诊断

1.诊断要点

①房间隔回声中断。②心房水平分流,大部分为左向右,合并肺动脉高压时可出现双向甚至右向左分流。③心房水平分流的频谱特点为舒张期为主的全心动周期分流频谱,速度(1.0±0.40)m/s。④伴或不伴右心房、右心室增大(图3-2,图3-3)。

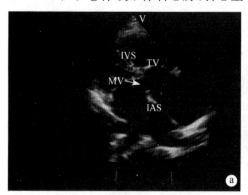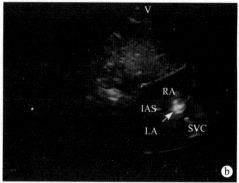

图3-2 房间隔缺损分型示例

注 a.原发孔型房间隔缺损;b.继发孔型房间隔缺损的最常见类型——中央型;箭头示房间隔缺损位置。IVS:室间隔;TV:三尖瓣;MV:二尖瓣;IAS:房间隔;RA:右心房;LA:左心房;SVC:上腔静脉。

2.超声心动图表现

房间隔缺损主要扫查切面:四腔切面(胸骨旁、心尖和剑突下)、剑突下双心房切面和大动脉根部短轴切面。

(1)二维超声心动图:直接征象,多切面显示房间隔相应缺损部位回声连续性中断,断端回声稍增厚、增强;继发改变,右心增大,可合并肺动脉增宽和肺动脉高压。

(2)M型超声心动图:主要显示右心扩大等继发性改变。

(3)多普勒超声心动图:心房水平分流多为左向右分流。彩色多普勒多为红色左向右分流信号,由左心房侧经缺损处进入右心房。脉冲多普勒心房水平分流,频谱为典型双峰或三峰波形,占据收缩期和舒张期,峰值速度1.0~1.3m/s。

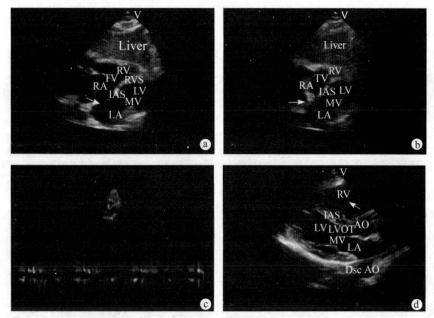

图 3-3　继发孔中央型房间隔缺损

注　a. 箭头示 IAS 回声中断；b. 箭头示 IAS 穿隔血流束；c. 显示 IAS 穿隔血流频谱，峰值流速 114cm/s；d. 箭头示 ASD 继发改变——右心室增大。IAS：房间隔；LVOT：左心室流出道；Dsc AO：降主动脉；Liver：肝。

缺损较大和肺动脉高压时可出现右向左分流。彩色多普勒为蓝色血流信号，由右心房侧经缺损处进入左心房。

筛孔样缺损彩色多普勒可显示，房间隔处多束细小分流信号。

(4)经食管超声心动图(TEE)：能克服经胸超声心动图(TTE)的不足，更好地显示房间隔缺损的回声中断和分流，避免误诊和漏诊。更重要的是 TEE 能够清晰显示缺损残端与相邻结构的关系和距离(主动脉根部、二尖瓣前叶、上腔静脉和下腔静脉)(图 3-4)。

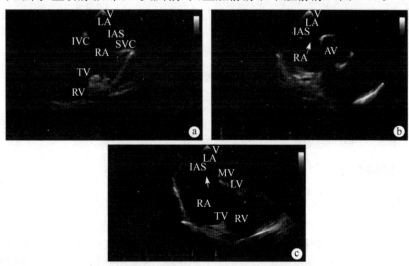

图 3-4　经食管超声心动图显示房间隔缺损断端与相邻结构的关系

注　a. 双房切面，显示与上、下腔静脉的关系；b. 大动脉短轴切面，显示断端与主动脉根部的距离；c. 四腔心切面，显示与二尖瓣前的关系。LA：左心房；RA：右心房；LV：左心室；RV：右心室；MV：二尖瓣；TV：三尖瓣；IAS：房间隔；SVC：上腔静脉；IVC：下腔静脉。

（5）三维超声心动图：可直观地展示房间隔缺损的全貌，并立体显示缺损与相邻结构的空间关系，为临床治疗提供重要的信息（图3-5）。

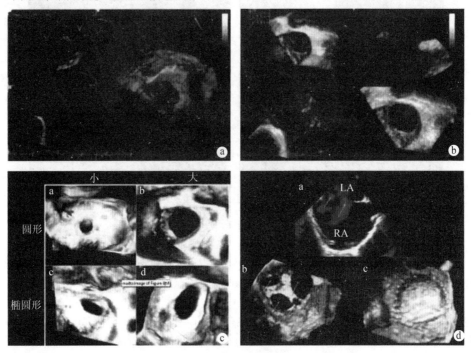

图 3-5　经食管三维超声心动图显示房间隔缺损

注　a、b. 显示房间隔缺损的三维测量；c. 显示房间隔缺损的形态；d. 显示多孔型房间隔缺损三维图像和封堵器。LA：左心房；RA：右心房。

3. 右心声学造影

右心声学造影可用于房间隔缺损的定性诊断。左向右分流在右房室显影后，右心房邻近间隔中断处无造影剂回声，即右心房内出现负性造影区；右向左分流在右房室显影后，可见造影剂进入左心房。

（四）鉴别诊断

根据上述典型的体征，结合心电图、胸部X线和心脏超声检查，诊断房间隔缺损一般并无困难。对于非典型的患者或疑有其他合并畸形者，心导管检查可提供帮助。

超声检查中需与引起右心大、肺动脉听诊区第二心音亢进的相关病症相鉴别，主要与肺源性心脏病、原发性肺动脉高压、肺动脉瓣狭窄等疾病相鉴别。

二、室间隔缺损

室间隔缺损（ventricular septal defect，VSD）指室间隔在胚胎时期发育不全，在心室水平产生左向右异常交通。室间隔缺损是常见的先天性心脏病，占先天性心脏病的20%～25%，男女比例约1∶1。室间隔缺损可单独存在，也可与其他先天性心脏病并存。对于室间隔缺损较小者预后良好，其自然寿命甚至可达70岁以上，膜部小缺损有可能在10岁以前自行关闭。

（一）病因与病理

室间隔解剖上由流入道、肌小梁部、流出道（漏斗部）三部分构成，三者均与位于主动脉瓣下的一小片膜状间隔相连接。流入道指三尖瓣隔瓣覆盖的部分，流出道指室上嵴以上，肺动脉瓣以下的部分(包括室上嵴),其余所剩部分是小梁部。

室间隔缺损的外科分型分为流入道/房室通道型、流出道型、膜周部和肌部室间隔缺损。超声分型分为干下型、嵴内型、嵴下型、单纯膜部和隔瓣下型。

(二)临床表现

临床症状与缺损大小、肺血流量、肺动脉压力及是否伴发其他心脏畸形有关。缺损小者,一般无临床症状。缺损大者,症状出现早且明显,影响发育,并易发生感染性心内膜炎。其主要症状有气促、呼吸困难、多汗、喂养困难、乏力和反复肺部感染,严重时可发生心力衰竭。有明显肺动脉高压时可出现发绀。

典型体征为胸骨左缘第3~4肋间有4~5级粗糙全收缩期杂音,向心前区传导,伴收缩期震颤。有严重的肺动脉高压时,肺动脉瓣区第二心音亢进,有相对性肺动脉瓣关闭不全的舒张期杂音,室间隔缺损的收缩期杂音可减弱或消失。

(三)超声诊断

1.诊断要点

①室间隔连续性中断。②心室水平分流,多为左向右分流,大缺损或合并肺动脉高压时为双向分流或右向左分流。③左心室扩大,出现肺动脉高压后右室壁增厚,右心室扩大。④室间隔缺损的定位诊断(图3-6)。

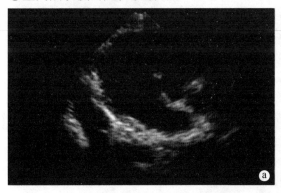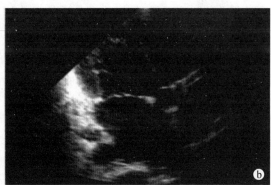

图3-6 室间隔分型示例

注 a.肌部室间隔缺损;b.膜部室间隔缺损合并室间隔膜部瘤。

2.超声心动图表现

(1)二维超声心动图:直接征象为多切面显示室间隔相应缺损部位回声连续性中断,室间隔缺损断端回声增强、粗糙;继发性改变为左心室容量负荷过重,左心室增大,肺动脉高压时右心室壁增厚、右心增大。

(2)M型超声心动图:难以显示缺损,主要为继发性房室腔扩大的表现。彩色M型可以观察室间隔缺损分流方向和时相。

(3)多普勒超声心动图:①心室水平分流,于缺损处见彩色血流信号由左心室进入右心室,连续多普勒测及收缩期高速正向湍流频谱,流速一般大于4m/s。肺动脉高压出现后,分流的彩色多普勒信号暗淡,多为双向分流。如肺动脉压力显著升高,右心室压超过左心室压则转为右向左分流。此时分流频谱反向,流速和压差减低。②肺动脉压的评估,不合并其他心内畸形时可通过简化伯努利方程评估肺动脉收缩压(PASP)。左向右分流的 $PASP=RVSP=LVSP-\Delta P=SBP-4V^2$(RVSP:右心室收缩压;LVSP:左心室收缩压;ΔP:室间隔缺损分流压差;V:心室水平分流速度;SBP:肱动脉收缩压)。右向左分流的 PASP=RVSP= LVSP+ΔP=SBP+4V²。

(4)右心声学造影:左向右分流时右心室可有负性造影区,但多不明显;右向左分流时右心室显影后,造影剂进入左心室。

(5)三维超声心动图:立体全面显示室间隔缺损及相邻结构,可更好地定量评价室间隔缺损,为临床决策提供准确信息。

(6)经食管超声心动图:经胸超声心动图能对绝大多数室间隔缺损作出准确诊断,故需要经食管超声心动图的病例相对较少。有报道,对于流入道肌部和小梁肌部小缺损经食管超声心动图比经胸超声心动图敏感性高。此外,经食管超声心动图可监测室间隔修补术,一方面术前明确缺损部位、大小、并发症与复合畸形,指导手术医师选择手术切口及补片大小,另一方面,术后即时了解修补术成功与否,准确评价残余分流的程度,对于较多的残余分流可立即进行再次修补,避免再次开胸手术。

3.诊断流程和注意事项

室间隔缺损的完整诊断遵循三步原则:定性、定位和定量。

注意事项:室间隔的假性回声失落可导致误判,应借助彩色和频谱多普勒仔细鉴别;小室间隔缺损的回声中断不明显,而且可无继发性改变,应借助彩色和频谱多普勒减少漏诊;室间隔缺损分流速度减低时,提示右心系统压力增高,需警惕肺动脉口或右室流出道狭窄和其他伴发畸形;干下型室间隔缺损与主动脉右冠窦脱垂相互影响,前者常伴发后者,后者常掩盖前者;室间隔膜部缺损有较高的自然闭合率,如果分流量不大,可随访观察。

(四)鉴别诊断

1.右心室流出道狭窄

彩色多普勒于右心室流出道(或右心室腔)显示异常高速血流束,无穿过室间隔的血流束。

2.双腔右心室

右心室内出现异常粗大肌束,从右心室前壁伸向邻近的室间隔,将右心室分为近端的高压腔与远端的低压腔;彩色多普勒探查显示右心室腔内的射流束,但无穿隔血流信号;主动脉根部短轴切面可显示五彩血流束方向与右心室流出道平行。

3.主动脉窦瘤破入右心室流出道

扩张的主动脉窦瘤突入右心室流出道,并可见其破口位于主动脉窦部;主动脉窦瘤破裂的分流束在主动脉瓣上;彩色及频谱多普勒可见连续性全心动周期分流;值得注意的是,窦瘤破裂可与室间隔缺损合并出现。

(五)临床价值

超声心动图不仅能准确定性诊断室间隔缺损,而且能准确判断缺损的大小与部位、右心室压、肺动脉压、体循环与肺循环血流比值,为临床制订合理的治疗方案提供有价值的信息。经食管超声心动图还可用于术中监测,防止残余分流和再次开胸修补的发生。超声心动图还可发现室间隔缺损的合并畸形,如房间隔缺损、动脉导管未闭等,还可发现并发症,如主动脉瓣反流、感染性心内膜炎等,同时能准确评价心脏收缩功能与舒张功能。

实时三维超声心动图开创了一个新的时代,为临床提供了全新的视角。三维超声对室间隔缺损形态及其与周边结构的关系显示得更加准确与直观,室间隔缺损的定量测量也较二维超声准确。

随着超声仪器的发展和经验的积累,超声心动图已逐步代替心导管检查,成为诊断室间隔缺损的主要方法,在术前评估、术中监测、术后随访中均发挥着重要作用。

三、动脉导管未闭

动脉导管未闭(patent ductus arteriosus,PDA)是动脉导管在出生后未闭合而持续开放的病理状态。动脉导管是由第6对支气管动脉弓远端演化而成。在胎儿期的循环中,它将大部分右心室入肺动脉的血流导入降主动脉送往胎盘进行氧合。出生后,动脉导管未闭可单独存在,也可与其他心血管畸形合并存在,如主动脉弓缩窄或中断、严重的主动脉狭窄、左心发育不全综合征及肺动脉闭锁、严重的肺动脉狭窄或作为血管环的一部分。

(一)病因与病理

心脏胚胎发育的关键时期为妊娠第2~8周,先天性心血管畸形也主要发生于此阶段。先天性心脏病的发生有多方面原因,大致分为内在因素及外部因素两类,并以后者多见。内在因素主要与遗传有关,特别是染色体易位和畸变,如21-三体综合征、13-三体综合征等;此外,先天性心脏病患者的子女心血管畸形的发生风险显著增高。外部因素中较重要的有宫内感染,尤其是病毒感染,如风疹病毒、流感病毒及柯萨奇病毒等;其他危险因素包括妊娠期接触大剂量射线、使用某些药物、患代谢性疾病或慢性病、缺氧、母亲高龄(接近更年期)等。

动脉导管是胎儿循环中不可缺少的部分。婴儿出生后,随着第1次呼吸的建立,血氧浓度快速上升,可使动脉导管壁肌肉发生收缩而关闭。一般在出生后第1天,动脉导管大多已呈功能性关闭,但在7~10天可由于缺氧等原因重新开放。通常情况下,80%婴儿的动脉导管在出生后3个月内闭合,95%在1年内闭合,一般认为出生1年后动脉导管仍持续未闭合者,即应诊断为动脉导管未闭。

动脉导管未闭按解剖形态分为五种类型。①漏斗型(A型):动脉导管的主动脉端口径大于肺动脉端口径,犹如漏斗状。②窗型(8型):导管极短,口径极粗,管壁往往较薄,手术操作困难,危险性大。③管型(C型):导管较长,连接主动脉与肺动脉两端口径一致,此型最常见,占所有病例80%以上。④动脉瘤型(D型):导管连接主动脉与肺动脉的两端细,而中间呈瘤样扩张,手术危险性极大。⑤复杂型(E型)。

(二)临床症状

较小的动脉导管未闭,分流量小,可不引起任何症状,只是在常规体检时偶然发现心脏杂音,即胸骨左上缘或左锁骨下可听到特征性的连续性杂音。中等分流量者常有乏力、劳累后气促、心悸、气喘、胸闷等症状,听诊杂音性质同上,更为响亮伴有震颤,传导范围更广,右心室可在心尖区闻及轻度收缩期及舒张期杂音,周围血管征阳性。分流量大的动脉导管未闭,常继发严重的肺动脉高压,可导致右向左分流,上述典型杂音舒张期成分消失或减轻,继之收缩期杂音亦可消失,而仅可闻及肺动脉瓣关闭不全导致的舒张期杂音,此时患者出现差异性发绀,且临床症状严重。

(三)超声诊断

1.二维超声心动图

左心室长轴切面:左心增大,室间隔活动度增强,主动脉增宽;大动脉短轴切面左肺动脉起始部与降主动脉之间有异常交通,根据动脉导管形态结构判断其类型;肺动脉明显增宽,且搏动增强；胸骨上窝主动脉弓长轴切面显示,肺动脉分出左肺动脉处见降主动脉与肺动脉间有异常通道。

2.M 型超声心动图

主要为间接症状,表现为左心室、左心房扩大,主动脉增宽,搏动幅度增大。

3.多普勒超声心动图

于大动脉短轴切面和胸骨上窝主动脉弓长轴切面在主动脉与肺动脉间可见自降主动脉经异常通道进入肺动脉的分流信号。频谱多普勒可探及连续性左向右分流信号(图 3-7)。收缩期肺动脉压力若超过主动脉压力,即继发 Eisenmenger 综合征时,可产生右向左分流,此时收缩期为右向左分流,舒张期为左向右分流。

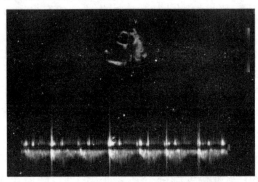

图 3-7　动脉导管未闭频谱多普勒

注　连续性正向频谱,收缩期峰值流速 397cm/s,舒张期峰值流速 221cm/s。

肺动脉压的估测:根据连续多普勒测定的三尖瓣最大反流速度估测,也可根据导管分流速度估测。

(四)鉴别诊断

1.高位室间隔缺损合并主动脉瓣脱垂

当高位室间隔缺损较大时,往往伴有主动脉瓣脱垂,导致主动脉瓣关闭不全,并引起相应体征。临床上在胸骨左缘听到双期杂音,有时与连续性杂音相仿,难以区分。超声心动图可显示主动脉瓣脱垂及主动脉血流反流入左心室,同时显示通过室间隔缺损由左心室向右心室和肺动脉的分流。

2.冠状动脉瘘

这种冠状动脉畸形并不多见,可听到与动脉导管未闭相同的连续性杂音伴震颤,但部位较低,且偏向内侧。彩色多普勒能显示动脉瘘口所在和其沟通的房室腔。逆行性升主动脉造影更能显示扩大的病变冠状动脉主支或分支走向和瘘口。

(五)注意事项

当左心增大且二维超声明确肺动脉与降主动脉之间存在异常通道,但彩色多普勒未显示异常血流信号时,应考虑有严重的肺动脉高压,此时可借助声学造影协助诊断。此外,动脉导管未闭与室间隔缺损均导致左心增大,肺动脉增宽,不同之处在于室间隔缺损时升主动脉内径正常或偏细,而动脉导管未闭时,由于分流在降主动脉,升主动脉内径增宽。

动脉导管未闭导致肺动脉高压时,可出现右心房、右心室增大,左心变小,应注意与房间隔缺损相鉴别。左心声学造影有助于区别心房水平的分流和动脉水平的分流。

四、双腔右心室

双腔右心室(double chamber of right ventricle,DCRV)又称右室双腔心,是由右心室窦部和漏斗部之间异常发育的肌束增厚所引起,由一条或多条异常肌束横穿右心室腔,将右心室分为靠近流入道的高压腔及靠近流出道的低压腔。本病约占先天性心脏病的2%。

(一)病因与病理

胚胎发育时期,原始心球并入右心室的过程中发生缺陷,或小梁间隔缘发出的某些隔束或壁束特别突出、肥厚,形成一条或多条异常肥厚的肌束。肥厚的隔束或肌束起自室上嵴,斜行向下,跨越心室腔,分别止于右心室前壁和前乳头肌附着的室间隔上,将右心室腔分为近侧的低压腔和远侧的高压腔。

DCRV根据病理解剖学分为肌束型和肌隔型。肌束型:异常肌束自室上嵴下方发出,可为一条、多条或交错成网状,走行于右心室前壁和心尖方向。肌隔型:异常肌束呈隔膜状,将右室心腔横断,有狭窄孔居中或偏心。绝大多数病例合并室间隔缺损,尚可合并肺动脉瓣狭窄或主动脉瓣膜或瓣下狭窄等心脏畸形。

(二)血流动力学改变和临床表现

右心室内血流受肌束阻挡,高压腔靠近三尖瓣,又称近端心室腔,低压腔远离心室腔,压力可不升高或低于正常。肌束的交通孔处产生压力阶差,血流在此处加速,进入低压腔内形成湍流。右心室异常肌束有进行性肥厚的倾向,梗阻会越来越重,引起右心室肥大,右心室扩大,直至右心衰竭。

轻者可无症状,重者有心悸、气短或伴有发绀。查体胸骨左缘第3~4肋间有粗糙的全收缩期喷射性杂音并伴有收缩期震颤,肺动脉瓣第二心音减弱。

(三)超声诊断

1.超声心动图表现

(1)二维超声心动图:具体如下。

1)直接征象:右心室腔内肌束或隔膜样回声,主动脉根部短轴、右心室流出道长轴及心尖四腔等切面可清晰显示右心室内异常肌束或肌隔样回声,将右心室腔分为高压腔及低压腔。

2)继发性改变:右心室扩大、右心室肥厚。

3)合并畸形:室间隔缺损、肺动脉瓣狭窄等。

(2)多普勒超声心动图:具体如下。

1)彩色多普勒显示血流通过狭窄口时速度明显加快,产生血流汇聚现象,低压腔侧血流呈五彩镶嵌的湍流,并可一直延续至流出道。

2)连续多普勒探及高速的收缩期湍流频谱,频谱形态类似漏斗部狭窄。

3)合并室间隔缺损时,心室水平可见左向右、双向或右向左的分流。

2.诊断要点

(1)右心室内肌束或肌隔样回声将右心室分为高压腔和低压腔。

(2)右心室内肌束或肌隔样回声形成的狭窄孔处出现高速血流信号。

(3)右心室扩大,右心室肥厚。

(4)狭窄程度的定量评估:具体如下。

1)狭窄环的直径:轻度狭窄,5~10mm;重度狭窄,2~4mm。

2)三尖瓣反流速度推算高压腔的收缩压:轻度狭窄,＜75mmHg;中度狭窄,75～100mmHg;重度狭窄,＞100mmHg。

(四)鉴别诊断

DCRV 主要与肺动脉瓣下狭窄进行鉴别。鉴别的关键在于明确异常肌束的位置。肌束或肥厚肌隔束位于室上嵴或其以上,为肺动脉瓣下狭窄;肌束位于室上嵴以下的右心室腔内,为双腔右心室。

五、法洛四联症

法洛四联症(tetralogy of Fallot,TOF)是一种复杂的先天性心脏畸形。1888 年 Fallot 将其基本病理变化归纳为四种:室间隔缺损、肺动脉狭窄、主动脉骑跨和右心室肥大。法洛四联症发病率占所有先天性心脏病的 10%～14%,是最常见的发绀型先天性心脏病之一。

(一)病因与病理

Van Pmagh 认为法洛四联症的四种畸形是右心室漏斗部或圆锥发育不良的后果。胚胎第 4 周时,动脉干没有发生反向转动,主动脉持续位于肺动脉的右侧,圆锥隔向前移位,与正常位置的窦部室间隔未能对拢,因而形成发育不全的漏斗部和嵴下型室间隔缺损,即膜周部室间隔缺损;若肺动脉圆锥发育不全或圆锥部分完全缺如,则形成干下型室间隔缺损漏斗间隔向前、向右和向上移位可能是本病的基本病理基础,由此导致右心室流出道狭窄、室间隔缺损、主动脉右移骑跨和继发性右心室肥大(图 3-8)。①右心室流出道狭窄:可发生于右心室腔内、漏斗部、肺动脉瓣环、肺动脉瓣、主肺动脉及其分支。②室间隔缺损:大部分为嵴下型,通常较大,位于主动脉瓣下;少数为干下型,偶见多发。③主动脉右移骑跨:圆锥室间隔向右前移位,致主动脉增宽、前移,骑跨于室间隔之上,多伴顺时针方向转位;主动脉后壁与二尖瓣前叶间仍为纤维连接;主动脉骑跨程度取决于右心室流出道的发育不良及漏斗间隔移位的严重程度,当骑跨率＞75%时应考虑诊断为右心室双出口。④右心室肥大:继发性变化,由右心室流出道梗阻所致。⑤伴发畸形:最常见卵圆孔未闭或继发孔房间隔缺损;20%～30%可合并右位主动脉弓;左位上腔静脉也较常见。

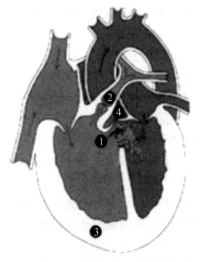

图 3-8　法洛四联症解剖模式图

注　1.室间隔缺损;2.肺动脉狭窄;3.右心室壁增厚;4.主动脉骑跨。

（二）病理生理和临床表现

1.病理生理

由于肺动脉口存在狭窄,右心室压力增高,负荷加重,遂致右心室壁肥厚。室间隔缺损大,使两侧心室压力相等,右心室的静脉血通过室间隔缺损而进入骑跨的主动脉。主动脉同时接受左心室的血液与部分右心室的血液,因而动、静脉血流在主动脉处混合被送达身体各部,造成动脉血氧含量降低,临床上出现发绀与红细胞增多症。肺动脉口狭窄越重,室间隔缺损越大,则右至左分流越多,发绀越严重,肺动脉口越狭窄,进入肺循环血流越少,在肺部氧合的血量也越少,因而整个循环的氧合血液减少,遂又使发绀更为显著。由于右心室压力增高,体循环血流量增大,静脉回流也增多,右心房负担加重,因而也增大。肺动脉口狭窄轻,室间隔缺损小的患者,右心室压力不太高,可无右至左分流,因而无发绀,称为非发绀型法洛四联症。

2.临床症状

患儿的预后主要决定于肺动脉狭窄程度及侧支循环情况,主要因慢性缺氧引起红细胞增多症,导致继发性心肌肥大和心力衰竭而死亡。

（1）发绀:多在生后 3～6 个月出现,也有少数到儿童或成人期才出现。发绀在运动和哭闹时加重,平静时减轻。

（2）呼吸困难和缺氧性发作:多在生后 6 个月开始出现,由于组织缺氧,活动耐力较差,动则呼吸急促,严重者可出现缺氧性发作、意识丧失或抽搐。

（3）蹲踞:为法洛四联症患儿一种特征性姿态,蹲踞可缓解呼吸困难和发绀。

（4）患儿生长发育迟缓,常有杵状指（趾）,多在发绀出现数月或数年后发生。胸骨左缘第2～4 肋间可听到粗糙的喷射样收缩期杂音,常伴收缩期细震颤,其响度常与发绀程度成反比。

（三）超声诊断

1.超声诊断要点

室间隔与主动脉瓣前壁连续中断,主动脉骑跨于室间隔上,主动脉后壁与二尖瓣前叶为纤维连接;多普勒显示室间隔水平右向左分流为主的双向分流,右心室与左心室血液共同进入主动脉。右心室流出道或肺动脉狭窄,右心室壁继发性肥厚;多普勒显示右心室流出道起自狭窄处的高速湍流信号。

2.超声心动图表现

（1）二维超声心动图:右心室流出道梗阻及右心室肥大,胸骨旁长轴切面显示右心室前后径扩大,右心室前壁增厚;大动脉短轴切面观测肺动脉狭窄的部位和程度。狭窄部位和程度:单纯漏斗部狭窄,仅右心室流出道室壁增厚,流出道狭窄;漏斗部及肺动脉瓣狭窄,除右心室流出道狭窄外,肺动脉瓣增厚,开放,呈圆顶状,开口减小;漏斗部、肺动脉瓣及瓣环狭窄,在肺动脉及右心室流出道狭窄基础上,可见瓣环内径明显狭窄;漏斗部弥漫性狭窄,多伴肺动脉瓣、肺动脉主干和分支内径狭窄,且狭窄较重。

室间隔缺损与主动脉骑跨:胸骨旁长轴切面显示主动脉前壁与室间隔连续中断,缺损常较大;主动脉明显增宽、前移,骑跨于室间隔之上;骑跨率＝主动脉前壁外侧缘至室间隔右室面距离/主动脉根部内径×100％;胸骨旁大动脉短轴切面显示室间隔缺损通常位于 9 点钟至1 点钟方向。

（2）M 型超声心动图:声束由心底波群转向二尖瓣波群时见主动脉前壁反射消失,而室间隔回声则出现于后侧,两者回声连续中断,即称前连续中断,室间隔的位置恰在主动脉前、后壁的中间(相当于主动脉瓣关闭处),形成特异的主动脉骑跨征。

主动脉明显增宽,主动脉瓣及其启闭活动显示清晰,搏动幅度较正常增大。右心室前后径增大,右心室前壁增厚,心底波群示右心室流出道狭窄,主动脉前壁前移。

(3)多普勒超声心动图:彩色多普勒显示收缩期右心室蓝色血流束与左心室红色为主的血流束同时流入主动脉,仅少量红色血流束通过室间隔缺损从左心室进入右心室;大动脉短轴切面显示右心室流出道和主肺动脉内起始自狭窄部位以蓝色为主的五彩花色细窄血流束。频谱多普勒可在室间隔缺损处获取低速双向频谱,舒张晚期和收缩早期为正向频谱,收缩中晚期及舒张早中期为负向频谱;大动脉短轴切面可在右心室流出道狭窄处获取全收缩期负向实填频谱,流速及压差反映狭窄程度,狭窄过重时则难以探测。

(4)声学造影:造影剂进入右心房、右心室后舒张期经室间隔缺损流向左心室,左心室内可见较浓密造影剂回声。收缩期左心室内造影剂并不返回右心室,而是与右心室内含造影剂的血流同时进入主动脉。这种造影剂单向运动特征是法洛四联症与其他双向分流产生的造影剂来回穿梭样运动的鉴别要点之一。

(四)鉴别诊断

本病预后较差,多数患者在 20 岁以前死亡,存活至成年有发绀型先天性心脏血管病者以本病为最常见,但需与下列情况相鉴别。

1. 法洛三联症

两者临床症状相似,但法洛三联症有房间隔缺损,无室间隔缺损和主动脉骑跨现象。

2. 右心室双出口

主动脉与肺动脉失去环绕关系,呈平行排列,大部分起自右心室,骑跨率>75%,大部分主动脉后壁与二尖瓣借圆锥肌连接而非纤维连接;室间隔水平分流以左向右为主;当法洛四联症主动脉骑跨较重时,两者相似。

3. 巨大室间隔缺损合并肺动脉狭窄

主动脉可部分骑跨,心室水平也可右向左分流,但无漏斗部间隔前移,主动脉内径正常,左侧房室增大。

4. 永存动脉干

永存动脉干也有室间隔缺损和大动脉增宽骑跨,但仅有一根大动脉及一组房室瓣,肺动脉及其分支均起源于动脉干。

(五)注意事项

仔细扫查右心室流出道和肺动脉的狭窄部位、严重程度及范围,准确测量肺动脉及左右肺动脉内径,以辅助决策手术方案及判断预后。术前检查还需了解冠状动脉起源和走向,以免手术时采用右心室切口或漏斗部跨瓣补片时误将血管切断,导致心肌供血不足或低心排血量综合征。

六、右心室双出口

右心室双出口(double-outlet of right ventricle,DORV)为主动脉、肺动脉同时起源于右心室,或一根大动脉起源于右心室而另一根大动脉大部分起源于右心室。室间隔缺损为左心室的唯一出口,半月瓣与房室瓣之间无纤维连接,约占先天性心脏病患者的 0.72%。

(一)病因与病理

胚胎发育时圆锥动脉干旋转不完全,使之与左、右心室对位连接发生不同程度的偏离。在胚胎发育心袢形成期即出现圆锥,右背侧及左腹侧嵴融合后分隔成前外侧和后内侧2个圆锥,连接右心室小梁部原基,后内侧圆锥融合于左心室而成为流出道。右心室双出口的形成与圆锥部旋转和吸收异常有关。主动脉与肺动脉之间的关系以及半月瓣之间的关系,均取决于圆锥间隔及动脉干的发育。

右心室双出口的病理解剖见图3-9。①动脉起源和位置关系:肺动脉和主动脉皆起源于右心室;多数主动脉与肺动脉开口并排于同一平面,主动脉位于右侧;主动脉开口位于肺动脉开口的左前方,见于房室不一致的右心室双出口病例。②房室连接:90%病例房室关系一致。③主动脉瓣和肺动脉瓣在同一水平,两者下方都有圆锥部。④室间隔缺损:是左心室的唯一出口,根据室间隔缺损与大动脉的位置关系,分为主动脉瓣下室间隔缺损、肺动脉瓣下室间隔缺损、两大动脉开口相关的室间隔缺损、与两大动脉开口无关的室间隔缺损。⑤肺动脉狭窄:根据肺动脉狭窄进一步分为肺动脉狭窄和不伴肺动脉狭窄的右心室双出口。⑥其他畸形:主动脉瓣下狭窄、房室瓣畸形、心室发育不良、房间隔缺损、冠状动脉开口异常、肺静脉异位引流、共同房室通道、二尖瓣闭锁等。

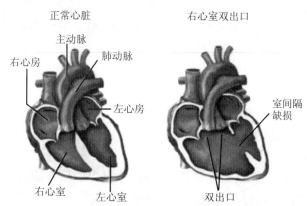

图3-9　正常心脏和右心室双出口解剖示意图

(二)临床表现

患儿可有发绀、充血性心力衰竭的症状,也可无症状。临床表现类型及症状出现时间取决于其病理类型及其伴发畸形的严重程度。

在法洛四联症型右心室双出口,如果存在严重的肺血供不足,可在新生儿期即出现发绀。其他类型的右心室双出口体肺循环平衡良好,往往在新生儿期后才逐渐出现发绀或缺氧发作。伴主动脉下室间隔缺损的右心室双出口的典型临床表现为:在出生近1个月时充血性心力衰竭无发绀表现,与单纯大型室间隔缺损临床表现相似,如果出生后早期出现心力衰竭,则应考虑是否同时伴有水肿。伴肺动脉下室间隔缺损的右心室双出口常表现为安静时轻度青紫,哭吵后发绀加剧。右心室双出口无特异性体征。

(三)超声诊断

1.诊断要点

①两根大血管均由右心室发出。②伴有较大室间隔缺损。③大动脉空间位置相互关系可正常、接近正常或主动脉位于肺动脉左前方或右前方、主动脉位于肺动脉左侧或左前方。

④二尖瓣和半月瓣不连续,左心室以室间隔缺损为唯一出口。⑤常伴发其他心内畸形。

2.超声心动图表现

(1)二维超声心动图见图3-10。

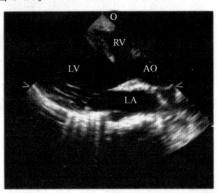

图3-10　右心室双出口

注　图中显示主动脉大部分位于右心室面,右心室流出道消失,主动脉骑跨>75%,合并室间隔缺损。LV:左心室;RV:右心室;AO:主动脉;LA:左心房。

1)主动脉和肺动脉均起源于右心室:左心室长轴切面或其他多个切面显示两根大动脉皆由右心室发出,或一根大动脉起源于右心室,另一根大动脉的大部分起源于右心室;两根大动脉平行走向;主动脉多位于肺动脉前方,可在肺动脉右方或左方。

2)圆锥肌组织:左心长轴切面显示大动脉后壁与二尖瓣前叶间有一浓密的光团状反射,即圆锥肌组织。

3)室间隔回声连续中段:室间隔有较大回声中断,左心室流出道呈一盲端,未与大动脉连接。室间隔缺损巨大者几近单心室。

4)合并畸形:多有其他畸形同时存在。

(2)M型超声心动图:心脏结构连续性的改变,主动脉前壁与间隔室的连续中断;主动脉后壁则由于存在圆锥肌组织,与二尖瓣连续也中断。腔室扩大时可有相应的表现。

(3)多普勒超声心动图:心室水平可见到双向分流,收缩期左向右分流,舒张期右向左分流,分流速度较低。由于两心室压力相仿,很少见到有五色镶嵌的分流束。收缩期右心室和左心室内血流共同进入主动脉和肺动脉,伴肺动脉狭窄时,在肺动脉内可见五色镶嵌的湍流束。

(4)声学造影:左心房、右心室内出现浓密的"云雾"状反射影,主动脉、肺动脉都有造影剂。右心室有大量造影剂,左心室也可出现少量造影剂反射。

(四)鉴别诊断

1.法洛四联症

法洛四联症为最常见的发绀型先天性心脏病。主动脉骑跨在室间隔之上,骑跨程度较轻,≤50%。二尖瓣与主动脉之间存在纤维连续,无圆锥肌组织。与右心室双出口主要区别在于大动脉骑跨度。

2.完全型大动脉转位

完全型大动脉转位为两条大动脉与形态学心室连接完全不一致,易与大动脉异常的右心室双出口相混淆。

（五）注意事项

（1）重点观察左心室长轴切面，大动脉与室间隔及房室瓣的连接关系。观察主动脉的半月瓣与二尖瓣之间有无圆锥肌结构及纤维连续等。

（2）在心底大动脉短轴切面注意两根大动脉的排列和走向。

（3）确定大动脉的起源，注意大动脉的骑跨度，对于疾病诊断十分重要。

（4）室间隔缺损位置判断，对于治疗方案选择具有关键的参考价值。

七、大动脉转位

大动脉转位（transposition of the great arteries，TGA）是一组复杂的先天性心脏畸形，大动脉在发育过程中的位置关系出现异常，导致大动脉与形态学心室连接关系不一致，包括完全型大动脉转位和矫正型大动脉转位。

（一）病因与病理

在胎儿5～6周心管扭转正常时为右袢（D-Loop），右心室位于右侧，左心室位于左侧。主动脉圆锥位于右后偏下，而肺动脉圆锥位于左前偏上。心管在发育过程中，如出现左袢（L-Loop）或由心室起源的动脉圆锥干不呈螺旋状而呈笔直地发育分隔，便会形成右心室在左，左心室在右，或主动脉在右前，肺动脉在右后的位置变化。因此，完全型大动脉转位主要是由于圆锥动脉间隔的内螺旋发育异常和（或）圆锥动脉干旋转不良所致，同时伴有瓣下圆锥部分的发育异常，常合并较大的室间隔缺损。

依据房室连接关系是否一致，大动脉转位分为矫正型大动脉转位和完全型大动脉转位。完全型大动脉转位的主要解剖异常为主动脉起自形态学右心室，肺动脉起自形态学左心室，主动脉位于肺动脉前方，偏左或偏右。主动脉瓣下有圆锥结构，与三尖瓣不直接相连，肺动脉瓣下无圆锥结构，与二尖瓣存在纤维连接，矫正型大动脉转位很少见，其解剖异常为同时存在房-室连接不一致及心室-大动脉连接不一致。该类心脏畸形心房可以正位，也可以反位。

完全型大动脉转位分型方法较多，各有利弊。根据是否合并室间隔缺损及肺动脉狭窄，分为以下几类。①完全型大动脉转位并室间隔完整：右心室负荷增加，心肌肥厚，心腔扩大，室间隔常偏向左心室，左、右心室仅靠未闭的卵圆孔及动脉导管沟通混合，故发绀、缺氧严重。②完全型大动脉转位合并室间隔缺损：左、右心血液混合较多，使发绀减轻，但肺血流量增加，可导致心力衰竭。③完全型大动脉转位合并室间隔缺损及肺动脉狭窄：血流动力学改变类似法洛四联症。

根据 Van Praahg 节段分析法，完全型大动脉转位分为下面几型。①SDD 型：心房正位、心室右袢，主动脉在肺动脉右前。②SDL 型：心房正位、心室右袢，主动脉在肺动脉左侧。③ILL型：心房反位、心室左袢，主动脉在肺动脉左侧。④IDD 型：心房反位、心室右袢，主动脉在肺动脉右前。

矫正型大动脉转位分为 IDD 型和 SLL 型，以后者常见。IDD 型：心房反位，心室右袢，大动脉右转位，主动脉位于主肺动脉右前方；SLL 型：心房正位，心室左袢，大动脉左转位，主动脉位于主肺动脉左侧。

（二）临床症状

1. 完全型大动脉转位

早发发绀，50%出生时即存在，随着年龄增长及活动量增加，发绀逐渐加重。发绀为全身性,若同时合并 PDA,可出现差异性发绀,即上肢青紫较下肢明显。生后 3～4 周婴儿出现喂养困难、多汗、气促、肝大和肺部细湿啰音等症状。早期出现杵状指(趾),患儿多发育不良。生后心脏可无明显杂音,但有单一且响亮的第二心音,若伴有大室间隔缺损或大 PDA 或肺动脉狭窄等,则可闻及相应杂音。

2.矫正型大动脉转位

单纯矫正型大动脉转位由于血流动力学得到纠正,可以没有异常表现,随着年龄增长合并房室瓣反流严重者,可出现心力衰竭等表现;合并心脏畸形者可出现相应临床症状。

(三)超声诊断

1.完全型大动脉转位

(1)两支大动脉的空间位置关系:左心室长轴切面显示两大动脉根部沿纵轴在心底平行排列,失去正常交叉关系,主动脉连接右心室,肺动脉连接左心室(图 3-11);一支在前,内径较粗大,与前位心室连接;另一支在后,内径较细,与后位心室连接;两个半月瓣常在同一高度显现。

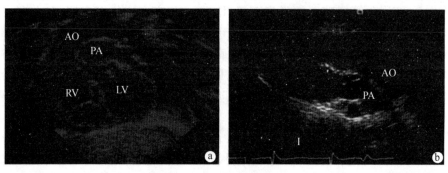

图 3-11　完全型大动脉转位

注　主动脉起自右心室,肺动脉起自左心室,两者并行,主动脉位于肺动脉右前方。AO:主动脉;PA:肺动脉;RV:右心室;LV:左心室。

大动脉短轴切面显示正常主动脉瓣口呈圆形,位于心房中央,肺动脉环绕主动脉半周,向上延续,转位时正常主动脉与肺动脉的交叉走向关系消失,肺动脉也呈圆形,失去正常的右心室流出道和肺动脉包绕主动短轴的环抱征象。

心尖五腔切面:两条大动脉常平行排列。

(2)左右心房和心室的空间位置:上、下腔静脉连接右心房,剑突下腔静脉长轴观显示下腔静脉连接的右心房的位置,判断心房是否反位;采用内脏、心房位置的定位诊断法判断心房与内脏的关系;以房室瓣为标志判断心室的空间位置,与二尖瓣相连为解剖左心室,与三尖瓣相连为解剖右心室,根据左、右心室空间位置,判断心室是否转位,进一步探查大动脉与心室的连接关系。

(3)伴发畸形:房间隔缺损约占 20%,多为继发孔型房间隔缺损,有时为卵圆孔未闭。室间隔缺损约占 80%,多为干下型室间隔缺损,其次为膜周部室间隔缺损;肺动脉狭窄约占 50%,多为肺动脉瓣和瓣下狭窄。还可伴有动脉导管未闭及冠状动脉畸形等。

(4)诊断要点:心房、心室连接一致;心室与大动脉连接不一致,大动脉间相互位置关系异常;心脏不同水平存在交通分流。

2.矫正型大动脉转位

(1)左心室长轴切面显示主动脉多位于正前方,主肺动脉位于正后方(图 3-12);心尖四腔切面可见心房与心室连接情况,心房正位者,右心房连接的房室瓣高于左侧房室瓣,连接的心室内膜面光滑;大动脉短轴切面显示主、肺动脉失去正常环绕关系;心尖五腔切面可见心室与大动脉连接情况,主动脉起源于解剖右心室,肺动脉起源于解剖左心室;伴有室间隔缺损等畸形可出现相应超声心动图表现。

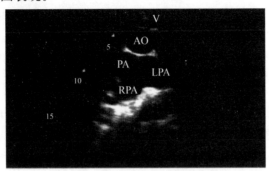

图 3-12　大动脉根部短轴切面

注　大动脉正常位置关系异常,肺动脉位于主动脉后方,主动脉位于前方。AO:主动脉;PA:肺动脉;LPA:左肺动脉;RPA:右肺动脉。

(2)诊断要点:心房与心室连接不一致,心室与动脉连接也不一致;可无其他心脏畸形;部分患者可合并室间隔缺损;成年患者常出现房室瓣反流。

(四)鉴别诊断

1.大动脉异位

大动脉间相互位置关系异常,大动脉与形态学心室连接关系正常。

2.右心室双出口

一条大动脉完全从右心室发出,另一条大动脉骑跨于室间隔,大部分从右心室发出。

3.法洛四联症

矫正型大动脉转位合并室间隔缺损及肺动脉狭窄,血流动力学、临床症状及体征酷似法洛四联症,但是后者心室与大动脉连接关系正常。

(五)注意事项

(1)大动脉转位类型繁多,病变复杂。

(2)探查应采用心脏节段性分析诊断法,明确心房、心室及大动脉的位置、形态、相互连接关系及血流动力学。

(3)判断有无心内分流、肺动脉口狭窄及其他伴随畸形十分重要。

(郑继慧)

第二节　心脏瓣膜病

心脏瓣膜病是指由于感染、黏液样变性、退行性变、先天性畸形、缺血性坏死等原因引起的单个或多个瓣膜结构(包括瓣叶、瓣环、腱索和乳头肌)的功能和结构异常,导致瓣口狭窄或关闭不全。风湿性心脏病是心脏瓣膜病的最主要病因,最常受累的是二尖瓣,其次是主动脉瓣,三尖瓣及肺动脉瓣较少受累,部分患者表现为联合瓣膜病。超声心动图可直接显示瓣膜的病变和功能障碍,还能显示房室大小及血流动力学信息,具有独特的诊断优势。

一、二尖瓣狭窄

(一)病因与病理

二尖瓣狭窄95％以上为风湿性心脏瓣膜病变,极少数为先天性,二尖瓣狭窄是风湿性瓣膜病中最为常见的类型。风湿性心瓣膜病为变态反应性疾病,由于反复发作,纤维组织增生,导致二尖瓣瓣叶增厚、粘连、钙化,造成狭窄。血流动力学改变程度与瓣口狭窄成正比。瓣口狭窄导致左心房血液进入左心室受限,左心房血流淤滞,左心房压升高,肺静脉回流受阻,从而导致肺动脉压力升高,右心负荷加大,右心室肥大,甚至出现右心衰竭。

(二)临床表现

轻度二尖瓣狭窄常无明显临床症状,中重度狭窄患者可出现呼吸困难、咳嗽、咯血等症状。长期严重的狭窄,左心房显著增大,肺动脉及右心室压被动性增高,右心增大,最终导致右心衰竭。右心衰竭引起体循环淤血,表现为肝大、颈静脉怒张、下肢水肿等。

(三)超声诊断

1.二维超声心动图

胸骨旁左心室长轴切面及心尖四腔切面可见瓣叶增厚、粘连,回声增强,舒张期瓣膜开放受限,呈穹窿状;左心房扩大,内血流迂缓,呈云雾样回声,部分可见血栓形成;右心室扩大。大动脉根部短轴切面可见肺动脉增宽。二尖瓣水平左心室短轴切面显示二尖瓣开放受限,瓣口面积减小,呈"鱼口"样,此切面可直接描记瓣口面积(图3-13)。

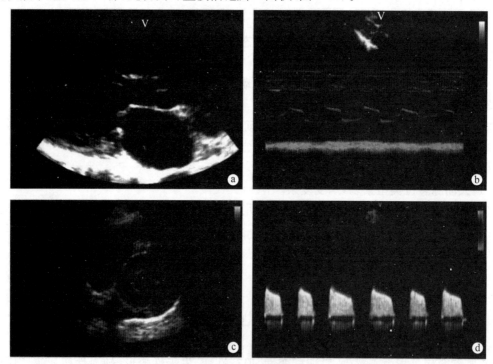

图3-13 二尖瓣狭窄超声表现

注 a.舒张期瓣膜开放受限,呈穹窿状;b.左心房扩大,其内血流迂缓,云雾样回声;c.大动脉根部短轴切面可见肺动脉增宽;d.瓣口面积减小,呈"鱼口"样。

2.M型超声心动图

舒张期充盈速率下降,正常的双峰消失,二尖瓣前后叶于舒张期同向运动,形成所谓"城垛样"改变。

3. 彩色多普勒

CDFI 可见舒张期二尖瓣口细窄的红色为主的五彩射流自左心房进入左心室。

4. 频谱多普勒

舒张期可见单向朝上、离散度大、内部充填的高速频谱,窦性心律者 E、A 双峰均存在,心房颤动患者 A 峰消失。E 峰上升陡直,下降缓慢,可测 PHT(压差半降时间)来估测狭窄程度。

5. 二尖瓣狭窄程度的评估

二尖瓣狭窄的超声心动图定量评估,见表 3-1。

表 3-1　二尖瓣狭窄的超声心动图定量评估

狭窄程度	峰值跨瓣压(PG,mmHg)	压差半降时间(PHT,ms)	瓣口面积(MVA,cm²)
轻度	<10	90~150	>1.5
中度	10~20	150~220	1.0~1.5
重度	>20	>220	<1.0

(四)鉴别诊断

二尖瓣狭窄超声心动图诊断较容易,但是需与二尖瓣血流量增多的疾病,如室间隔缺损、动脉导管未闭、二尖瓣关闭不全等相鉴别。这些疾病二尖瓣开放正常,只是因瓣口流量增多而流速增高。此外,主动脉瓣大量反流可压制二尖瓣前叶,从而导致舒张期二尖瓣开放受限,但是二尖瓣形态正常。

(五)临床价值

超声心动图对二尖瓣狭窄诊断准确率可达 100%,既可确定狭窄的性质,又可对狭窄程度作出定量诊断,具有其他手段无可比拟的优势。

二、二尖瓣关闭不全

(一)病因与病理

器质性二尖瓣关闭不全的病因很多,包括风湿性心脏病、感染性心内膜炎、二尖瓣脱垂、腱索断裂、乳头肌功能不全、二尖瓣瓣环和瓣下结构钙化等,其中风湿性心脏病仍是其最常见的病因,且常合并二尖瓣狭窄。此外,二尖瓣反流还可见于心肌病变或多种先天性畸形导致左心显著增大时,此时为功能性二尖瓣关闭不全。

二尖瓣关闭不全时收缩期左心室的血流反流至左心房,致使左心房容量增加,舒张期又回到左心室,使左心室容量负荷加重,左心扩大,肺动脉压增高,长时间或急性的左心负荷过重可以造成左心衰竭。

(二)临床表现

二尖瓣反流较轻时患者多无明显症状,若二尖瓣反流较重或因为腱索断裂等原因短时间内出现大量反流,患者可表现左心衰竭症状。

(三)超声诊断

1. 二维超声心动图

直接征象:胸骨旁左心室长轴切面和心尖四腔切面显示二尖瓣收缩期关闭对合不佳。风湿性病变者,二尖瓣瓣叶增厚,回声增强,严重者可见瓣叶钙化、腱索缩短;二尖瓣脱垂者可见瓣叶于收缩期向左心房侧弯曲;腱索断裂者可见瓣叶呈连枷样运动,收缩期漂向左心房,舒张期漂向左心室。二尖瓣短轴切面可见收缩期二尖瓣口存在裂隙。

间接征象:左心房、左心室扩大。

2.彩色多普勒

CDFI可见收缩期蓝色为主的五彩血流自二尖瓣口进入左心房。

3.频谱多普勒

收缩期二尖瓣口可探及高速反流频谱。

4.二尖瓣反流程度的评估

目前临床上应用最为广泛、最简便易行的手段是根据反流束的大小来半定量反流程度(表3-2)。

表3-2 二尖瓣反流程度的半定量评估

反流程度	反流束长度	反流束基底部宽度与二尖瓣环宽度的比值	反流束面积(cm²)	反流束面积占左心房面积的比例(%)
轻度	在左心房近1/2以内	<1/3	<2	<20
中度	超过左心房近1/2	1/3~2/3	2~4	20~40
重度	到达左心房顶部	>2/3	>4	>40

(四)鉴别诊断

需与生理性二尖瓣反流相鉴别,生理性二尖瓣反流量轻微,持续时间短,二尖瓣装置无异常。

(五)临床价值

超声心动图对二尖瓣关闭不全诊断准确率可达100%,既可确定二尖瓣关闭不全的诊断,又可对反流程度作出半定量评估,还可明确二尖瓣关闭不全的病因,具有重要的临床价值。

三、主动脉瓣狭窄

(一)病因与病理

主动脉瓣狭窄的病因有先天性、后天获得性和老年退行性。先天性者可表现多种瓣膜畸形,其中以主动脉瓣二瓣化畸形最常见;后天获得性者以风湿性主动脉瓣狭窄最为常见;随着人均寿命不断提高,老年退行性主动脉瓣狭窄发病率越来越高。

主动脉瓣狭窄时,左心室排血受阻,心肌收缩力代偿性增强,左心室收缩压增高,久而久之,心肌发生向心性肥厚;心肌收缩失代偿后,出现左心衰竭。

(二)临床表现

轻度主动脉瓣狭窄多无明显症状,长期重度主动脉瓣狭窄,心肌收缩失代偿后,心排血量减少,心、脑等器官灌注不足,出现晕厥、心绞痛等症状。

(三)超声诊断

1.二维超声心动图

胸骨旁左心室长轴切面及大动脉根部短轴切面可见主动脉瓣叶增厚、粘连,回声增强,收缩期瓣膜开放受限;先天性主动脉瓣狭窄可见瓣叶畸形,二瓣化畸形者舒张期关闭呈"一"字形;升主动脉受高速血流冲击可增宽,出现狭窄后扩张;左心室向心性肥厚。

2.彩色多普勒

CDFI可见收缩期主动脉瓣口细窄的喷射样血流束,射向主动脉内。

3.频谱多普勒

主动脉瓣口可探及高速血流信号,峰值流速大于 2m/s。

4.主动脉瓣狭窄程度的评估

临床常用峰值血流速度和平均跨瓣压差来判断主动脉瓣狭窄程度(表3-3)。

表 3-3 主动脉瓣狭窄的超声心动图定量评估

狭窄程度	峰值血流速度(m/s)	峰值跨瓣压差(mmHg)	平均跨瓣压差(mmHg)	瓣口面积(MVA,cm^2)
轻度	2.5~3.0	<50	<25	>1.0
中度	3.0~4.0	50~70	25~50	0.75~1.0
重度	>4.0	>70	>50	<0.75

(四)鉴别诊断

主动脉瓣狭窄需与梗阻性肥厚型心肌病、膜性主动脉瓣上或瓣下狭窄相鉴别。

(五)临床价值

超声心动图是主动脉瓣狭窄最主要的检查方法,可直观显示瓣膜形态,还可评估狭窄程度。

四、主动脉瓣关闭不全

(一)病因与病理

主动脉瓣关闭不全可由风湿、感染性心内膜炎、马方综合征、退行性变和先天性畸形等引起。主动脉瓣可增厚、短缩或卷曲,使瓣叶对合不全;也有瓣叶形态尚可,但因瓣环显著扩大致瓣膜关闭不全。

主动脉瓣关闭不全时,舒张期主动脉内血流反流至左心室,使左心室容量负荷增加,左心室扩大,长期重度主动脉瓣关闭不全会导致左心室心肌失代偿而出现左心衰竭。

(二)临床表现

多无明显症状,早期可有心悸、心前区不适等,严重者有心绞痛、头晕及左心功能不全表现。

(三)超声诊断

1.二维超声心动图

直接征象:胸骨旁左心室长轴切面、大动脉根部短轴切面和心尖五腔切面显示主动脉瓣舒张期关闭对合不严、存在裂隙。风湿性病变者,主动脉瓣瓣叶增厚,回声增强。

间接征象:左心室扩大;主动脉增宽;二尖瓣前叶开放受限。

2.彩色多普勒

CDFI可见舒张期主动脉瓣口显示红色为主的五彩反流束,射向左心室内。

3.频谱多普勒

可探及起源于主动脉瓣口高速反流信号,沿左心室流出道延伸,最大反流速度一般大于4m/s。

4.主动脉瓣反流程度的评估

与二尖瓣反流类似,为目前临床上应用最广泛、最简便易行的手段,也可根据反流束的大小来半定量主动脉瓣反流程度(表3-4)。

表 3-4　主动脉瓣反流程度的半定量评估

反流程度	反流束宽度与左心室流出道的比值	反流束面积与左心室流出道面积的比值	反流分数	压差半降时间(ms)
轻度	<0.25	<0.07	<0.2	>600
中度	0.25~0.65	0.07~0.20	0.2~0.6	300~600
重度	>0.65	>0.20	>0.6	<300

（四）鉴别诊断

主动脉瓣关闭不全需与生理性反流相鉴别。

（五）临床价值

超声心动图可显示主动脉瓣口结构，评估反流程度，是目前临床诊断主动脉瓣关闭不全首选的手段。

（郑继慧）

第三节　心肌病

心肌病目前仍主要沿用 1995 年世界卫生组织（WHO）/国际心脏联合工作组（ISFC）的定义，为伴有心功能障碍的心肌病变，分为扩张型心肌病、肥厚型心肌病、限制型心肌病和致心律失常型右心室心肌病四型。

一、扩张型心肌病

扩张型心肌病（dilated cardiomyopathy，DCM）是一种病因不清、发病机制不明、原发于心肌的疾病，是最常见的心肌病类型，主要特征是左心室或双心室心腔扩大和收缩功能障碍，产生充血性心力衰竭，常伴有心律失常。

（一）病因与病理

目前病因不明，认为有以下三种可能的基本损伤机制。①家族性和基因因素：有 25%～30% 的 DCM 患者携带遗传获得的致病基因，多数家族性的病例均为常染色体显性遗传，家族性 DCM 可能是由编码细胞骨架、细胞核膜或收缩蛋白的基因发生突变引起。②病毒性及其他细胞毒损伤：对一些具有 DCM 临床症状的患者进行心内膜活检提示有炎症性心肌炎的证据，有假说认为，亚临床的病毒性心肌炎启动了自身免疫反应，并最终发展成为 DCM。③免疫异常：DCM 患者体内能发现包括体液免疫和细胞免疫在内的自身免疫异常，与人白细胞抗原（HLA）Ⅱ类分子（尤其是 DR4）相关。

扩张型心肌病心肌细胞减少，间质胶原增殖，残余心肌细胞肥大，蛋白合成增加，室壁先增厚，继而变薄，心脏四个心腔均明显扩大，呈普大型，心腔内可有附壁血栓附着，以左室心尖部最常见，组织学检查显微镜下可呈现广泛的间质和血管周围纤维化，尤其多累及左心室心内膜下。

（二）临床表现

其主要症状源于左心室扩大、收缩功能下降而导致的左心功能不全。最早出现的症状仅为疲倦无力，晚期出现不同程度的呼吸困难、端坐呼吸、夜间阵发性呼吸困难甚至肺水肿。右心衰竭症状出现较迟、较隐秘，尤其提示预后不佳。心律失常、血栓栓塞、猝死是常见症状，可以发生在疾病的任何阶段。体格检查常发现不同程度心脏扩大及充血性心力衰竭的体征。体循环动脉压一般正常或偏低，脉压减小，反映心排血量降低。出现右心衰竭时颈静脉可怒张，晚期可出现外周水肿及腹水。心前区视诊可发现左心室搏动，心尖冲动位置常向外侧移位，反映左心室扩大。听诊可闻及期前收缩奔马律，一般出现在显著的充血性心力衰竭症状之前。一旦出现心脏失代偿，总会出现室性奔马律。收缩中期杂音常见，多由二尖瓣反流、三尖瓣反流引起。

（三）超声诊断

1. 二维超声心动图

（1）左心室长轴及四腔心切面：四个心腔均明显增大，以左心室、左心房为著。左心室呈球形扩大，室间隔向右心室侧膨凸，左心室后壁向后凹（图3-14）。

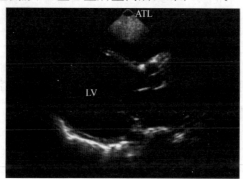

图3-14 左心室长轴切面：左心室(LV)明显增大

（2）附壁血栓：多见于左心室心尖部、单发或多发的异常回声附着。形成时间不同，血栓回声不同，随时间推移回声逐渐增强。

2. M型超声心动图

（1）二尖瓣波群：左心室腔明显增大，二尖瓣前后叶开放幅度变小，形成"大心腔、小开口"，E峰至室间隔的距离明显增大，一般大于10mm。

（2）室间隔及左心室后壁运动幅度弥漫性减低甚至低平。主动脉运动幅度减低。

（3）左室射血分数及左室短轴缩短率明显降低。

3. 多普勒超声

（1）彩色多普勒：常合并多瓣膜反流，最常见于二尖瓣、三尖瓣，反流为相对性（图3-15）。

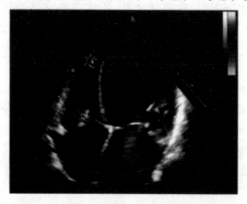

图3-15 心尖四腔心切面：二尖瓣反流和三尖瓣反流

（2）频谱多普勒：主要观察各瓣膜口前向血流速度及反流的频谱流速。

（四）鉴别诊断

其主要与缺血性心肌病相鉴别，具体如下（表 3-5）。

表 3-5　扩张型心肌病与缺血性心肌病的鉴别要点

鉴别要点	扩张型心肌病	缺血性心肌病
病史	无明确病史	有明确的心绞痛和（或）心肌梗死病史
心腔形态	全心扩大，左心为著	局限性或弥漫性扩大，可局限性外膨
室壁厚度	相对变薄（实际正常或稍厚）	心肌厚薄不均，病变部分变薄
室壁运动	一般向心运动协调且弥漫性减低	不协调，节段性运动减低
室壁回声	均匀，正常或减低	不均匀，可增强或减低
瓣口反流	常有多瓣口反流，发生率较高	多见于二尖瓣，程度一般较轻
心肌声学造影	心肌灌注尚正常	局部心肌灌注缺损
冠状动脉造影	正常	单支或多支病变

（五）临床价值

超声是诊断扩张型心肌病较为准确、特异的方法，通过观察心腔大小、室壁运动及瓣膜情况，可为临床提供重要参考。

二、肥厚型心肌病

肥厚型心肌病（hypertrophic cardiomyopathy，HCM）特点为左心室或右心室肥厚，通常是非对称性，最易侵及室间隔。典型者左心室容量正常或减低。家族性通常为常染色体显性遗传，本病由肌质网收缩蛋白基因突变所致，典型形态学改变为心肌细胞肥大和排列紊乱，周围疏松结缔组织增多，多发生心律失常及早年猝死。根据左心室流出道有无梗阻，可分为梗阻性和非梗阻性两型。

（一）病因与病理

高达 60% 的青少年与成人 HCM 患者的病因是心脏肌球蛋白基因突变引起的常染色体显性遗传；5%～10% 的成人患者病因为其他遗传疾病，包括代谢和神经肌肉的遗传病、染色体异常和遗传综合征；有一些是类似遗传疾病的非遗传疾病，如老年淀粉样变性等；还有一些病因不明。

心脏的大体形态方面表现为心脏重量增加、心室壁增厚、左心室腔明显变小、左心房扩大。组织病理改变为心肌细胞肥大和排列紊乱，周围疏松结缔组织增多，显微镜下见心肌肥厚和肌束排列明显紊乱，形成特征性的漩涡样构型，细胞内肌原纤维结构排列紊乱。纤维化明显，形成肉眼可见的瘢痕。

（二）临床表现

非梗阻性肥厚型心肌病患者多无症状或症状轻微，梗阻者最常见的三大典型症状是呼吸困难、心绞痛、心悸。其中以呼吸困难最常见，约 90% 的患者于劳累后出现呼吸急促，这与左心室顺应性差、充盈受阻、舒张末期压力升高及肺淤血有关。70%～80% 患者出现非典型的心绞痛，常因劳累诱发，持续时间长，对硝酸甘油反应不佳，可能由于肥厚的心肌需血量增加，冠状动脉血供相对不足，故有心肌缺血的表现。约 1/3 患者发生于突然站立和运动后晕厥，片刻后可自行缓解，此症状可以是患者唯一的主诉，严重者可猝死，在病情晚期，可出现心力衰竭的症状，如心悸、不能平卧、肝大、下肢水肿等。心脏听诊梗阻者可于心尖区内侧或胸骨左缘中下段闻及 3/6 级和 3/6 级以上的收缩期杂音。

（三）超声诊断

1. 二维超声心动图

左心室壁增厚，多数为非对称性局部心肌肥厚，以室间隔肥厚最为多见（图3-16）。

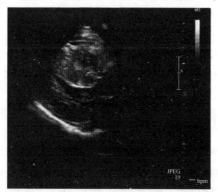

图 3-16　左心室长轴切面：室间隔明显增厚

（1）左心室长轴切面：非梗阻性肥厚型心肌病大部分患者膜部室间隔起始端不厚，从肌部室间隔至心尖部呈梭形增厚，左心室流出道不窄；梗阻性肥厚型心肌病室间隔起始部即增厚，致左心室流出道狭窄。收缩早中期二尖瓣前叶及瓣下腱索前向运动，几乎与室间隔相贴，进一步加重流出道梗阻。

（2）左心室短轴切面：显示心室壁增厚，左心室腔缩小，乳头肌肥厚，位置前移。

（3）心尖四腔心切面：观察室间隔及左心室游离壁有无增厚。单纯心尖肥厚型心肌病较易漏诊，在此切面应仔细观察。

2. M 型超声心动图

观察有无收缩期二尖瓣前叶收缩期前向运动（SAM 征）及主动脉瓣收缩中期提前关闭。

3. 多普勒超声

流出道梗阻者，收缩期左心室流出道内可见高速明亮五彩血流，心尖五腔心切面脉冲多普勒取样容积分别置于主动脉瓣及左心室流出道，获得位于零位线以下的高速频谱，其中左心室流出道流速高于主动脉瓣，频谱呈"匕首"状改变。

（四）鉴别诊断

其主要与以下疾病相鉴别。

1. 高血压性心脏病

①有高血压病史。②室壁增厚，多为对称性。③鲜有 SAM 征及主动脉瓣收缩中期提前关闭现象。

2. 主动脉瓣狭窄性病变

主动脉瓣明显增厚，回声增强，开放受限，主动脉瓣口流速加快。

3. 甲状腺功能减退性心肌病

①左心室壁增厚，室间隔增厚多见。②心包积液是超声诊断甲状腺功能减退的敏感指标，HCM 患者一般无心包积液。③左心房增大，左心室腔较正常人缩小，但不及 HCM 明显。④心动过缓或心动过缓性心律失常。

（五）临床价值

超声可对肥厚型心肌病作出明确诊断，评价心脏各腔室大小、室壁增厚程度及位置，判断左心室流出道有无梗阻，还可指导临床对肥厚型心肌病进行化学消融治疗。

三、限制型心肌病

限制型心肌病(restrictive cardiomyopaphy,RCM)是一种比较少见、特殊类型的心肌病,以单侧或双侧心室充盈受限和舒张容量下降为特征。

(一)病因与病理

病因不明,可能与心内膜病毒或寄生虫感染引起炎症有关。其病理改变为心室内膜和内膜下纤维组织增生,心内膜明显增厚,心室壁硬化,心室腔缩小或闭塞,心室舒张功能受损。

(二)临床表现

发热、全身倦怠为始发症状,随着病程进展,心力衰竭和体循环、肺循环栓塞为本病主要特征。

(三)超声表现

1. 二维超声心动图

心内膜增厚,可达数毫米,以心尖尤为明显。室壁也可有一定增厚,心肌回声增强,可表现为室壁心肌内呈浓密的点状回声。双房明显增大,可有附壁血栓,心室通常不大或减小,心室腔变形。以右心多见。

2. M 型超声心动图

心室波群可显示室壁及心内膜增厚,室壁运动幅度减低,心室腔变小。

3. 超声多普勒

舒张期二尖瓣、三尖瓣瓣口血流信号充盈持续时间较短,E 峰高尖,A 峰降低,E/A>2.0。

(四)鉴别诊断

其主要与缩窄性心包炎相鉴别(表 3-6)。

表 3-6　限制型心肌病和缩窄性心包炎鉴别

鉴别要点	限制型心肌病	缩窄性心包炎
二维超声	心内膜增厚,心包厚度正常	心包增厚、回声增强,心内膜正常
二、三尖瓣频谱	无明显变化	二尖瓣吸气 E 峰下降、三尖瓣吸气 E 峰升高,呼气 E 峰下降
肺静脉频谱	D 波增高,S 波降低甚至缺如,反流速度(AR)增高,且不随呼吸变化而改变	D 波、S 波明显降低,且随呼吸改变明显
IVRT 随呼吸变异	无明显变化	吸气 IVRT 延长
肺动脉收缩压	中度(≥60mmHg)	轻度(35~40mmHg)
肝静脉	S 明显<D	S≤D
	吸气 AR 明显增加	呼气 AR 轻微增加

四、致心律失常型右心室心肌病

致心律失常型右心室心肌病(arrhythmogenic right ventricular cardiomyopathy,ARVC),曾称致心律失常型右心室发育不良(arrhythmogenic right ventricular dysplasia,ARVD),又称"羊皮纸心",是一种原因不明的心肌疾病,病变主要累及右心室,是一种常染色体显性遗传的家族性疾病。

(一)病因与病理

右室心肌被脂肪或纤维组织所代替,早期呈典型的区域性,逐渐可累及整个右心室甚至部分左心室,室壁变薄,室间隔很少受累。

(二)临床表现

本病的症状有心悸及晕厥,并有猝死的危险。患者多以室性期前收缩、室性心动过速就诊,病变发生于右心室游离壁,所以室性期前收缩常伴右束支传导阻滞。听诊大多数患者无明显异常发现,少数可出现第三心音或第四心音,也可闻及第二心音宽分裂,是由于右心室收缩减弱所致射血时间延长。

（三）超声诊断

1.二维及 M 型声像图

（1）右心室弥漫性或局限性增大,严重者局部瘤样膨出,右心室流出道增宽,心尖部增宽,右心室舒张末期内径/左心室舒张末期内径＞0.5。

（2）受累右心室壁明显变薄(1～2mm),运动明显减弱,肌小梁排列紊乱或消失,右心室节制束异常,构成"发育不良三角区",未受累心肌厚度正常。

（3）右心室收缩功能减低,以射血分数减低为著,左心功能可正常。

（4）部分病例右心室心尖可见附壁血栓形成。

（5）右心房常明显扩大。

2.多普勒表现

（1）多数患者会出现三尖瓣不同程度反流,一般为轻至中度。

（2）部分患者三尖瓣频谱 A 峰＞E 峰。

（四）鉴别诊断

ARVC 与右心室心肌梗死均会出现右心室壁变薄,运动明显减弱,两者鉴别要点(表 3-7)。

表 3-7　ARVC 与右心室心肌梗死鉴别要点

鉴别要点	ARVC	右心室心肌梗死
胸痛发作史	无	有
心悸、晕厥发作史	有	无
家族史	有	无
心电图表现	右束支阻滞、右胸导联 T 波倒置、多形性室性期前收缩	右胸导联 ST 段抬高、病理性 Q 波
超声心动图表现		
右心室壁变薄	弥漫性变薄多见	梗死区变薄
室壁运动	局部运动减低	梗死区运动减弱或消失
室壁瘤形成	无	少见
心功能	多见右心功能减低,左心功能正常	右心功能减低,常合并左心功能减低
三尖瓣反流	中度多见	轻至中度
冠状动脉造影	正常	有相应冠状动脉狭窄、闭塞

（五）临床价值

ARVC 是一种有家族遗传倾向的心肌病,通常表现为室性心律失常,并常有猝死的危险,因此,早期诊断,对家属进行体检非常重要。目前对右心室的评价仍很困难,需要联合使用不同的超声心动图技术。

（郑继慧）

第四节　心内膜炎

心内膜炎分为非感染性与感染性两种,非感染性心内膜炎可由风湿热、类风湿、系统性红斑狼疮等引起,本节主要介绍感染性心内膜炎。感染性心内膜炎(infective endocarditis, IE)是致病微生物所造成的瓣膜和心血管内膜等结构的炎性病变。其特征性损害是赘生物形成,赘生物为大小不等、形状不一的血小板和纤维团块,内含大量微生物和少量炎症细胞,多数附着在心脏瓣膜部位,少数附于心房和心室心内膜。

一、病因与病理

引起心内膜感染的因素:①病原体侵入血流,引起菌血症、败血症或脓毒血症,并侵袭心内膜。②心瓣膜异常,有利于病原微生物的寄居繁殖。③防御机制的抑制,如肿瘤患者使用细胞毒性药物和器官移植患者用免疫抑制剂时基本病理变化为在心瓣膜表面附着由血小板、纤维蛋白、红细胞、白细胞和感染病原体沉着而组成的赘生物。赘生物可延伸至腱索、乳头肌和心室壁内膜。以后感染病原体被吞噬细胞吞噬,赘生物被纤维组织包绕,发生机化、玻璃样变或钙化,最后被内皮上皮化。病变严重时,心内膜可形成深度溃疡,甚至发生穿孔。偶见乳头肌和腱索断裂。

二、临床表现

其临床表现取决于感染部位、性质、程度等。感染所致全身性反应与其他感染相似,心血管组织破坏和赘生物形成等可导致特殊的病理生理改变。常见的临床表现主要有发热;新发心脏杂音或杂音性质改变;脾大;皮肤或黏膜表现,包括球结膜、口颊部黏膜或肢端瘀斑,甲床下出血,Osler 结节,Janeway 损害,黄斑/Roth 斑;全身栓塞;神经系统症状,包括栓塞性卒中、脑出血、微小脑脓肿、脑炎、头痛、癫痫发作、脑病等;心力衰竭;免疫复合物性肾小球肾炎。

三、超声诊断

1. 二维超声心动图

(1)赘生物:典型特征为黏附在瓣叶、腱索或房室心内膜表面的形态不规则的大小不一、数目不等的中等回声光团(图 3-17),形态变异大,可呈绒毛状、带状或团块状等。附着于瓣叶上的赘生物可与瓣叶一同运动,通过短小的蒂与瓣叶相连者有较大的活动度。赘生物最常累及二尖瓣,可分别累及二尖瓣的前叶或后叶,也可两叶同时累及。

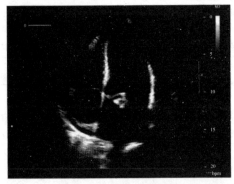

图 3-17　心内膜炎:二尖瓣上可见团块状赘生物

(2)瓣膜继发性改变:感染性心内膜炎易引起瓣膜局部组织损害甚至穿孔,造成瓣膜反流,二维超声可显示瓣体的连续性中断及瓣叶的闭合不良;炎症可侵及房室瓣下的腱索和乳头肌,并使之断裂,引起瓣膜脱垂或连枷样运动;主动脉瓣赘生物可导致瓣膜脱垂;人工瓣膜发生感染性心内膜炎时,可导致瓣周漏。

(3)并发症:瓣周脓肿表现为瓣环周围大小不等、形态各异的无回声区或回声异常的腔隙,其周围常可见瓣膜赘生物回声。形成窦道或瘘管时,可见无回声区与相应的腔室相通。二尖瓣瘤表现为二尖瓣前叶薄弱瓣体向左心房侧突出,形成瘤样结构,该结构收缩期和舒张期始终存在,瘤体破裂时可见瘤体回声连续中断。

2.M 型超声心动图

瓣膜曲线上,赘生物表现为瓣膜关闭线部位出现绒毛状赘生物附着,常伴收缩期或舒张期微小颤动,闭合线间存在缝隙。

3.多普勒超声

彩色多普勒在瓣叶连续中断的部位可见高速射流信号。

4.经食管超声

心动图经食管超声心动图能更清晰地显示二尖瓣及主动脉瓣的结构,发现瓣膜的器质性改变、赘生物形成及并发症。分辨力较经胸超声心动图更高,对人工瓣膜的感染性心内膜炎的诊断具有独到价值。

四、鉴别诊断

1.赘生物与瓣膜钙化

赘生物患者常有发热史,赘生物随瓣叶启闭活动,除后期钙化表现为强回声外,一般回声相对较弱;瓣膜钙化多见于老年人或风湿性心脏病患者,通常为无活动的强回声斑。

2.赘生物与原发瓣叶小肿瘤

原发瓣叶小肿瘤可为黏液瘤、纤维弹性组织瘤等,通常为单发,形态较规则,常为圆形或类圆形,赘生物多为多发,且形态不规则,结合临床表现及密切观察病情变化有助于鉴别,短期内小肿瘤的大小一般不会有明显改变,而赘生物在治疗过程中大小可有明显改变。必要时须依靠手术证实。

3.瓣膜脱垂与瓣膜瘤

瓣膜瘤收缩期与舒张期一直存在,而瓣膜脱垂只在收缩期出现。

五、临床价值

经胸超声心动图可探及 3mm 以上赘生物,超声心动图探得瓣膜上的赘生物,结合血培养阳性,常可对感染性心内膜炎作出正确的诊断,并可对感染性心内膜炎患者的心脏基础病因及心脏并发症提供有价值的信息。超声心动图有助于筛查高危患者,确定治疗方案及评价疗效,在随访及预后评估中也具有重要临床价值。

(郑继慧)

第五节　冠状动脉粥样硬化性心脏病

冠状动脉粥样硬化性心脏病(coronary heart disease)是指因冠状动脉粥样硬化使血管腔狭窄或闭塞,导致心肌缺血缺氧或坏死而引起的心脏疾病和冠状动脉功能性改变(痉挛)一起,统称冠状动脉性心脏病,简称冠心病。在我国,该病的发病率近年来呈明显上升趋势。根据病理解剖、病理生理和临床表现的不同,1979 年,世界卫生组织将冠心病分为无症状性心肌缺血(隐匿性冠心病)、心绞痛、心肌梗死、缺血性心力衰竭(缺血性心肌病)和猝死五种临床类型。

一、病因与病理

冠状动脉粥样硬化可能与下列因素有关:血脂异常、高血压、吸烟、糖尿病、肥胖、缺少活动、家族史,其他如年龄在 40 岁以上,男性或女性绝经后,进食许多的动物性脂肪、胆固醇、糖和钠盐,性情急躁、竞争性过强、工作过于专注而不注意休息、强制自己为成功而奋斗的 A 型性格者均易患冠心病。

冠状动脉粥样硬化早期为内膜下脂质沉着,继而局部隆起,形成粥样硬化斑块。斑块好发部位依次是左前降支、右冠状动脉、左回旋支及左冠状动脉主干,病变多发生在近心端分叉处,导致管腔狭窄、血流受阻、冠状动脉储备功能降低。心脏负荷增加或冠状动脉痉挛,可引起急性暂时性心肌缺血,导致临床心绞痛发作。如长期反复缺血缺氧,可导致心肌变性及纤维化,心脏扩大,心力衰竭。如斑块发生出血、血栓形成或冠状动脉痉挛,使管腔闭塞、血流阻断、局部心肌缺血坏死即可发生急性心肌梗死。急性心肌梗死后,坏死心肌组织修复,形成瘢痕,称为陈旧性心肌梗死。

静息状态下,正常成人的冠状动脉血流量(coronary blood flow,CBF)约占心排血量的5%。心肌能量的产生需要大量的氧,平时从血液中摄取的氧远较其他组织要多,当心肌耗氧量增加时,已难以从血液中获取更多的氧,只能通过增加 CBF 满足需要。正常情况下,冠状动脉有很强的储备能力,在运动、缺氧等情况下,CBF 可增加至静息时的 4～5 倍甚至更多,这种增加冠状动脉血流量的能力称为冠状动脉血流储备。

心肌缺血是冠状动脉供血与心肌需氧量之间发生矛盾,CBF 不能满足心肌代谢需要所致,与冠状动脉病变程度、心肌耗氧量增加及侧支循环建立情况等因素有关。

心肌缺血是节段性室壁运动异常(regional wall motion abnormality,RWMA)的病理生理学基础。动物实验证实,冠状动脉结扎后,所供血区域心室壁几乎立即出现 RWMA,早于心肌 ST-T 改变。RWMA 是心肌缺血早期敏感的特异性指标,为便于 RWMA 的定位和定量分析,人为地将左心室壁分为若干节段,目前临床上多采用 1989 年美国超声心动图学会推荐的 16 节段分段法。首先沿左心室长轴,将左心室壁分为 3 段,产生出左心室 3 个环状短轴切面。①基底段:从二尖瓣环至乳头肌顶部。②中段:乳头肌段。③心尖段:乳头肌下缘至心尖。再参考左心室长轴和短轴360°圆周,将基底段和中段按每60°划分为 1 段(12 段),心尖段按每90°划分为 1 段(4 段),共计 16 个节段(图 3-18)。

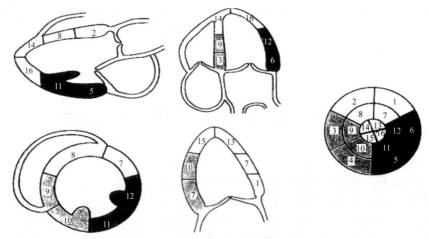

图 3-18　16 节段划分法各节段定位与命名示意图

注　1.前壁基底段;2.前间隔基底段;3.室间隔基底段;4.下壁基底段;5.后壁基底段;6.侧壁基底段;7.前壁中段;8.前间隔中段;9.室间隔中段;10.下壁中段;11.后壁中段;12.侧壁中段;13.前壁心尖段;14.室间隔心尖段;15.下壁心尖段;16.侧壁心尖段。

二、临床表现

主要临床表现如下。①典型胸痛:因体力活动、情绪激动等诱发,突感心前区疼痛,多为发作性绞痛或压榨痛,也可为憋闷感。疼痛从胸骨后或心前区开始向上放射至左肩、臂甚至小指和环指,休息或含服硝酸甘油可缓解。胸痛放射的部位也可涉及颈部、下颌、牙齿、腹部等。胸痛也可出现在安静状态下或夜间,由冠状动脉痉挛所致,称为变异型心绞痛。若胸痛性质发生变化,如新近出现的进行性胸痛,痛阈逐步下降,以致稍事体力活动或情绪激动甚至休息或熟睡时也可发作;或是疼痛逐渐加剧、变频、持续时间延长,去除诱因或含服硝酸甘油不能缓解,此时往往怀疑不稳定型心绞痛。发生心肌梗死时,胸痛剧烈,持续时间长(经常超过 30min),硝酸甘油不能缓解,并可有恶心、呕吐、出汗、发热,甚至发绀、血压下降、休克、心力衰竭。②部分患者的症状并不典型,仅仅表现为心前区不适、心悸或乏力,或以胃肠道症状为主。某些患者可能没有疼痛,如老年人和糖尿病患者。③猝死:约有 1/3 的患者首次发作冠心病表现为猝死。④其他:可伴有全身症状,如发热、出汗、惊恐、恶心、呕吐等。

三、超声诊断

1. 心绞痛与无症状性心肌缺血

(1)室壁运动异常:具体如下。

1)室壁运动减弱或消失:心肌缺血通常表现为缺血节段室壁运动减弱,严重者也可表现为运动消失。负荷超声心动图对诊断心绞痛与无症状性心肌缺血十分有价值。负荷试验阳性表现为原运动正常的室壁出现运动异常或原运动异常进一步恶化。

2)室壁运动不协调:正常室壁收缩期向心性运动,舒张期离心运动,心肌运动柔顺、协调一致。当心肌缺血时,局部室壁运动减弱,同时受邻近正常室壁运动牵扯而使整个室壁运动出现不协调,在左心室短轴切面上可出现顺时针或逆时针扭动。

(2)腔室大小、形态改变:具体如下。

1)左心房扩大:由于心肌缺血,心肌收缩、舒张功能降低,左心室舒张末期压力增高,可导致左心房扩大。

2)左心室形态失常:因冠状动脉粥样硬化常侵犯左前降支,且左前降支侧支循环较少,易受累缺血,故常出现左室心尖部扩大、圆钝。

(3)心功能降低:具体如下。

1)收缩功能降低:除非缺血较严重或范围较大,患者整体心功能多在正常范围,主要表现为节段性收缩功能降低,如节段性缩短分数和射血分数减少。

2)舒张功能降低:表现为二尖瓣口血流频谱 E 峰降低、A 峰增高、E/A<1。E 峰降低、E峰减速时间延长>240ms,表示舒张早期心肌弛缓能力降低。A 峰增高,是左房代偿性收缩增强所致。

2. 心肌梗死

(1)室壁运动异常:急性心肌梗死后,超声心动图几乎立即可检出 RWMA。典型表现为室壁收缩期变薄及矛盾运动。较大范围心肌梗死时,正常区室壁运动同时出现运动增强。

(2)腔室大小、形态改变:与梗死范围、部位、程度及有无并发症有关。梗死范围广、程度重,可致相应心室形态异常、扩大。左心室乳头肌功能不全时,可出现二尖瓣关闭不全,左心房、左心室扩大。右心室心肌梗死可致右心室、右心房扩大。

(3)心功能降低:梗死区局部心功能明显降低,如节段性缩短分数和射血分数减少。较大范围心肌梗死时,可出现整体左心功能降低。

(4)其他表现:梗死区室壁回声改变。通常急性心肌梗死早期表现为心肌回声减弱,以后逐渐增强。陈旧性心肌梗死,局部室壁内可出现点状、条带状高回声,部分急性心肌梗死患者可出现少量心包积液。

3.心肌梗死并发症

(1)室壁瘤:较大面积心肌梗死后,坏死心肌组织由纤维瘢痕组织代替,在心腔内压力的作用下,局部室壁变薄、扩张,向外膨出所致。室壁瘤是心肌梗死后的常见并发症,大多在梗死3个月内形成,其发生率约为20%。室壁瘤最常发生在左心室心尖部,与冠状动脉左前降支与左回旋支和右冠状动脉之间缺乏吻合支有关。室壁瘤内由于血流缓慢,容易并发血栓。室壁瘤的主要超声表现:①局部室壁向外膨出,收缩期更明显。②膨出部分室壁变薄,呈矛盾运动,即收缩期向外、舒张期向内运动。③瘤壁与正常心肌组织间有由正常心肌向坏死心肌逐渐转化的交界区。④瘤颈(室壁瘤与心腔的交通口)较宽,其长径大于或等于瘤腔的最大径(图3-19)。

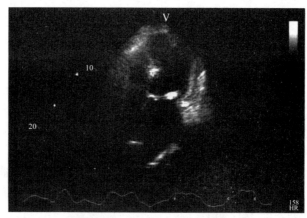

图 3-19 左心室心尖部室壁瘤形成

(2)乳头肌功能不全:因乳头肌缺血致收缩功能障碍,也可因心腔明显扩大或室壁瘤牵拉乳头肌,导致二尖瓣脱垂、对合不良,从而引起不同程度二尖瓣关闭不全。乳头肌功能不全是心肌梗死后的常见并发症,有资料统计,其总发生率可高达50%。临床表现为心尖区出现收缩期杂音,可引起心力衰竭、急性肺水肿。经治疗后,轻症患者可以恢复,杂音可消失。

(3)乳头肌断裂:为乳头肌缺血坏死所致,发生率约1%。乳头肌断裂是急性心肌梗死少见严重并发症之一,常致患者发生急性心力衰竭,迅速发生肺水肿,在数日内死亡。严重者必须尽快行二尖瓣置换手术治疗。其较常发生于下壁梗死,致二尖瓣后乳头肌缺血坏死时乳头肌断裂的主要超声表现。①断裂的乳头肌连于腱索,随心动周期在左心房与左心室之间来回运动,呈"挥鞭"样运动。如断裂处靠近乳头肌顶端,则可见腱索断端回声增强、增粗。不完全乳头肌断裂可见收缩期乳头肌裂隙。②二尖瓣瓣叶可见连枷样运动,表现为瓣叶收缩期明显脱入左心房,舒张期进入左心室,运动幅度大。不完全乳头肌断裂时瓣叶可表现为脱垂。③左心房、左心室扩大。④二尖瓣关闭不全,常为重度,彩色多普勒可见明显反流。

(4)室间隔穿孔:为急性心肌梗死致室间隔缺血坏死、破裂所致,发生率为1%~2%。室间隔穿孔常导致患者临床症状突然加重,出现严重充血性心力衰竭,病死率高,须手术治疗。室间隔穿孔的主要超声表现:①肌部室间隔回声连续性中断(图3-20),缺损口边缘不整齐,大小随心动周期变化,收缩期增大可达舒张期时的2~3倍。②穿孔附近周围室壁运动异常。

③左心室、右心室扩大。④彩色多普勒可见穿孔处左向右异常分流,频谱多普勒可见收缩期高速彩流信号。

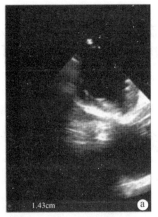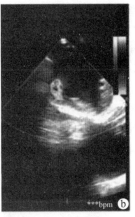

图 3-20　室间隔穿孔

注　a. 显示室间隔回声中断;b. 彩色多普勒显示心室水平左向右分流信号。

(5)血栓形成:为心肌梗死常见并发症,发生率为 20%～60%。附壁血栓常发生于心尖部室壁瘤内,可脱落,发生肺、脑、肾等动脉栓塞,心肌梗死后栓塞的发生率为 1%～6%。血栓的主要超声表现:①突向心腔内的实性团块状回声,常发生于心尖部(图 3-21),边界常清楚,边缘不规则,内部回声不均质。②附壁血栓不活动,附着于左心室的面积较广,与心内膜面界线明确。③血栓附着局部常有明显 RWMA。

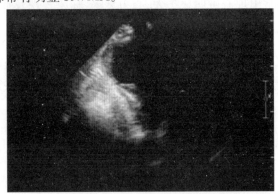

图 3-21　左心室心尖部可见附壁血栓

(6)心脏破裂:是急性心肌梗死致命性并发症,由心室游离壁坏死破裂所致,患者常因心脏压塞而突然死亡,多发生在急性心肌梗死的前 3 天,发生率为 1%～3%。超声可见因心肌梗死而变薄的室壁局部连续性中断,伴不同程度心包积液。

(7)假性室壁瘤:心脏破裂的一种特殊类型,是急性心肌梗死致左心室游离壁破裂,血液经破口处流入心包腔,由附近壁层心包包裹而成。假性室壁瘤有一个小而窄的破口与心腔相通,瘤内常伴血栓形成,假性室壁瘤应注意与真性室壁瘤相鉴别。假性室壁瘤的主要超声表现:①心室壁与心包之间可见囊状无回声腔,腔内常见血栓形成,其壁为纤维心包组织。②囊状无回声腔通过一细小瘤颈与心腔相通,瘤颈宽度常小于瘤体最大径的 40%。③彩色多普勒可见血流信号通过心肌破口往返于心腔与瘤体之间。

4. 缺血性心肌病

由于心肌长期供血不足,导致广泛受累心肌营养障碍和萎缩、纤维化,或大面积心肌梗死后纤维组织增生所致。缺血性心肌病的冠状动脉病变往往较严重和广泛，一般均有多支冠状动脉病变。其临床特点为心脏逐渐扩大，出现心力衰竭和各种心律失常，与扩张型心肌病极为相似，故称为缺血性心肌病。

缺血性心肌病的主要超声表现：①腔室形态改变。心脏扩大，早期以左心室扩大为主，可伴有局部室壁膨出，晚期常为全心扩大，呈近似球形。由于心腔扩大，可出现二尖瓣、主动脉瓣等多个瓣膜关闭不全，彩色多普勒可观察到不同程度反流。②室壁运动异常大部分室壁运动普遍减弱，但正常供血室壁节段运动正常甚至可出现代偿性运动增强，表现为室壁运动强弱不等，呈节段性分布。③心功能降低。多为整体心功能降低，表现为左室射血分数与缩短分数降低。由于心肌收缩功能明显降低，射血分数降低，左心室收缩末期容积明显增加，致二尖瓣舒张期开放幅度减小，在二维和 M 型超声心动图上可见类似于扩张型心肌病的"大心腔，小开口"样改变。

四、鉴别诊断

1. 主动脉夹层动脉瘤破裂

主动脉夹层动脉瘤破裂的临床表现主要为剧烈胸痛，甚至出现休克，需与急性心肌梗死相鉴别。夹层动脉瘤破裂超声显示无 RWMA，同时主动脉内可见撕脱的内膜回声，剥离的内膜将血管腔分为真、假两腔，并可见破口相通。通常真腔较小，假腔较大。彩色多普勒可见真腔内血流速度较快，假腔内血流速度较慢，色彩暗淡。

2. 扩张型心肌病

缺血性心肌病后期常出现心脏明显扩大、心力衰竭，临床表现及症状、体征与扩张型心肌病相似，需仔细鉴别。

3. 肺动脉栓塞

急性肺动脉栓塞可发生胸痛、呼吸困难、休克。超声可见肺动脉明显增宽，右心显著扩大，室间隔可向左心室膨出，但一般无 RWMA。常出现中、重度三尖瓣关闭不全，反流速度高，肺动脉压明显增高。

4. 急性心包炎

急性心肌梗死可出现反应性心包积液，多为少量，有无 RWMA 是超声诊断与鉴别诊断的要点。

五、临床价值

（1）RWMA 是心肌缺血早期特征性敏感指标，超声心动图能够直观显示室壁运动情况，并对其进行定性和定量分析，超声检出 RWMA 可诊断冠心病。负荷试验可明显提高超声心动图对心肌缺血的检出率。

（2）超声心动图可直接显示 RWMA 的部位，对是何支冠状动脉病变作出初步判断，并可对缺血或梗死的范围进行定量分析。

（3）超声对于心肌梗死并发症的诊断具有独特优势，有无血栓形成、乳头肌功能不全和断裂及梗死性室间隔穿孔等并发症，对于临床制订治疗措施、预后判断具有重要意义。

（4）超声可观察心功能变化情况，对于指导治疗、评估疗效和预后判断均具有重要临床价值。

（郑继慧）

第四章 消化系统疾病超声诊断

第一节 肝脏疾病

一、单纯性肝囊肿

(一)病因与病理

单纯性肝囊肿多为潴留性或老年退行性变,也可为先天性。潴留性囊肿由于体液潴留而形成。胆汁潴留性囊肿来源于肝内小胆管的阻塞,阻塞可能与炎症、水肿、瘢痕等因素有关;黏液囊肿来源于胆管的黏液腺;淋巴囊肿来源于淋巴管的阻塞扩张,多位于肝表面;血液囊肿可由肝穿刺或外伤后出血造成。先天性者一般认为是由于肝内胆管胚胎发育障碍所致。但两者的鉴别常较困难,一般统称为单纯性肝囊肿。囊肿大小可存在较大差别,可为单个,也可为多个,多个者呈散在分布。本病的检出率与年龄有密切关系。笔者对 1391 例健康检查发现,50 岁以上人群中单纯性肝囊肿检出率达 2%~5%。

(二)临床表现

先天性囊肿生长缓慢,小的囊肿不引起任何症状,多在超声、CT 等影像学检查或其他腹部手术中发现。囊肿增大到一定程度,则可压迫邻近脏器而出现食后饱胀、恶心、呕吐、右上腹隐痛不适等症状。体格检查可能触及右上腹肿块和肝大。

(三)超声诊断

(1)肝体积一般不增大,切面形态正常,肝内出现一个或数个圆形或椭圆形无回声区,孤立地存在于肝内。

(2)典型囊肿声像图特征(图 4-1)。①囊壁菲薄,边缘整齐光滑,或呈前壁细薄、后壁为亮弧线、侧壁失落等征象。②内部为清晰的无回声区。③伴后壁和后方回声增强,侧边声影内收。小的囊肿后方回声增强,可呈典型的"蝌蚪尾"征。④位置表浅、体积较大的肝囊肿,当用探头加压时可显示可压缩征。

囊肿大小可存在较大差别,可为单个,也可为多个,多个者呈散在分布。

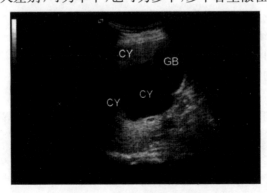

图 4-1 肝囊肿二维声像图

注 GB:胆囊;CY:囊肿。

（3）不典型肝囊肿见于囊肿合并出血或有继发感染时，此时囊内可出现弥漫性细小光点，囊壁也可增厚，模糊不清。

（4）彩色多普勒血流检测无回声区内无血流显示（图 4-2）。

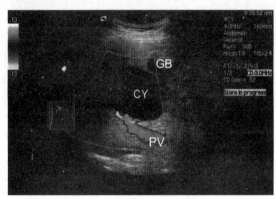

图 4-2 肝囊肿彩色多普勒

注 PV:门静脉;GB:胆囊;CY:囊肿。

（四）鉴别诊断

（1）典型囊肿具有三大主征，区别于肝内节段性扩张的肝内胆管、门静脉横断面图像。

（2）不典型囊肿仔细观察囊壁及内部回声，与其他肝内囊性病变，如肝脓肿、肝癌液化等进行鉴别。

（五）临床价值

超声检查是诊断肝囊肿的首选方法。对于大而出现症状者，可在超声引导下行囊肿穿刺抽液及硬化治疗术。

二、多囊肝

（一）病因与病理

多囊肝为先天性疾病，囊肿大小不一，米粒大小至数厘米不等，大至几十厘米。囊肿数目众多，绝大多数累及全肝，也可仅累及某一肝叶。囊壁菲薄，囊壁内层上皮细胞可因肝囊肿大小而不同，呈现为柱状、立方状、扁平状或缺如，外层为胶原样组织。囊内含有澄清液体，不含胆汁，如合并感染或出血，则囊液可浑浊或变红。囊肿周围肝组织可正常。

（二）临床表现

多发性肝囊肿可能在肝表面触及多个囊性大小不等的结节。早期可无明显表现。病变十分广泛的晚期患者，由于肝组织破坏严重、肝功能受损，可出现腹水、黄疸和门静脉高压。合并多囊肾者，最终影响肾功能，并可因肾衰竭死亡。

（三）超声诊断

（1）典型的多囊肝，肝左右叶普遍性增大，切面形态失常，表面不规则。轻型患者，肝的形态、大小改变不明显。

（2）肝内密布多个大小不一的圆形无回声区，小者数毫米，大者数厘米，以 2～5cm 多见。边界清晰，一般无回声区之间互不连通，严重者肝实质及肝内管道结构显示不清（图 4-3）。

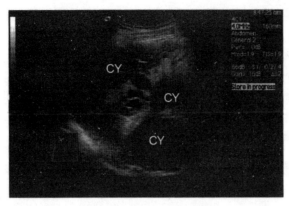

图 4-3 多囊肝二维声像图

注 CY:囊肿。

(3)多囊肝常与多囊肾、多囊脾等其他内脏的多囊性病变合并存在,约50%伴有多囊肾。

(4)彩色多普勒血流检测无回声区内无血流显示(图4-4)。

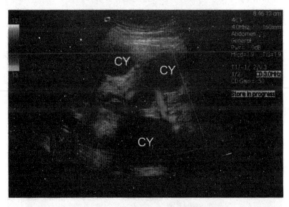

图 4-4 多囊肝彩色多普勒

注 CY:囊肿。

(四)鉴别诊断

多囊肝主要需与肝多发囊肿相鉴别,鉴别要点如下。

(1)本病多见有遗传性及家族史,变化一般缓慢。

(2)肝体积普遍增大,形态失常。

(3)肝内呈广泛分布的大小不等的液性暗区且互不连通,多不能显示"后方增强征"。

(4)多可同时检出其他脏器内的囊肿。

(五)临床价值

大多数多囊肝的声像图表现典型,超声较易获得诊断。随访观察,可发现伴有其他脏器如肾、脾等多囊性病变。

三、肝脓肿

(一)病因与病理

肝脓肿是由阿米巴原虫或细菌感染引起,其一般病理变化过程为:炎症(阿米巴肝炎)→部分坏死液化→脓肿形成。阿米巴原虫的溶组织酶直接破坏肝细胞,原虫大量繁殖,阻塞肝静脉等造成肝组织梗死，形成较大脓腔，且多数为单发性。细菌性肝脓肿是由化脓性细菌，如大肠埃希菌、葡萄球菌及链球菌侵入肝脏所致。其侵入的途径包括门静脉、胆道系统、肝动脉及邻近组织的直接侵入等。细菌侵入肝脏后引起炎症反应，形成较多的小脓肿，也可融合成较大的脓腔。脓腔中心为脓液和较多的坏死组织，其外周可有纤维组织包裹。

（二）临床表现

细菌性肝脓肿起病较急，主要症状是寒战、高热、肝区疼痛和肝大。体温常可高达 39～40℃，伴恶心、呕吐、食欲缺乏和周身乏力。实验室检查白细胞计数增高，核明显左移；有时出现贫血。阿米巴性肝脓肿起病较缓慢，病程较长，可有高热或不规则发热、盗汗。血清学阿米巴抗体检测阳性。

（三）超声诊断

1. 二维超声

肝脓肿声像图依据不同病变阶段而有不同表现。

（1）脓肿早期：病灶局部为不均匀低回声区，无清晰的壁，后方回声增强，内可见不规则的无回声区，动态观察短期内（1 周左右）有明显变化（图 4-5）。

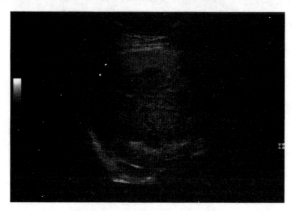

图 4-5　脓肿早期二维声像图

（2）脓肿液化不全期：主体呈无回声区，其内有光团状回声，脓肿边界渐清楚，内壁不光滑，后方回声轻度增强。

（3）肝脓肿液化期：此期为典型肝脓肿，脓肿大部分或全部液化，呈圆形或椭圆形无回声区，其内有少许光点回声，周边轮廓清晰，内壁光滑，伴后壁和后方回声增强，侧边声影内收。

（4）肝脓肿愈合期：此期脓肿逐渐缩小，呈边界清晰的回声减低区，或同时还有不清晰的残存光团回声。

（5）慢性厚壁肝脓肿：此型脓肿内含有坏死物较多，呈不规则光团、光点回声，无回声区小，脓肿壁的光带回声强而增厚，后方回声有轻度增强。典型脓肿常有伴发征象，如右侧膈肌活动受限和反应性右侧胸腔积液等。

2. 多普勒超声

大多周边可见血流信号，早期内部也可见斑片状血流信号（图 4-6）。

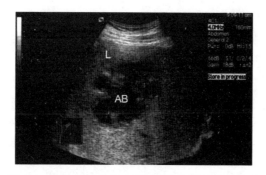

图 4-6 肝脓肿近边缘内部及周边可见斑片状血流

注 L:肝;AB:肝脓肿。

3. 超声造影

动脉期呈不均匀或以周边为主的高增强,内部呈分隔状增强,分隔间为无增强的坏死液化区(图 4-7)。门静脉期及延迟期增强区减退或呈等增强(图 4-8,图 4-9)。

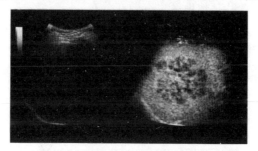

图 4-7 超声造影动脉期:肝脓肿内部呈分隔状等增强

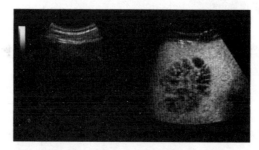

图 4-8 超声造影门静脉期:动脉期增强区域呈等增强

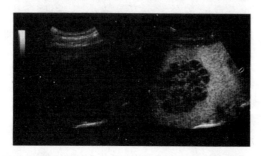

图 4-9 超声造影延迟期:动脉期增强区域呈低增强

(四)鉴别诊断

肝脓肿声像图表现与脓肿的病理过程和坏死组织的复杂结构有关,某一次超声检查常只反映脓肿由形成至吸收、愈合演变过程中的某一阶段声像图变化。各个阶段的病理变化特征不同,使肝脓肿声像图表现复杂。在肝脓肿诊断中,要密切结合病史与体征进行动态观察,与肝癌等肝脏占位性病变进行鉴别诊断。

（五）临床价值

超声检查可明确肝脓肿的部位和大小,其阳性诊断率可达95％以上,为首选的检查方法。超声可显示脓肿处于什么病理变化阶段,是否液化,进而指导临床治疗。对于其性质有疑问者,可在超声引导下行经皮肝穿刺脓肿引流术,进行诊断及药敏试验。

四、肝棘球蚴病

（一）病因与病理

肝棘球蚴病即肝包虫病,因吞食棘球绦虫虫卵后,其幼虫在人体内脏寄生引起。棘球蚴70％～80％寄生在肝脏,肺次之。棘球蚴病在我国有两种,即细粒棘球蚴病和多房棘球蚴病,主要流行于新疆、甘肃等牧区,其他地区也有散在分布。

肝棘球蚴病可分布为单个囊肿,也可为多个囊肿群集于一处。由寄生于肝内的蚴虫发育形成的囊腔,外层形成纤维包膜,构成棘球蚴外囊。另有囊壁分化为两层,其外层形成角化层,无细胞结构,呈粉皮样;内层为生发层,生发层的细胞可以不断芽生出具有空腔化作用的细胞,随着生长发育,空腔逐渐扩大为生发囊腔,即母囊,在母囊壁上又可产生数量不等的带有吸盘、小钩的原头蚴,发展为子囊、孙囊。子囊、孙囊破裂后,大量头节进入囊液,聚集成囊砂。多房棘球蚴在肝内以群集的小囊泡向周围组织浸润扩散,囊泡体积小,一般不超过3mm,在肝内形成肿块状或弥漫性结节状损害,在较大的病灶中可发生变性、坏死,形成液化腔,外形不规则,没有明显的囊壁。

（二）临床表现

多数患者无症状。最常见的症状是右上腹钝痛,偶有腹胀、消化不良和呕吐。常见的体征是肝大。囊内张力较高,波动感不明显。可伴有黄疸和发热。

（三）超声诊断

1.典型表现

囊壁较厚,呈双层结构,内层为内囊,欠规则;外层为外囊,光滑、回声强。囊腔若为新近发生,呈饱满的球形单腔,内无子囊形成的小囊,内囊脱落后,囊腔内出现漂动的不定形膜状回声带;子囊进入囊腔后,便发育成多个大小不等的小囊,积聚于大囊内,形成"囊中之囊"的特征性改变。小囊间及大囊内可见有囊砂形成的大小不等的粒状强回声,改变体位时,可有移动征。有囊壁钙化者,在囊壁局部可出现斑片状或弧状强回声,伴有声影。

2.不典型表现

可表现为类实质性回声,囊肿完全失去囊性特征,需注意与肝肿瘤相鉴别。

3.多普勒超声

囊内多无血流显示。

（四）鉴别诊断

部分二维声像图不典型的肝棘球蚴病应注意与肝内其他囊性病变相鉴别。但疑为肝包虫病囊肿时,切勿做穿刺抽液检查,以免造成囊液外溢,发生其他部位的种植。

（五）临床价值

根据流行病学资料，超声显示肝脏内有典型的双囊征，囊中之囊，囊中有不定形膜状回声或囊内有囊砂征等征象，结合 Casoni 试验或血清学检查阳性结果，即可确定诊断肝棘球蚴病。

五、肝血肿

（一）病因与病理

肝血肿多为外伤性、肝切除术或肝穿刺术后形成。

（二）临床表现

外伤性肝破裂导致的肝血肿可出现腹痛和腹膜刺激征。血液有时可通过胆管进入十二指肠，出现黑便或呕血。肝脏术后引起血肿，可出现创面渗血、肿胀疼痛。

（三）超声诊断

1. 二维声像图

肝血肿的声像图表现常根据损伤的程度不同而分为三型。

Ⅰ型（包膜下血肿）：肝包膜下见不规则或范围较广的扁形的无回声区。

Ⅱ型（真性破裂）：肝包膜回声连续性中断，肝实质内血肿声像图呈混合型，由血凝块的高回声及血聚区的无回声形成，无明显腔壁腹腔及盆腔可探及积血所致的无回声区。

Ⅲ型（中央型破裂）：肝中央部出现无回声区或混合型回声，新鲜血肿（1～2h）内多为无回声暗区。一般 2h 以上可有血凝块形成的条块状高回声及血聚区的无回声混合图形（图 4-10）。继发感染时则与肝脓肿声像图相似。慢性血肿可机化，形成肝内不规则的回声增强区。

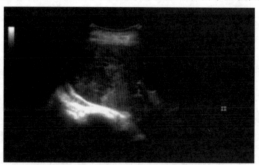

图 4-10　中央型肝破裂二维声像图

2. 多普勒超声

内无血流显示（图 4-11）。

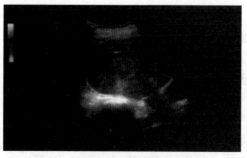

图 4-11　中央型肝破裂彩色多普勒

3.超声造影

中央型肝破裂呈无增强(图 4 12)。

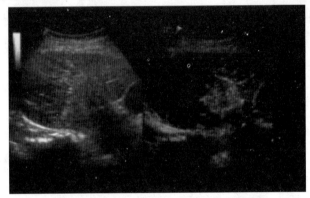

图 4-12　超声造影:中央型肝破裂为无增强

(四)鉴别诊断

肝脏外伤或手术后形成的血肿或假性动脉瘤因两者的处理方法不同,故在临床鉴别诊断上有重要意义。二维超声检查时均可在肝实质内出现不定形或不规则的无回声区,内部有由血凝块所形成的条块状高反射及少许细小光点,呈混合型图像,彩色多普勒血流检测可鉴别肝血肿与假性动脉瘤。假性动脉瘤内见红蓝相间的血流信号,或可检出伸入其内的血管,脉冲多普勒可显示高速的湍流频谱,而血肿内无血流信号。

(五)临床价值

肝血肿多为外伤性、肝切除术或肝穿刺术后形成;早期及时诊断,能够为临床医师下一步处理提供指导意见。

六、肝血管瘤

(一)病因与病理

肝血管瘤组织学上分为毛细血管瘤和海绵状血管瘤,前者少见并可转化为后者。因此,肝血管瘤主要为海绵状血管瘤。血管瘤是肝最常见的良性肿瘤,本质上是一个缓慢流动的血湖,一般认为是一种血管的先天性畸形,发病率为 $0.35\% \sim 2\%$。肉眼观察肿瘤呈紫红色或蓝色,由大小不等的血窦组成。镜下血窦壁为单层内皮细胞的血管间隙,各间隙之间为厚薄不一的纤维隔,纤维隔起自瘤体中心,然后延及整个瘤体。血管瘤大小不一,以直径 $2 \sim 3cm$ 多见。

(二)临床表现

血管瘤多在中年以后发病,女性多于男性。症状取决于肿瘤发生部位、大小、增长速度和邻近器官受压情况。一般位于肝边缘,直径大于 5cm 或增长快的患者,有上腹闷胀不适、肝区隐痛等症状。而位于肝实质内较小的血管瘤多无症状,常在体检或手术中偶尔发现。如果肿瘤破裂出血,可引起急腹症或出血症状。

(三)超声诊断

(1)肝内出现圆形或椭圆形实质性团块,回声不一,可为高回声、低回声、混合回声甚至等回声,边界清晰、锐利,其内间隔细管状或圆点状无回声区,呈网络状。瘤周多可见线状高回声环绕,可不完整或厚薄不甚一致(图 4-13)。

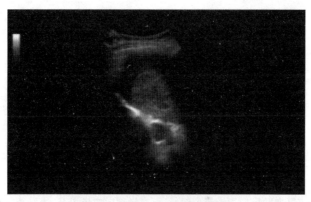

图 4-13　肝血管瘤二维声像图

(2)血管瘤血流速度极缓慢,彩色多普勒检查仅可显示部分血管瘤内部及周边的斑片状或短线状血管,动、静脉频谱均有,若为动脉,则大多为低速血流。对较小的血管瘤,尤其是位于肝深部者难以检测到血流信号(图 4-14)。

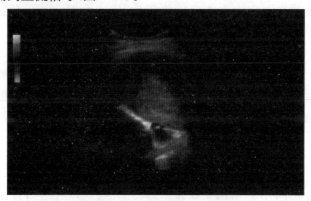

图 4-14　肝血管瘤彩色多普勒

(3)超声造影:动脉期周边强化,可呈环状高增强或乳头状增强,继而周边强化灶融合,向中央逐渐填充,门脉期及延迟期继续填充,填充完全,呈高增强或等增强,或中央可有始终未增强区域(图 4-15,图 4-16)。

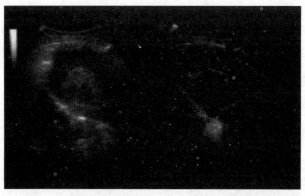

图 4-15　肝血管瘤超声造影动脉期:病灶周边呈环形高增强

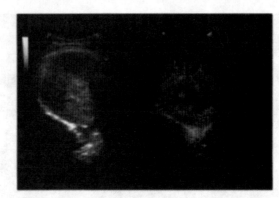

图 4-16　肝血管瘤超声造影门静脉期：造影剂向中央填充，呈乳头状高增强

（四）鉴别诊断

1.高回声型肝血管瘤与肝癌的鉴别

高回声型血管瘤具有浮雕样清晰、锐利的边界；内部回声呈网络状；周缘见整齐的线样强回声环绕等特征。而肝细胞癌大多为低回声团块，周边常伴声晕。因此，声像图上两者易鉴别。

2.低回声型肝血管瘤与肝细胞癌的鉴别

通常低回声型肝血管瘤周缘有整齐的线状强回声包绕，其内可有不规则的"小等号"状血管断面回声。而低回声型肝细胞癌外周有声晕，内部回声不均匀，肿瘤常见明显的球体占位感，彩色多普勒检查显示，癌结节周边或内部常具较明显的血流显示，多为流速较高的动脉频谱。

3.混合回声型肝血管瘤与肝细胞癌的鉴别

前者边界多较清晰，外周有不完整的高回声线环绕，瘤体大小与其对周围组织结构的挤压不相称。其内回声虽不均匀，但均为片状强回声或低回声区，无明显的球体占位感。肝细胞癌边界多不规则、不清晰，内回声不均，可见数个小结节融合而成，周缘可出现不完整声晕，瘤体对肝组织结构产生明显挤压或浸润。上述声像图表现虽有所区别，但实际工作中，对此作出鉴别诊断多有困难，往往需要结合其他诊断方法才能确诊。

（五）临床价值

超声对微小的（直径 2cm 左右）高回声型血管瘤具有很高的准确率；对低回声型、混合回声型（直径 5cm 以上）血管瘤，常规超声定性诊断尚存在困难，超声造影检查可明确诊断。极为不典型者需结合其他影像学检查方法综合分析。

七、肝局灶性结节性增生

（一）病因与病理

肝局灶性结节性增生（focal nodular hypeiplasis，FNH）是正常肝组织成分以不正常结构排列的肝脏良性实质性肿块。大体上与腺瘤相似，中心有星形或长条形纤维瘢痕及由此向周围呈放射状分布的纤维隔膜，此被认为是 FNH 的组织结构特征。FNH 不是在肝硬化基础上发生的，其病因不明，可能与肝局部缺血修复反应受阻有关。

（二）临床表现

临床上绝大多数患者无任何症状，病变也无恶变及出血的可能，不必切除。

（三）超声诊断

FNH二维声像图特征多变，一般显示为边界不规则的均质性高回声或低回声区，可与周围正常肝组织区别（图4-17）。极少数因内部出血而呈混合性回声。CDFI可见较丰富的血流信号，典型者结节中心呈离心性或放射状血流（图4-18）。超声造影动脉期早期自中央向周边呈离心性或放射状增强，随即病灶其他部位迅速均匀增强，门脉期及延迟期呈高增强或等增强，少数典型病例可见中央未增强的瘢痕组织（图4-19）。

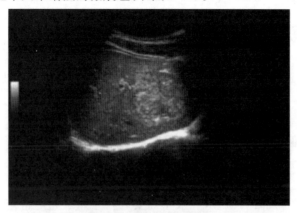

图 4-17　FNH 二维声像图

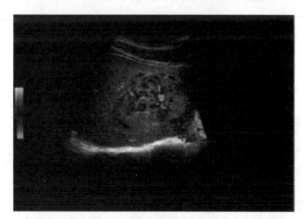

图 4-18　FNH 彩色多普勒

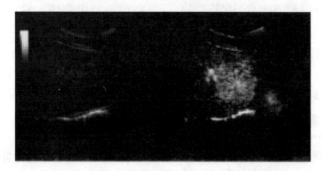

图 4-19　超声造影动脉期：FNH 呈放射状高增强

（四）鉴别诊断

该病超声造影典型者诊断准确率高，不典型者诊断该病前应排除以下各种疾病。

1.肝细胞癌

直径 2cm 左右的小肝癌绝大多数声像图显示为低回声型,周围伴声晕。癌肿直径较大时回声多不均匀。

2.转移性肝癌

常为多发性,典型声像图表现呈"牛眼"征,少数无此征的单发低转移结节难以与 FNH 相鉴别,应仔细检查其他脏器有无原发灶。

3.肝血管瘤

血管瘤内呈网络状,边界清晰,周缘见线状强回声环绕。

4.肝腺瘤

肝腺瘤声像图与 FNH 极为相似,但前者瘤内易发生出血、坏死和液化而使声像图发生相应的改变。

5.肝再生结节

发生在肝硬化病例中,直径多较小,多呈圆形或形态不规则的低回声区,周围存在不规则结缔组织高回声。

(五)临床价值

FNH 是肝一种良性局灶性病程,一般不需要外科手术。超声检查对其具有较高的检出率,但不典型者鉴别诊断必须结合其他影像学检查方法,甚或须行超声引导下穿刺组织学活检鉴别。

八、肝腺瘤

(一)病因与病理

肝腺瘤为均匀的肝细胞组织,不含胆汁且缺乏 Kupffer 细胞,也无肝小叶及汇管区,瘤体与正常肝组织间有纤维包膜分隔,所以其边界清楚。瘤内易发生出血坏死。

(二)临床表现

本病多见于女性,尤其是长期服用避孕药者发病率更高。临床症状随肿瘤大小及部位不同各异。较小者一般无任何症状,较大且位于肝表面时可引起压迫症状。若伴瘤内出血,可引起急性腹痛,破裂者可导致腹腔出血等严重并发症。

(三)超声诊断

小腺瘤不引起肝脏形态改变,边界清楚,可见高回声纤维包膜。其内部回声多略高于周围肝组织,分布欠均匀。大的肝腺瘤边界可不清晰、不规则,内部回声不均匀,可见大小不等的团状强回声。瘤体内出血、坏死、液化时可出现不规则的无回声区。瘤体破裂,其周围或腹腔内可见积液暗区。肝腺瘤超声造影表现与其二维图像一样缺乏特异性。一般情况下表现为动脉期整体高增强、门脉期等增强、延迟期等增强或低增强,部分内可见无增强区。

(四)鉴别诊断

1.肝血管瘤

肝血管瘤具有典型的超声造影征象,且高回声型其边界清晰,呈浮雕状,内呈网络状回声,易与肝腺瘤相鉴别。

2.FNH

肝腺瘤内很少出现扭曲的中央滋养动脉,造影时动脉期病灶内不会出现放射状增强,可与典型的肝局灶性结节性增生相鉴别。

3.肝细胞癌

小肝癌周边多伴声晕,大肝癌多出现门静脉癌栓,随访可发现均增长较迅速。但当肝腺瘤延迟期呈低增强时与肝癌难以鉴别,需行肝穿刺组织学活检相鉴别。

（五）临床价值

超声对肝腺瘤的检出率有很高的敏感性,但缺乏特异性而难以定性诊断,除结合其他影像学检查外,对高度怀疑肝腺瘤或其他恶性肿瘤者,须行超声引导下穿刺组织学活检鉴别。

九、肝错构瘤

（一）病因与病理

肝错构瘤属血管平滑肌脂肪瘤,形态上由血管、平滑肌、脂肪三种成分构成,但其比例因人而异,容易误诊。过去认为是一种错构瘤,近年研究认为,可能是由一种始基细胞多向分化形成的肿瘤。

（二）临床表现

临床表现常无症状,多在体检或伴发结节性硬化症时由影像学检查发现。有的病例肿瘤大时可压迫周围器官或破裂出血而产生症状。

（三）超声诊断

声像图上多呈中至高回声,边界欠清,内部回声不均匀,有的内部有多个小的无回声区。超声造影表现为一般良性结节特点,即动脉期出现高增强,门脉期及延迟期为等增强。

（四）鉴别诊断

肝错构瘤非常少见,容易被误认为肝细胞癌。超声造影表现为良性结节征象,但是单凭声像图表现难以确诊。

（五）临床价值

超声对肝错构瘤具有一定的检出率,但缺乏特异性而难以确诊;多数患者需结合其他影像学检查,必要时行超声引导下穿刺组织学活检鉴别。

十、肝结核

（一）病因与病理

肝结核常为肺结核血行播散形成,在发病的早期,肝内有散在的粟粒样结核结节,随着病情的进展,粟粒样结节内出现大小不等的脓腔,其内充满干酪样坏死组织和脓液,称为干酪坏死期。

（二）临床表现

多数肝结核是全身粟粒型结核的一部分,患者主要表现为结核中毒症状,如低热、盗汗等,也可伴有肝外肺结核、肠结核等引起的临床表现,一般不出现肝病的临床症状。

（三）超声诊断

早期超声检查仅显示肝轻至中度肿大,内部回声增强或无特殊改变,部分儿童患者高频超声可显示肝内散在低回声结节,结节内可见点状钙化斑。干酪坏死期的二维声像图表现与肝脓肿类似,彩色多普勒显示以少血流型为主。超声造影与增强CT均表现为病灶内不均匀强化。

（四）鉴别诊断

需要与肝脓肿等进行鉴别，需结合临床及其他检查综合考虑，病灶的形状、大小及回声短期内均可改变，钙化的强回声伴声影可帮助诊断。

（五）临床价值

肝结核声像图没有明显特异性，需要结合其他影像学检查和实验室检验综合判断。

十一、原发性肝癌

（一）病因与病理

原发性肝癌为我国常见的癌症之一。以 30～50 岁的男性发病率较高。原发性肝癌根据其组织来源可分为肝细胞性肝癌、胆管细胞性肝癌、混合性肝癌、纤维板层肝癌等。其中，90％以上为肝细胞性肝癌。

1.肝细胞性肝癌（HCC）

根据我国肝癌病理协作组提出的分类，HCC 的大体病理分为四个大型。

（1）弥漫型：癌结节较小，弥漫分布于整个肝，数目众多，难以与肝硬化结节鉴别。

（2）块状型：直径在 5cm 以上，超过 10cm 者为巨块型。发生在右叶者为多，可有完整或不完整的假包膜，周围常可见小的卫星癌结节。巨块型肝癌易发生出血、坏死、液化及自发性破裂。

（3）结节型：结节最大直径不超过 5cm。此型最常见，可分为单结节、融合结节、多结节，形态多呈类圆形，边界欠清晰，常伴有明显肝硬化。

（4）小癌型：单个癌结节或相邻两个癌结节直径之和在 3cm 以下。患者常无临床症状。

2.胆管细胞性肝癌

胆管细胞性肝癌也属于肝内胆管癌，病因不明，常见病因多为肝内胆管结石，此外，华支睾吸虫感染、理化因素、Caroli 病等与发病也密切相关。早期无明显症状，后期可出现全身无力、腹痛、消瘦、梗阻性黄疸等。本病好发于中老年人，男女发病率无明显差异。一般无肝炎或肝硬化病史，甲胎蛋白（AFP）常不升高。

3.纤维板层细胞癌

纤维板层细胞癌是肝细胞癌的一种特殊类型，在普通型肝细胞癌多发的地区罕见，西方国家较为多见。该型癌细胞分化好，恶性程度较低，预后好于普通型肝细胞癌。

（二）临床表现

原发性肝癌起病隐匿，早期缺乏典型症状。临床症状明显者，病情大多已进入中、晚期。其主要表现为肝区疼痛，多呈持续性胀痛或钝痛，是肝癌最常见的症状。如病变侵犯膈肌，疼痛可牵涉右肩或右背。肝表面的癌结节破裂，可突然引起剧烈疼痛，产生急腹症的表现。肝脏进行性增大，质地坚硬，表面凹凸不平，触及有结节感。晚期出现黄疸、恶病质、其他部位转移表现。还可以出现伴癌综合征，主要表现为自发性低血糖症、红细胞增多症，其他罕见的有高钙血症、高脂血症、类癌综合征等。

（三）超声诊断

1.肝细胞性肝癌

（1）二维及彩色多普勒声像图表现：根据我国肝癌病理协作组提出的分类，HCC 的大体病理分为四个类型，即块状型、结节型、弥漫型、小癌型，每个类型对应有其声像图表现。

　　1)巨块型:单个结节直径一般在 10cm 以上,周边可见卫星灶,肝脏轮廓局限性向外隆起,多呈高回声,呈分叶状,边缘多清晰,内部回声不均,周围大血管受压移位。肿块发生液化坏死时可见形态不规则的无回声区(图 4-20)。CDFI:肿块周边及内部可见滋养血管,血管走行异常、迂曲(图 4-21)。

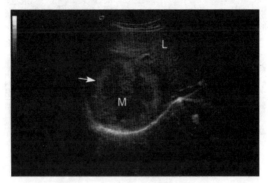

图 4-20　巨块型肝癌二维声像图

　　注　M:瘤体,箭头示周边低回声晕环;L:肝。

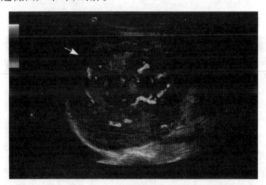

图 4-21　巨块型肝癌彩色多普勒

　　注　箭头示内部迂曲走行滋养血管。

　　2)结节型:可为单个结节或多个结节,大小不一,从 0.5～5cm,高回声、等回声及低回声结节均可见(图 4-22),高回声、等回声结节周边常伴声晕,低回声型后方回声可稍增强。CDFI:同巨块型(图 4-23)。

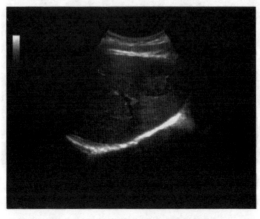

图 4-22　结节型肝癌二维声像图

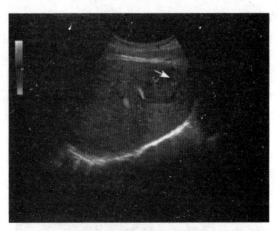

图4-23　结节型肝癌彩色多普勒

3)弥漫型:最少见,在肝硬化基础上发生,肝形态失常,呈肝硬化表现,体积不缩小或增大,内可见弥漫分布的低回声结节,边界不清晰,常伴有门静脉、肝静脉或下腔静脉癌栓(图4-24)。CDFI:肝内动脉血流信号增多,迂曲,癌栓处血流充盈缺损,动静脉瘘形成后,门静脉内可见高速搏动血流信号(图4-25)。

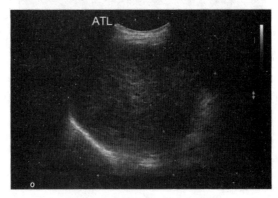

图4-24　弥漫型肝癌二维声像图

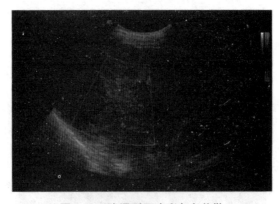

图4-25　弥漫型肝癌彩色多普勒

4)小癌型:小肝癌直径小于3cm,呈圆形或类圆形,周边可见声晕,内部多表现为低回声,回声不均匀,也可表现为高回声,与肿瘤细胞脂肪变性有关(图4-26)。

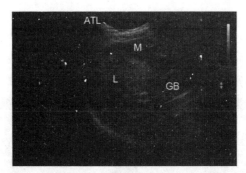

图 4-26 小肝癌二维声像图

注 M:瘤体;L:周边硬化的肝脏;GB:胆囊。

(2)癌肿肝内转移征象:具体如下。

1)卫星癌结节:多见于巨块型肝癌,常发生在巨块型肝癌附近的肝组织内,多呈圆形或椭圆形,边界较清楚,周边可伴声晕,直径多在 2cm 左右,数目不定,内部多呈低回声。

2)门静脉癌栓:表现为门静脉内孤立的等回声或低回声光团,或者一支或数支门静脉腔内被等回声或低回声填充,管壁可完整,也可连续性中断甚或显示不清。多普勒检查显示门静脉血流部分或完全充盈缺损(图 4-27,图 4-28)。

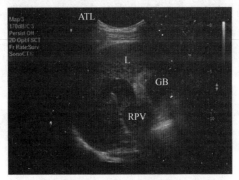

图 4-27 癌栓二维声像图

注 RPV:门静脉右支;L:硬化肝脏;GB:胆囊。

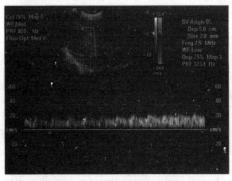

图 4-28 癌栓彩色多普勒

3)肝静脉与下腔静脉癌栓:常见于晚期肝癌病例,声像图表现为静脉腔内均匀中、低回声团块,但管壁回声多显示正常。

(3)癌肿对周围组织挤压征象:癌肿多呈膨胀性生长,且生长迅速,挤压周边血管、胆管、脏器,可使血管管腔变窄,失去正常形态,走行移位或环绕肿块边缘,胆管扩张,周围邻近脏器变形、移位。

（4）超声造影声像图表现：典型 HCC 超声造影表现为造影剂"快进快出"，即动脉期呈高增强，小病灶表现为均匀增强，较大肿瘤则多为不均匀增强（图 4-29，图 4-30）；HCC 门脉期及延迟期多呈低增强，少数仍呈等增强或稍高增强，多见于分化程度较高的肿瘤。

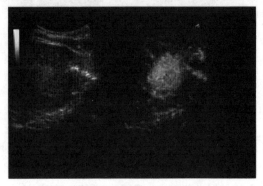

图 4-29　超声造影动脉期：病灶呈高增强

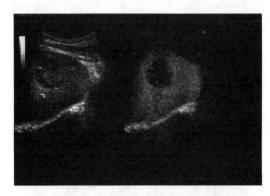

图 4-30　超声造影门脉期：病灶呈低增强

2.胆管细胞性肝癌

（1）二维及彩色声像图表现：早期肝形态无明显改变，可呈高回声、等回声及低回声，边界不清晰，大多无声晕，常伴有远端胆管扩张（图 4-31）。CDFI：多为乏血供，多数内部无明显血流信号或有少许血流信号（图 4-32）。

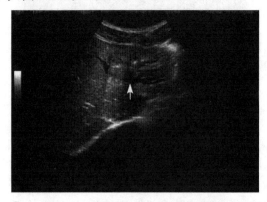

图 4-31　胆管细胞性肝癌二维声像图

注　箭头示病灶周边的扩张远端胆管。

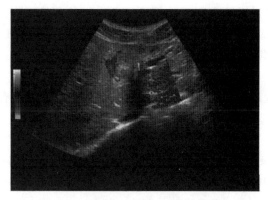

图 4-32　胆管细胞性肝癌彩色多普勒

(2)超声造影声像图表现:动脉期早期大部分表现为高增强,增强方式可以不同,可表现完全增强或病灶周边不规则环状增强,但在门脉期晚期及延迟期肝癌表现为低增强(图 4-33,图 4-34)。

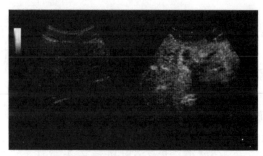

图 4-33　超声造影动脉期:胆管细胞性肝癌病灶不均匀高增强

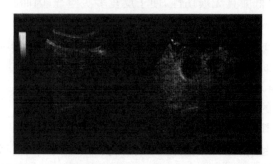

图 4-34　超声造影延迟期:胆管细胞性肝癌病灶低增强

3.纤维板层细胞癌

超声一般表现为单发肿块,多位于肝左叶,体积较大,可达 8~12cm,边界清晰,内部回声不均匀,多呈高回声,也可呈等回声或稍低回声,常可见中心瘢痕引起的放射状低回声区,约30%肿瘤内部有局灶性钙化。CDFI:肿瘤内血流信号非常丰富,可探及动脉或门静脉样血流,极少并发血管栓塞。

(四)鉴别诊断

1.肝血管瘤

肝血管瘤生长缓慢,质地柔软,很少发生肝内血管绕行征和血管压迫征。肿块边界多较清晰,形态较规则,周边多有线状强回声环绕。而原发性肝癌肿块边界多不规则、不清晰,周边多有声晕,且对周围管道系统有明显的挤压征象。彩色多普勒检查血管瘤瘤周及瘤内,仅可见散布的斑点状彩色血流信号,即使少数瘤体有较丰富的血供,其流速也明显较癌肿内血流速度低。各自具有的典型的超声造影征象有助于鉴别。

2. 转移性肝癌

多数情况下,超声发现转移癌的患者已确诊其他部位有原发癌存在、二维声像图上具有典型的"牛眼"征或超声造影具"厚环"状增强者易鉴别。

3. 肝硬化

结节性肝硬化声像图上肝区可出现弥漫性分布的再生结节低回声,与弥漫性肝癌极易混清,但后者往往伴广泛的门静脉及肝静脉癌栓,易与肝硬化相鉴别。

4. 肝脓肿

肝脓肿早期病变组织尚未发生液化,其声像图与肝细胞癌颇为相似,但随着病程进展会迅速变化,出现液化时为较完全的无回声区,此时易与肝癌相鉴别。所以,在肝脓肿与肝癌的鉴别诊断中,临床病史及短期内追踪观察至关重要。

5. 其他

小肝癌(直径小于 3cm)应注意与局限性脂肪肝、FNH、肝腺瘤等肝良性局灶性病变鉴别。癌结节周边多伴声晕,彩色多普勒检查显示结节内部和(或)周边有相对高速的动脉血流或超声造影呈"快进快出"征象,有助于确诊。

(五)临床价值

1. 超声诊断肝癌准确率

对于直径大于 5cm 的肝癌,超声诊断准确率超过 90%,与其他影像诊断的准确率相似,甚或过之。对于直径小于 5cm 的肝癌,超声诊断准确率也可达 80% 以上,仅次于血管造影。除此之外,超声检查价格低廉且无损伤性,便于反复多次检查,因而具有独特价值。

2. 超声对肝癌的定位诊断

超声检查可通过显示门静脉、肝静脉和下腔静脉及其他标志,如胆囊、静脉韧带、肝圆韧带等对肝癌进行定位诊断,肿瘤越小,符合率越高。若肿瘤过大,上述血管及解剖标志显示不清时,定位诊断则较困难。

3. 超声对肝癌数目的评估

原则上可准确评估其数目,但检查者往往在检出主瘤后忽略了对肝其他部位的仔细扫查,致使遗漏子瘤,应引起高度注意。另外,位于肝表面的微小结节,超声检查易漏诊。

4. 血管内癌栓的检测

超声检查不仅是确定血管内有无癌栓的最为简单、方便和可靠的方法,而且可对其进行精确定位,尤其是彩色多普勒超声的应用,可对癌栓的血供及门静脉的血流动力学改变进行定量定性分析。上述检查的应用对临床治疗方法的选择及预后的估测提供了必不可少的依据。

5. 超声诊断肝癌时的假阳性及假阴性情况

超声如同其他影像技术一样,对肝癌的诊断主要是推论性的,在与其他疾病,如肝脓肿、肝血管瘤等鉴别诊断中易将其误诊为肝癌,即出现假阳性。同样,某些癌肿过小、部位隐蔽或操作者经验不足等可漏诊,即出现假阴性。由此可知,对于少数确认困难的病例,应结合临床及其他检查方法综合分析,必要时需行超声引导下肝穿刺细胞学或组织学检查。

十二、肝母细胞瘤

（一）病因与病理

肝母细胞瘤较少见，是由肝脏胚胎组织发生的肿瘤。其主要发生在婴幼儿，肿瘤一般发生在右叶，多为单个肿块，也可为多个结节。

（二）临床表现

临床上主要表现为在上腹触及一质地较硬的肿块，可有轻压痛。

（三）超声诊断

（1）肝形态异常，各径线测值明显增大。肝包膜回声线完整，但可向表面呈半球状凸起。

（2）肝内可见一圆形或椭圆形或分叶状的团块图像，与周围肝组织分界明显。瘤内回声强弱不一，分布不均，常见高回声及无回声区。如发现伴有声影的高回声，往往表示病变区有钙化灶存在，对诊断本瘤有很大帮助。

（3）门静脉、肝静脉的较大分支内偶可见癌栓组织回声。

（4）腹膜后区可见有低回声团块，边界清晰，为肿大的淋巴结，提示癌肿已发生肝外转移。

（四）鉴别诊断

1.肝细胞性肝癌

肝细胞性肝癌多发生在成人，大多伴有肝炎病史；发生于婴幼儿较少见。

2.肝血管瘤

肝血管瘤生长缓慢，质地柔软，很少发生肝内血管绕行征、血管压迫征。彩色多普勒检查显示，血管瘤瘤周及瘤内仅可见散布的斑点状彩色血流信号，即使少数瘤体有较丰富的血供，其流速也明显较癌肿内血流速度低，且具有典型的超声造影征象。

（五）临床价值

临床上多以婴幼儿发现上腹肿块就诊，超声检查能明了肿块的性质及其与周围组织、器官的关系，对于鉴别肝母细胞瘤、肾母细胞瘤、肾上腺及腹膜后神经母细胞瘤有很大帮助。

十三、转移性肝癌

（一）病因与病理

肝脏是多种恶性肿瘤最易发生转移的器官。转移途径有门静脉、肝动脉血行转移和淋巴结转移，邻近脏器，如胆、胃等癌肿也可直接浸润播散至肝。转移性肝癌常为多发性，仅少数转移为单个结节，如结肠癌肝转移。转移性肝癌较少合并肝硬化和侵犯门静脉形成癌栓。癌结节自发性破裂者也很少见。

（二）临床表现

转移性肝癌早期无明显症状和体征，一旦出现临床症状，病灶多已巨大或数目众多，出现类似原发性肝癌的症状，但多较轻。

（三）超声诊断

1.结节型

最为多见。癌肿常多发，偶有单发，直径以 3cm 左右为多。有时众多结节融合成团块状。癌块内部回声多种多样，可为低回声、强回声或混合回声，且常出现"牛眼"征，即癌肿周边有较宽的低回声晕环绕，其边界清晰；内部为比较均匀的高回声或等回声；高回声中央部有小片状无回声区或弱低回声,为出血、坏死所致。"牛眼"征被认为是转移性肝癌典型声像图,且多见于腺癌肝转移(图 4-35)。

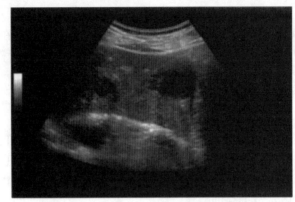

图 4-35　结节型转移性肝癌二维声像图:周边厚环状高增强("牛眼"征)

2.块状型

癌肿单发为主,直径 5~10cm。此型癌块内常发生大片出血、坏死,声像图上主要表现为混合型回声。

3.浸润型

位于肝周邻器官,如胃、右肾等部位的癌肿可直接浸润至肝。声像图显示原发癌与肝毗邻部有不规则块影,其边界不清晰,内多为不均匀的低回声。因原发癌与转移灶非常接近,有时仅从声像图上难以区分何为原发癌。

4.弥漫型

多数微小肿瘤弥散分布于肝内,致使肝回声显著增粗杂乱,表现为边界不清晰的斑块状高低回声,但不能确定肿瘤的具体边界和形态。

5.周围组织的继发征象

转移性肝癌罕见有门静脉、肝静脉或下腔静脉癌栓出现,此点与原发性肝癌易向门静脉播散的特点不同。另外,转移癌肿不断增大时,可发生与原发性肝癌类似的肝内肝外挤压征象。

6.超声造影声像图表现

主要有两种表现:①动脉期周边强化,呈厚环状或"面包圈"样,内部无明显强化,门脉期及延迟期整体无增强,呈"黑洞"征(图 4-36)。②可与原发性肝细胞癌的造影表现相似,即"快进快出"(图 4-37)。

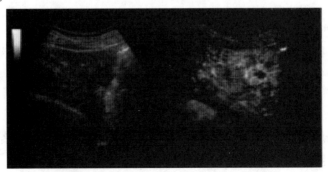

图 4-36　结节型转移性肝癌超声造影动脉期

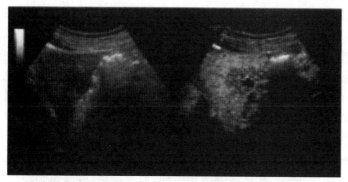

图 4-37 结节型转移性肝癌超声造影延迟期呈低增强

（四）鉴别诊断

1. 肝细胞癌

部分原发性肝癌与继发性肝癌之间有较明显的差别,而部分则基本相似,很难鉴别。原发性肝癌多为单发,且常伴有不同程度的肝硬化,易侵及门静脉引起癌栓。除此之外,彩色多普勒检查显示,癌肿周边及内部可见较丰富的彩色血流信号,且多为高速动脉血流,此点与转移性肝癌多属少血供不同。

2. 肝血管瘤

高回声型转移性肝癌与血管瘤的鉴别主要是前者周边多伴声晕;低回声型转移性肝癌与血管瘤的鉴别主要是后者周边多见线状强回声环绕,且内部见筛网状回声。超声造影有助于鉴别。

3. 肝硬化结节

硬化结节多数边界清晰,形态可不规则,周边可见纤维隔样强回声而无声晕。转移性肝癌多不伴肝硬化声像图改变,且癌结节周边见低回声晕环。超声造影有助于鉴别,硬化结节三个时相均呈等增强。

（五）临床价值

在癌肿治疗前后及随访中,超声检查能较早提示肝内有无转移灶存在的可能性,一般直径大于 5mm 的癌灶,高分辨率超声仪即可显示。但有些情况也会导致漏诊,如癌肿位于肝右叶上段接近横膈或位于远场区等。再者,某些转移癌灶回声强度与肝接近,二维图像不易显示而引起漏诊,此时行超声造影检查至关重要。

来自不同脏器和组织的转移性肝癌,声像图上大多数特征性不强,难以判断其原发病变所在。因此,对原发灶不明确的肝转移癌有必要行超声引导下组织学活检,有利于确定原发肿瘤的组织结构特点和部位。

十四、病毒性肝炎

（一）病因与病理

病毒性肝炎是由肝炎病毒感染引起肝脏弥漫性损害的一种疾病,引起肝功能损害及肝组织学发生变化,即肝细胞变性坏死、血管充血、组织水肿、炎性物质渗出、纤维结缔组织增生。

（二）临床表现

病毒性肝炎分为急性肝炎、慢性肝炎、重型肝炎。各型肝炎病毒均可引起急性肝炎,并可表现为黄疸型和无黄疸型,多有乏力、食欲减退、恶心、腹胀及肝区疼痛等。少数患者有短暂的发热、头痛、四肢酸痛等。黄疸型肝炎患者可出现尿色加深、一过性粪色变浅、皮肤瘙痒,肝功能降低,主要表现为血清氨基转移酶升高、胆红素升高、尿胆红素阳性。慢性肝炎轻度可无明显临床症状,重度有明显和持续的肝炎症状,如乏力、食欲缺乏、腹胀、尿黄、便溏伴有肝病面容、肝掌、蜘蛛痣、脾大。实验室检查血清 ALT/AST(谷丙转氨酶/谷草转氨酶)酶谱升高、白蛋白降低或 A/G(白蛋白/球蛋白)值异常、胆红素升高等。重型肝炎患者表现为出现肝炎症状,且症状急剧加重,甚至出现神经、精神症状,如嗜睡、性格改变、烦躁不安、昏迷等。

(三)超声诊断

1.急性病毒性肝炎

(1)肝体积不同程度增大,各径线测值均增加,形态饱满,肝缘角圆钝。

(2)肝实质内回声减低,光点分布稀疏,肝内血管壁及胆管壁回声相对增强。

(3)胆囊壁回声增厚、毛糙或水肿,部分可见胆囊腔缩小或呈萎缩状,内无胆汁。

(4)脾轻度增大或正常。

(5)肝门部及胆囊颈周围可见轻度肿大淋巴结。

(6)彩色多普勒超声肝门部肝动脉显示清晰,管径略增宽,血流速度加快。

2.慢性肝炎

慢性肝炎随炎症及纤维化的病理程度不同其声像图表现各异,轻者肝大小和实质回声多无异常,重者可表现近似肝硬化的声像图改变。

(1)肝体积正常或轻度增大,或仅有左叶轻度肿大,肝下缘角变钝。

(2)肝表面欠光滑,肝实质光点不均增粗,回声可略增高。

(3)肝静脉属支显示欠清晰或不清,肝外门静脉主干和脾静脉稍增宽。

(4)胆囊壁增厚、毛糙。

(5)脾可正常或增大。

3.重型病毒性肝炎

(1)肝体积缩小,形态失常,常以左肝缩小为甚,表面不光滑。

(2)肝实质回声紊乱,强弱不均,肝静脉变细甚至消失或显示不清。

(3)肝内可见门静脉扭曲、移位或腔径发生改变。

(4)胆囊可增大,胆囊内可见胆汁的细弱光点回声,透声差,壁水肿增厚。

(5)腹水。

(四)鉴别诊断

这种组织学的变化在超声探测中可有一定的特征性,超声检查对于肝脏弥漫性病变可作为首选检查方法。因其病理改变类似,可表现出共同的声像图表现,还需要密切结合临床资料综合判断。

(五)临床价值

1.判断肝病的病变程度

肝病患者肝病程度与肝包膜及实质回声门脉管径、血流速度、肝静脉内径及频谱波形、脾静脉内径、胆囊壁的厚度、脾大小密切相关,上述参数均与肝纤维化程度一致。

2.药物疗效及预后的评估

超声动态观察上述指标有助于观察药物的疗效,监测病情发展,对肝病的预后作出评估。

十五、脂肪肝

（一）病因与病理

肝内脂质含量超过肝脏湿重的 5% 时称为脂肪肝。它是一种多病因引起的获得性、可逆性、代谢性肝病，如肥胖、高血脂、糖尿病、嗜酒、妊娠、长期服用某些药物等因素均可引起肝细胞脂肪变性成为脂肪肝。

（二）临床表现

脂肪肝一般较轻时无明显临床症状，较重的脂肪肝可出现肝区隐痛、腹胀、疲乏无力、食欲缺乏等症状。

（三）超声诊断

依据肝内脂质含量及分布形式的不同，声像图可分为弥漫浸润型脂肪肝及非均匀性脂肪肝两大类。

1. 弥漫浸润型脂肪肝（图 4-38）

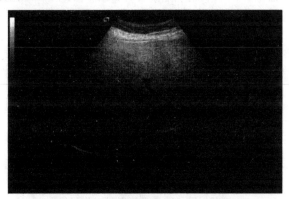

图 4-38　弥漫浸润型脂肪肝二维声像图

（1）肝切面形态正常或饱满，肝大小可正常，如肝脂肪变较重者，肝可有轻至重度增大，边缘变钝。

（2）肝实质前区回声增强，光点密集而明亮，又称"明亮肝"，后区回声由浅至深面逐渐减弱。

根据肝内回声强弱程度不同，脂肪肝的分类如下。①轻度：肝实质前区回声稍增强，后区回声稍减弱，深面肝包膜及膈肌光带显示较清晰。肝内管道结构可显示正常，管道壁结构回声减弱。②中度：肝实质前区回声增强，后区回声减弱，深面肝包膜及膈肌光带显示欠清，提高增益可显示。血管壁显示尚清或欠清。③重度：肝实质前区回声明显增强，后区回声明显减弱，深面肝包膜及膈肌光带、血管结构回声显示不清。

（3）肝、肾回声对比度加大，即脂肪肝回声明显比正常肾实质回声增强。

2. 非均匀性脂肪肝

（1）局限浸润型：肝内脂肪呈局灶性堆积，声像图显示为局限的高回声团，形态欠规整，轮廓清晰，可单发，也可多发。

（2）弥漫非均匀浸润型：肝实质弥漫性脂肪浸润，回声增强，而中间存留小片局限正常肝组织的相对低回声区,边界清楚,形态可不规则。该低回声区多见于门静脉左右支前方、肝边缘部分及胆囊区周围(图 4-39)。

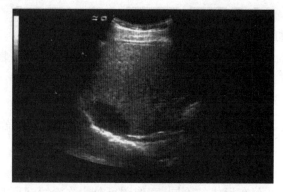

图 4-39　弥漫非均匀浸润型脂肪肝二维声像图

(3)叶段浸润型:脂肪浸润的肝实质呈高回声区,分布在某一肝叶或某一肝段,边界清晰,而另一部分叶段呈相对低回声区,常以肝静脉为界(图 4-40)。

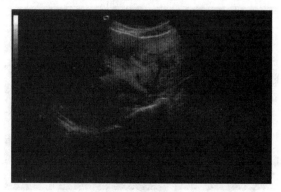

图 4-40　叶段浸润型脂肪肝二维声像图

CDFI:局限浸润型和弥漫非均匀浸润型内部一般无血流信号,叶段浸润型其内可见正常走行的血管。超声造影:肝内脂肪浸润区域与周边正常肝组织同步增强(图 4-41,图 4-42)。

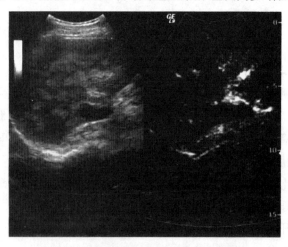

图 4-41　局限浸润型脂肪肝超声造影

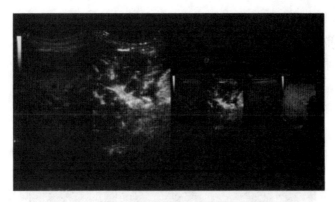

图 4-42 弥漫非均匀浸润型脂肪肝超声造影

（四）鉴别诊断

非均匀性脂肪肝的弱回声区及局限浸润型的高回声区应与小肝癌及血管瘤相鉴别。肝癌有明显的占位效应，部分癌肿周边可见声晕，边界较清晰。CDFI：癌肿周边及内部可见较丰富的血流信号，呈高阻力动脉频谱。较大肿瘤可使周边血管结构变形。超声造影肝癌病灶呈"快进快退"增强，而非均匀性脂肪肝的弱回声区无肿瘤占位效应，往往呈形态不规则的片状结构。CDFI 显示弱回声区周边及内部无血流信号，超声造影弱回声区与肝组织同步增强。

高回声区的肝血管瘤边界清晰，多呈类圆形或椭圆形，内部呈网状结构。CDFI 显示较大的肝血管瘤，周边可见少许血流信号，呈低阻力动脉频谱。超声造影显示病灶呈"慢进慢出"及渐进性、向心性增强。而非均匀性脂肪肝的高回声区超声造影与肝组织同步增强。

上述病变需仔细观察二维图像、CDFI 及超声造影进行综合分析，作出鉴别诊断。

（五）临床价值

超声对弥漫性脂肪肝具有重要的诊断价值，可对病变的程度进行分度，且可对治疗效果进行追踪观察。部分局限浸润型脂肪肝与肝肿瘤难以鉴别时，可进行超声造影以鉴别，如仍有困难时，建议做其他影像学检查（CT、MRI），必要时可行肝穿刺活检以明确诊断。

十六、血吸虫病肝

（一）病因与病理

血吸虫病是我国水网地区常见的寄生虫病，常累及肝。血吸虫侵入肝后产生的急性虫卵结节可引起急性血吸虫病肝，未积极治疗或反复感染造成的慢性虫卵结节、虫卵钙化可刺激肝小叶汇管区大量纤维组织增生、小胆管增生和炎性细胞浸润等可引起慢性血吸虫病肝，最后可导致肝硬化。

（二）临床表现

发热为血吸虫病早期最主要的症状，发热高低、热型视感染轻重而异。还可出现痢疾样大便，其中带血和黏液。晚期进展至肝硬化后，出现腹水、巨脾、肝大等门静脉高压症状。

（三）超声诊断

（1）急性血吸虫病肝常有轻度肿大，形态基本正常，边缘角稍变钝。慢性者形态失常，右叶缩小、左叶增大,肝表面由于纤维组织间隔收缩呈波浪状或凹凸不平。

(2)急性者内部回声稍增强,回声分布不均,管道结构清晰,走向正常。慢性者肝实质回声增强,分布不均,根据增生的程度不同,纤维光带可将肝脏实质分割成小鳞片状、大小不等的网格状(图4-43)。

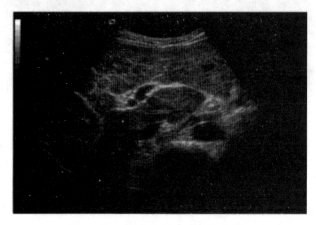

图4-43　血吸虫病肝硬化二维声像图

(3)急、慢性者均有脾大,脾前后径(厚度)测值大于4cm,慢性者脾门区脾静脉增宽,脾静脉内径超过0.8cm。

(4)肝内门静脉壁回声增强,管壁增厚、毛糙。肝内门静脉二、三级分支常显示增粗。门静脉主干及分支均有不同程度的扩张。

(5)彩色多普勒超声:肝内血流可显示无异常。并发门静脉高压时,门静脉内径增宽,血流速度减慢,可显示侧支循环的血流。

(6)腹水:肝血吸虫病晚期时,腹部可探及大片的腹水无回声区。

(四)鉴别诊断

典型的血吸虫病肝因声像图上呈网格状回声,诊断并不困难,而血吸虫性肝硬化,肝内出现粗大网格状高回声将肝实质分成的低回声团及中等回声团,易误诊为肝癌图像,两者应予以鉴别。肝癌病灶应有球体感及占位效应。周围常有声晕,有时还可见门静脉内有癌栓,结合病史、AFP等生化检查及超声造影可作出鉴别诊断。

(五)临床价值

急性血吸虫病肝在声像图上无特征性改变,超声难以诊断。慢性血吸虫病肝声像图显示典型的网格状征象时,超声诊断比较准确。鳞片状回声改变需要仔细观察,结合病史进行诊断。粗网格状回声改变有时不易与结节性肝癌鉴别,需要与其他影像学和血清学检验结果结合考虑诊断。

十七、淤血肝

(一)病因与病理

淤血肝患者一般都有长期慢性心脏病史,由于右心衰竭、大量心包积液、缩窄性心包炎等病症引起回心血液受阻,导致下腔静脉及肝静脉扩张,肝内长期慢性淤血而缺氧,最终可形成心源性肝硬化。

(二)临床表现

由于淤血肝患者多为长期慢性心脏病史导致右心衰竭,因此,其主要表现为体循环淤血的症状,如颈静脉怒张、肝大、下肢水肿、消化道淤血症状(如食欲减退、恶心、呕吐)。

(三)超声诊断

(1)肝大,肝实质回声均匀,因阻性充血回声减低。

(2)下腔静脉、三支肝静脉及其属支内径明显增宽,下腔静脉内径大于2.5cm,肝静脉内径大于1.1cm。

(3)下腔静脉随心动周期搏动及受到呼吸的影响,其双重搏动均减弱或消失。

(4)CDFI:下腔静脉、肝静脉彩色血流在严重回流受阻时,血流反向,呈向肝血流,下腔静脉、肝静脉血流频谱三相波消失,呈向肝或肝的单向血流频谱显示。

(四)鉴别诊断

典型淤血肝结合病史及超声图像较为容易诊断,对于不典型者需要与其他导致肝大的疾病进行鉴别。

(五)临床价值

临床上长期患有慢性心脏病者或各种病因引起右心衰竭及心包积液患者,若有右上腹胀痛、肝大,超声显示肝大,下腔静脉、三支肝静脉均增宽,即可明确诊断淤血肝。心力衰竭治疗纠正后,淤血肝回缩,下腔静脉及肝静脉有不同程度的缩小。因此,超声对其诊断及治疗效果的观察也有价值。

十八、肝硬化和门静脉高压

(一)病因与病理

肝硬化是肝受一种或多种因素引起的损害作用而使肝细胞变性、坏死,肝细胞结节状再生及纤维组织增生,导致肝小叶结构和血液循环的破坏和重建,形成肝硬化。我国最常见的为门脉性肝硬化。按其病因主要有肝炎后肝硬化、酒精性肝硬化和血吸虫性肝硬化,其次为胆汁性肝硬化、坏死后肝硬化和淤血性肝硬化。

(二)临床表现

起病隐匿,病程发展缓慢,可隐伏数年甚至10年以上。代偿期症状轻且无特异性,可有乏力、食欲减退、腹胀不适等。可触及肿大的肝,质硬;脾可肿大。肝功能检查正常或仅有轻度酶学异常。失代偿期临床表现明显,可出现乏力、不规则低热等全身症状,食欲缺乏、恶心等消化道症状,有牙龈、鼻腔出血倾向,还可出现门静脉高压症状,如上消化道出血、脾功能亢进、贫血等。

(三)超声诊断

(1)肝切面形态失常,肝各叶比例失调。门脉性肝硬化肝右叶缩小,尤以肝右后叶缩小明显。肝左叶相对增大或正常。血吸虫性肝硬化左叶明显增大。坏死后肝硬化左叶缩小或完全萎缩,肝右叶肥大。肝活动时的顺应性或柔软性消失。

(2)肝表面不光滑,高低不平,呈细波浪状(结节 0.3～0.5cm),锯齿状(结节 0.5～1cm),大波浪状(结节 1～2cm),凸峰状(结节＞2cm)(图 4-44)。

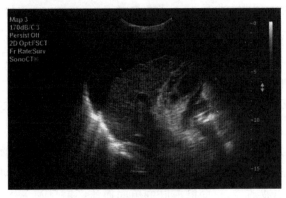

图 4-44　肝硬化二维声像图 1

(3)肝内光点回声增强、增粗,并有结节感。肝内可见圆形或不规则形低回声区,回声类似正常肝组织,动态观察回声增强(图 4-45)。

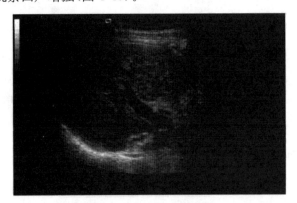

图 4-45　肝硬化二维声像图 2

(4)肝静脉形态失常,肝静脉变细或粗细不均,肝静脉内径＜7mm,走行迂曲。彩色多普勒超声显示,肝静脉心房收缩期间歇显示的向心血流消失,多普勒频谱呈二相波或单相波。

(5)门静脉高压征象。

1)门静脉系统内径增宽,主干内径≥1.4cm,并不随呼吸而改变。CDFI:门静脉血流速度减慢,频谱平坦,有时呈双向血流或反向血流。

2)脾大,厚度≥4cm,上下径≥11cm,光点回声增强、增密。

3)脾静脉扩张、迂曲,内径≥0.8cm。

4)肠系膜上静脉扩张,内径＞0.7cm,并可呈囊状扩张。

5)侧支循环形成。①胃左静脉扩张、迂曲(内径＞0.5cm),肝左叶和腹主动脉之间纵向和横向扫查,显示迂曲管状无回声区,CDFI 显示静脉血流频谱(图 4-46,图 4-47)。②脐静脉重开,在门静脉左支矢状部经腹壁至脐部之间可见管状无回声区,可迂曲,CDFI 显示其为离肝静脉血流(图 4-48)。③胆囊壁双边影,增厚。④脾肾交通:脾静脉和肾静脉之间、脾静脉和左肾包膜之间、脾包膜和肾包膜之间显示细带状彩色血流,呈离肝静脉血流频谱显示。⑤脾胃短静脉交通:脾上极内侧与胃底部显示为迂曲管状或团状彩色血流信号,双向静脉血流,为脾静脉和胃短静脉之间迂曲的交通支。⑥脐周静脉曲张:高频浅表探头显示腹壁下曲张的静脉血流。

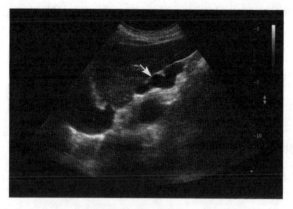

图 4-46 胃左静脉扩张、迂曲二维声像图

注 箭头示胃左静脉。

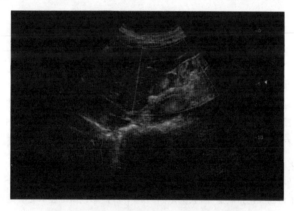

图 4-47 胃左静脉扩张迂曲彩色多普勒

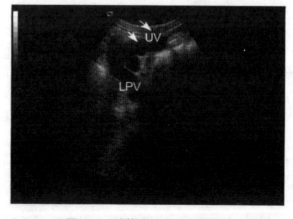

图 4-48 脐静脉重开二维声像图

注 UV:脐静脉;LPV:门静脉左支。

（6）腹水：腹腔内可见积液暗区。

（7）门静脉血栓：门脉内出现片状和光团回声，填塞或部分填塞管腔。CDFI：门脉血流变细，充盈缺损或不显示。

（8）门静脉系海绵状变性：门静脉系呈不规则囊状、网状扩张，CDFI呈静脉血流显示，并相互交通，呈海绵状结构，或肝内门静脉纤维化闭锁，呈条索状强光带结构。

（9）其他类型肝硬化的声像图表现。

1）胆汁性肝硬化：除具有门静脉高压征的声像图表现外，肝脏声像图有如下征象，包括肝内管道壁回声增强，三级胆管壁可呈不均匀增厚，回声增强或轻度不均匀扩张。

2）淤血性肝硬化：下腔静脉、肝静脉增宽，下腔静脉>2cm，肝静脉>1.1cm。下腔静脉管径随心动周期及呼吸变化减弱或消失。

3）血吸虫性肝硬化：患者有血吸虫疫区生活史及感染史，声像图肝脏实质具有典型的"网络状"或"地图状"特征，门静脉增宽，脾大，可诊断血吸虫性肝硬化。

（四）鉴别诊断

（1）早期肝硬化与慢性肝炎：两者鉴别声像图类似，均为肝实质光点增粗，分布不均，鉴别诊断较困难，需经肝穿刺活检病理确诊。

（2）弥漫性肝癌与肝硬化应进行鉴别（表4-1）。

表4-1 弥漫性肝癌和肝硬化的鉴别诊断

鉴别要点	弥漫性肝癌	肝硬化
肝形态大小	失常，肝增大	失常，肝缩小
肝内结节	多个类圆形或形态不规则结节，边缘毛糙，结节有突破边缘生长感，结节内回声分布不均	无明显结节或不规则形结节，边界不清楚或有清楚锐利边缘，呈较强回声
管道系统	显示不清，有受压、推移、绕行的征象	显示清晰，血管、胆管三级分支均可显示
门静脉癌栓	主干及分支内显示实质性回声，管壁模糊或局部中断，内可探及动脉血流信号	无或合并门静脉血栓时，门静脉内有实性回声，与门脉管壁分界较清，栓子内部无血流信号
彩色多普勒	肝内显示丰富的红色带状血流，频谱呈高速高阻动脉血流	肝内彩色血流显示无明显差异
超声造影	门静脉癌栓内可见血流灌注	无血流灌注

（3）肝硬化结节与小肝癌的鉴别。

1）肝硬化结节：结节回声与周围肝实质相似或稍强，边界欠清晰，也可呈不规则小低回声区，结节无血流灌注，周边无声晕，内部可见等号状或短线状回声。小肝癌多呈低回声区，也可为等回声及强回声，边界较清晰，部分周边有声晕，内部回声可均匀或不均匀状回声。

2）CDFI：肝硬化结节无血流信号显示或血流信号不丰富，多以静脉血流信号为主，动脉血流信号则为中等阻力。小肝癌周边及内部可见血流信号呈高速高阻的动脉血流信号。

3）超声造影：肝硬化结节动脉期，结节可呈稍高回声增强或等增强，门静脉期和延迟期，呈等增强，而小肝癌动脉期则呈高增强，门静脉期及延迟期为低增强。

（五）临床价值

（1）典型的肝硬化声像图改变，超声具有诊断意义。对肝硬化患者进行定期监测，结合二维图像、CDFI、超声造影有助于早期发现小肝癌病灶。

（2）观察肝硬化门静脉高压分流术后血管吻合口或血管支架是否通畅，可减少血管造影等有创检查，能清晰、准确地显示狭窄或栓塞的部位、原因及程度。

十九、门静脉海绵状变性

（一）病因与病理

门静脉海绵状变性是门静脉完全或部分阻塞后，在其周围形成大量侧支静脉或阻塞后再通。引起门静脉阻塞的常见原因是癌栓，其次是血栓，且以门静脉右支的发病率为高。

（二）临床表现

临床主要表现为门静脉高压症状，如脾大、腹水甚或静脉曲张性出血等。

（三）超声诊断

门静脉主干和（或）分支正常结构消失，其内见癌栓或血栓回声，栓塞周围呈蜂窝状或弯曲的短管状无回声区，短管状无回声区内可见静脉血流信号，动静脉瘘时可见动脉样高速湍流频谱（图 4-49）。

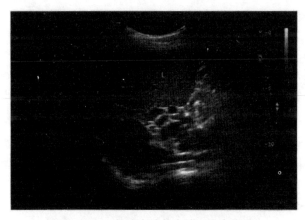

图 4-49 门静脉海绵状变性二维声像图

（四）鉴别诊断

门静脉海绵状变性主要应与胆管扩张相鉴别。后者门静脉结构及血流显示正常，扩张的胆管内无血流信号显示，易与前者区分。

（五）临床价值

彩色多普勒诊断门静脉海绵状变性减少了血管造影等有创检查，能清晰、准确地显示门静脉阻塞部位、原因及程度，并可根据侧支形成情况估测机体的代偿能力。除此之外，易区分门静脉周围扩张的胆管。

二十、门静脉闭塞

（一）病因与病理

门静脉闭塞是不明原因的门静脉管壁增厚、狭窄以致闭塞，引起肝内型窦前阻塞性门静脉高压症，主要病理改变为门静脉壁胶原纤维组织增生而肝小叶结构正常。

（二）临床表现

临床上很少见，主要表现为原因不明的上消化道出血，脾大及食管、胃底静脉曲张，且排除肝硬化、肝静脉阻塞等疾病。

（三）超声诊断

（1）门静脉主干管壁增厚、回声增强，内壁呈虫蚀样改变；中小分支管腔变窄，闭塞者呈粗细不等的光带，血管消失者声像图上不显示。病变顺序自小分支向主干发展。

（2）肝内回声增强，分布不均匀。

（3）肝动脉可代偿性扩张，血流速度增快。

（4）脾明显肿大或出现腹水无回声区。

（四）鉴别诊断

门静脉闭塞引起的门静脉高压主要应与其他原因的门静脉高压相鉴别，如肝硬化、肝静脉阻塞性疾病等。

（五）临床价值

门静脉闭塞临床罕见，对于不明原因的上消化道出血或脾大的患者，应行超声检查以明确诊断，并需判断其严重程度，有利于临床治疗。

二十一、肝段下腔静脉阻塞综合征

（一）病因与病理

肝段下腔静脉阻塞综合征（巴德-吉利亚综合征，Budd-Chiari syndrome）是指下腔静脉上段阻塞伴有肝静脉狭窄或完全闭塞的疾病。其病因可为先天性下腔静脉内纤维隔膜或继发性闭塞。隔膜多位于下腔静脉汇入右房口以下 3～4cm 处，常为薄膜或纤维索带状，且多数为下腔静脉完全闭塞，少数中央有孔。继发性下腔静脉梗阻多与下腔静脉、肝静脉血栓形成有关。肝段下腔静脉梗阻依其病因及病理可分为膜型、狭窄闭锁型、外压型、肝静脉梗阻型及混合型。

（二）临床表现

临床上主要表现为血液回流受阻及侧支循环开放，如肝淤血性肿大、下肢水肿、腹壁静脉曲张、腹水等。

（三）超声诊断

1. 二维超声

（1）下腔静脉入口处下方局部管腔狭窄或闭塞，梗阻远端管腔扩张，其内径随呼吸和心动周期的变化减弱或消失。

（2）肝静脉汇入下腔静脉梗阻的上方且本身无病变时，肝静脉形态无明显改变。当其汇入下腔静脉梗阻下方或本身有病变时，则表现为病变区肝静脉管腔纤细或闭塞，病变远端肝静脉扩张、迂曲，局部膨大或互相交通，肝短静脉扩张。

（3）肝显著肿大，尾叶更甚，内部回声均匀。脾大、脾静脉增宽。部分患者出现腹水无回声区。

2. 多普勒超声

狭窄段管腔内见纤细的彩色血流信号，流速快，病变远端呈五彩缤纷彩色血流，且流速明显减慢。完全梗阻时，下腔静脉病变段内无血流显示，其远端血流呈离心改变。肝静脉依其能否进入右心房而显示血流束与下腔静脉和右心房的关系。肝内可显示互相交通的杂乱肝静脉束。门静脉因肝淤血而阻力增大,流速明显减慢。

3.超声造影

显示造影剂进入右心房受阻,当其完全闭塞时,该段无造影剂显示。

(四)鉴别诊断

肝段下腔静脉梗阻与肝硬化的临床表现有许多共同之处,常被混淆,两者的鉴别要点见表 4-2。

表 4-2 肝段下腔静脉梗阻和肝硬化的鉴别

鉴别要点		肝段下腔静脉梗阻	肝硬化
临床资料		开始下肢水肿、腹痛,继而肝大、腹水	有肝炎、饮酒等病史,食欲缺乏、腹胀、黄疸,肝功能损害严重
二维超声	下腔静脉梗阻	有	无
	肝	明显肿大、尾叶更显著,包膜光整	轻度增大或缩小,包膜不光滑
	肝静脉	扩张	缩小
其他检查	肝功能异常	轻	重
	下腔静脉压	高	正常
	超声造影	梗阻	正常

(五)临床价值

超声检查不仅可明确病变的部位、范围和程度,了解肝内部的结构异常,还可判断肝内和下腔静脉内的血流状态及侧支循环的形成,为选择合理的手术或介入治疗方式提供可靠资料,同时还可评价其疗效。

(郑继慧)

第二节 胆道疾病

一、胆囊结石

(一)病因与病理

胆囊结石是最常见的胆系疾病。胆囊结石可能是由于多种因素导致胆固醇和胆色素代谢障碍,沉积形成结石。按结石所含的主要化学成分不同可分为胆固醇结石、胆色素结石和混合性结石。国内以混合性结石及胆色素结石多见。

(二)临床表现

临床上多表现为右上腹隐痛、饱胀及消化不良。有的可无明显症状,当结石阻塞胆囊管时可引起胆绞痛。

(三)超声诊断

1.典型声像图表现

典型的胆囊结石有三个特征(图 4-50)。

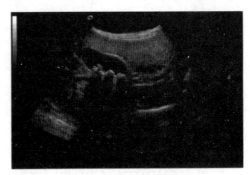

图 4-50　典型的胆囊结石

（1）胆囊腔无回声区内可见一个或多个强回声光团或光斑。

（2）强回声团后方伴有清晰的声影。

（3）可随体位变化而移动。

2.非典型声像图表现

（1）胆囊充填型结石：胆囊无回声区消失，多个切面扫查胆囊区可见一恒定的弧形强光带，后方伴宽的声影。如合并慢性胆囊炎，胆囊壁增厚，可形成囊壁-结石-声影"三合"征（WES 征），此特征具有较高的诊断价值（图 4-51）。

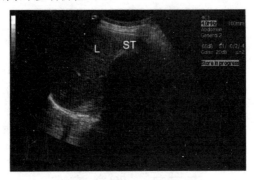

图 4-51　胆囊充填型结石

注　L:肝;ST:结石。

（2）胆囊泥沙样结石：胆囊无回声区内见强光点回声，呈带状沉积于胆囊后壁，后方伴有相应的宽大声影。改变体位时，强回声带因结石移动可重新分布。当结石细小疏松、沉积层较薄时，可无明显声影，此时改变体位，结石可迅速移动（图 4-52）。

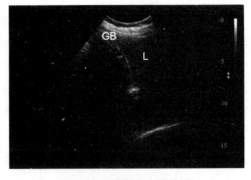

图 4-52　胆囊泥沙样结石

注　L:肝;GB:胆囊。

(3)胆囊颈部结石：胆囊颈部可显示结石强回声团，后方伴声影。结石较小或未嵌顿时，左侧卧位或胸膝卧位可使结石向胆囊体、底部移动，提高检出率。若结石嵌顿于胆囊颈部，多表现为胆囊肿大（图 4-53）。

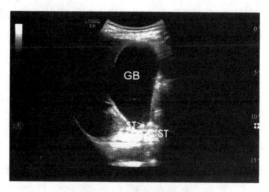

图 4-53　胆囊颈部结石

注　GB：胆囊；ST：结石。

(4)胆囊壁内结石：胆囊壁可局限性增厚，胆囊黏膜下可见一个或多个 2～4mm 的结石强回声斑点，其后常伴"彗星尾"征，不随体位改变移动（图 4-54）。

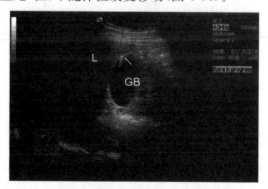

图 4-54　胆囊壁内结石

注　L：肝；GB：胆囊。

（四）鉴别诊断

(1)胆囊充填型结石应与肠内容物或气体回声与胆囊重叠相鉴别，充填型结石多个切面表现为恒定的强回声，且声影清晰、整齐。而肠气强回声团的形态不固定，后方声影浑浊，呈多重反射的回声带，肠内容物及肠气可随肠蠕动而移动。

(2)泥沙样结石应与胆囊内炎性沉积物及胆汁淤积、浓缩胆汁鉴别。泥沙样结石颗粒回声强、粗大，改变体位时移动速度较快，并有较明显声影，而后者颗粒细小，回声较弱，后方无声影，移动速度较慢。

(3)胆囊颈部嵌顿结石应与肝门部气体强回声、肝门部钙化淋巴结及胆囊颈部粗大的折叠黏膜皱襞的强回声相鉴别。颈部嵌顿结石，胆囊可肿大，颈部强回声且伴有清晰的声影，而颈部折叠时虽后方也可有轻度声影，但多方位扫查其长轴可呈条状强回声。

(4)胆囊壁内结石应与胆囊小息肉相鉴别，前者有典型的"彗星尾"征，后者无此特征。另外，胆囊炎胆囊壁腺体阻塞形成的小囊肿及小脓肿，其由于多重反射形成后方带"彗星尾"征的强光斑,应与真正的壁间结石鉴别;胆囊腺肌增生病因罗-阿窦(Rokitansky-Aschoff 窦)扩张形成的"彗星尾"征,也应注意与壁间结石鉴别。

（五）临床价值

超声对胆囊结石的诊断符合率高达 95％以上,典型的胆囊结石诊断正确率几乎为100％。在胆汁充盈状态下,小至 1mm 的结石超声也能显示,尤其对 X 线造影胆囊不显示的充填型结石或颈部结石的病例,超声检查可明确诊断,因此,超声检查为胆囊结石的最佳诊断方法。

二、急性胆囊炎

（一）病因与病理

急性胆囊炎是常见的急腹症之一,多因结石阻塞、细菌感染、胰液反流等病因引起。炎症较轻时,仅胆囊壁因黏膜充血、水肿、渗出有不同程度增厚,胆囊稍肿大。炎症严重时,累及胆囊壁全层,形成化脓性胆囊炎,胆囊壁明显增厚和胆囊肿大,并有脓液渗出。更严重者可致壁坏死、穿孔,胆汁流入腹腔,形成膈下脓肿和胆汁性腹膜炎。

（二）临床表现

急性胆囊炎的临床症状因病情轻重可有不同,轻者可有右上腹疼痛、低热及消化不良。重症者则有右上腹绞痛、寒战、高热、恶心、呕吐,个别病例可有腹膜刺激症状。

（三）超声诊断

（1）胆囊肿大,尤以横径增大明显,横径≥3.5cm,胆囊边缘轮廓模糊。

（2）胆囊壁弥漫增厚＞4mm,毛糙呈"双边影"。

（3）胆囊无回声区内可出现稀疏或密集的细小或粗大斑点状、云絮状回声,后方无声影,为炎性物质所致。

（4）由结石阻塞引起的急性胆囊炎,可在胆囊颈部见到结石强回声及声影。

（5）胆囊穿孔时可见胆囊壁连续中断,胆囊有所缩小,胆囊周围有不规则无回声区。

（6）超声墨菲征阳性:探头探触胆囊区时有明显触痛。

（四）鉴别诊断

急性胆囊炎胆囊壁增厚应与急性肝炎、肝硬化、低蛋白血症、心力衰竭、肾病等引起的胆囊壁增厚或呈"双边影"进行鉴别,后面这些疾病均有相应的临床表现及实验室检查异常结果,可与急性胆囊炎相鉴别。

胆囊腔内胆汁淤积的细小光点群也可与胆囊内炎性沉积物鉴别。前者多见于长期禁食、胆道梗阻的患者,胆囊区无疼痛病史,超声墨菲征阴性可予以鉴别。

（五）临床价值

超声可清晰地显示胆囊的大小、壁的炎性增厚、胆囊腔内积脓及有无并发症发生,对急性胆囊炎的诊断准确性高,且迅速方便,为临床治疗方案提供了可靠依据,在治疗中还可进行随访观察。

三、慢性胆囊炎

（一）病因与病理

慢性胆囊炎可由急性炎症反复发作迁延而来，常伴有结石存在，胆囊壁因纤维组织增生和炎性细胞浸润而增厚，肌肉纤维萎缩，使胆囊收缩功能减退。大部分病例胆囊有增大，少数病例胆囊缩小、变硬，囊腔变窄。

（二）临床表现

慢性胆囊炎临床表现多不典型，可有腹胀、厌油等消化不良症状。

（三）超声诊断

（1）轻型慢性胆囊炎，胆囊大小可正常，仅胆囊壁稍增厚（＞4mm）。

（2）慢性胆囊炎胆囊多肿大，囊壁呈均匀性增厚的强回声。若与周围粘连，边缘轮廓模糊不清。

（3）胆囊无回声区内可出现中等或较弱的沉积性团块回声，随体位改变而缓慢移动和变形，后方无声影。

（4）慢性胆囊炎后期胆囊可萎缩，胆囊缩小，囊腔变窄，壁增厚，回声强，边界模糊不清。如合并有结石，可以出现囊壁-结石-声影三合征（WES 征）。

（5）胆囊收缩功能减弱或丧失。

（四）鉴别诊断

（1）慢性胆囊炎囊壁增厚应与厚壁型胆囊癌相鉴别。后者增厚的胆囊壁厚薄不均，内壁线多不规则。

（2）胆囊萎缩形成的强光团及 WES 征时应与肠气回声相鉴别。后者可随肠蠕动变化，且声影浑浊。

（五）临床价值

典型的慢性胆囊炎具有特征性的超声表现，但需要注意鉴别胆囊肿瘤性病变；询问病史和实验室检查有助于作出正确诊断。

四、胆囊腺瘤

（一）病因与病理

胆囊腺瘤是最常见的胆囊良性肿瘤，发生于腺上皮，病理上分为单纯性和乳头状腺瘤。体积较小。

（二）临床表现

一般无临床症状，若迅速增大，可有恶变倾向。

（三）超声诊断

（1）腺瘤呈乳头状或圆球状高回声或中等回声结节，自胆囊壁向腔内突起。

（2）后方无声影不随体位改变而移动。

（3）多数大小为 10～15mm，基底较宽，偶见有蒂，多为单发（图 4-55）。

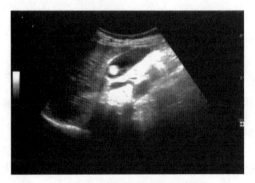

图 4-55　胆囊腺瘤二维声像图

（4）好发于胆囊颈部或底部。

（5）CDFI：肿瘤内有时可见星点状彩色血流显示（图 4-56）。

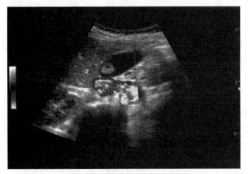

图 4-56　胆囊腺瘤彩色多普勒图

（6）超声造影：肿瘤内可见造影剂进入（图 4-57）。

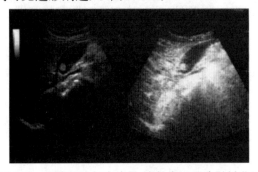

图 4-57　胆囊腺瘤超声造影：病灶内可见造影剂进入

（四）鉴别诊断

体积较小的胆囊腺瘤要与息肉和局限性的胆囊腺肌症进行鉴别。体积较大的胆囊腺瘤要与胆囊癌进行鉴别。

（五）临床价值

胆囊腺瘤具有恶变的风险，一旦确诊，建议患者进行手术治疗。

五、胆囊癌

（一）病理与病因

胆囊癌以腺癌最常见，鳞癌少见，腺癌约占 80%，病理上可分为浸润型和乳头型两种，大多数为浸润型,早期胆囊壁呈局限性浸润,晚期胆囊壁呈弥漫性浸润增厚。乳头癌较少见,癌肿突入腔内,可单发或多发,到后期癌肿充满整个胆囊腔,胆囊癌晚期常可转移到肝和肝门部、胆囊周围的淋巴结。胆囊癌患者常合并有胆囊结石与胆囊慢性炎症。

(二)临床表现

临床上早期无特殊症状,晚期可出现腹痛、消瘦、食欲缺乏、黄疸,右上腹包块和腹水。

(三)超声诊断

根据癌肿生长类型及进展程度不同,声像图可分为五型。

1. 小结节型

癌肿呈乳头状结节突入腔内,表面不平整,基底部较宽,直径一般小于 2.5cm,好发于胆囊颈部。CDFI:肿瘤内或基底部可见星点状彩色动脉血流信号。此型为胆囊癌的早期表现(图 4-58)。

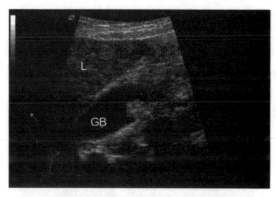

图 4-58 胆囊癌结节型二维声像图

注 L:肝;GB:胆囊。

2. 蕈伞状型

胆囊癌呈弱回声或中等回声,形似蕈伞状肿块,突入胆囊腔内,基底宽,可单发,也可多发,融合成不规则团块(图 4-59)。

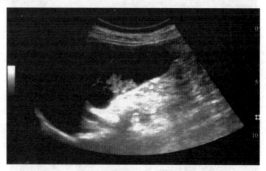

图 4-59 胆囊癌蕈伞状型二维声像图

3. 厚壁型

胆囊壁受肿瘤浸润,呈局限性或弥漫性不均匀增厚,以颈部或体部更显著。内壁线不规则,胆囊腔狭窄变形(图 4-60)。

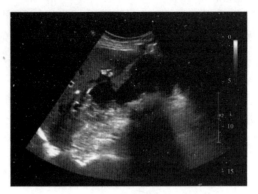

图 4-60　胆囊癌厚壁型二维声像图

4. 混合型

此型较多见,其声像图表现为蕈伞状型加厚壁型的表现。

5. 实块型

正常胆囊无回声区消失,整个胆囊为一实性肿块取代,边缘不规则,轮廓欠清晰,内部回声强弱不均,大部分肿块内伴有结石强光团及声影。如肿瘤浸润肝,胆囊与肝无明显分界,并可见到肝实质内浸润病灶;如转移到肝门及胆囊周围淋巴结,可形成多个低回声结节。实块型为胆囊癌晚期表现(图 4-61)。

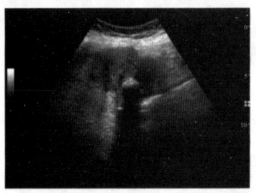

图 4-61　胆囊癌实块型二维声像图

CDFI 常显示胆囊癌肿内有丰富的彩色血流信号,呈高速低阻的动脉频谱,RI 多小于0.40(图 4-62)。

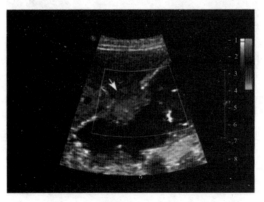

图 4-62　胆囊癌实块型彩色多普勒

超声造影胆囊癌动脉期可见造影剂填充,呈高增强(高于肝)(图 4-63),静脉期低增强(低于肝)(图 4-64)。

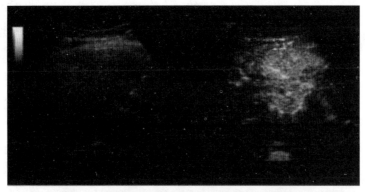

图 4-63 胆囊癌实块型超声造影:动脉期高增强

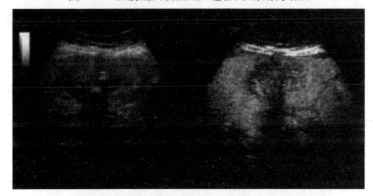

图 4-64 胆囊癌实块型超声造影:静脉期低增强

(四)鉴别诊断

(1)小结节型及蕈伞状型胆囊癌应与胆囊息肉、胆囊腺瘤相鉴别,后者一般体积较小,常在 1.5cm 之内,且基底部较窄。

(2)厚壁型胆囊癌应与慢性胆囊炎及胆囊腺肌增生病相鉴别,慢性胆囊炎胆囊壁均匀增厚,回声较强,内膜较光整,可与之鉴别。胆囊腺肌增生病增厚的胆囊壁内可见罗-阿窦的小类圆形无回声区及伴有"彗星尾"征的小而强的光斑回声。

(3)胆囊癌实块型应与胆囊淤积稠厚的胆汁、脓液或血凝块泥沙样沉积物相鉴别,后者胆囊轮廓是清晰的,壁的连续性未遭破坏。肝及胆囊周围淋巴结无转移。超声造影可提供明确的鉴别诊断信息,并可判断是否侵犯肝及侵犯程度。

(五)临床价值

超声检查根据胆囊内肿瘤的大小、形态、基底宽窄及有无高速低阻的动脉血流信号,可对胆囊良、恶性肿瘤的鉴别诊断起到很重要的作用,对于恶性肿瘤可根据声像图作出早期、晚期的判断,有助于临床治疗方案的选择。

六、胆囊增生性疾病

(一)病因与病理

胆囊增生性疾病是由于胆囊壁内某种成分过度增生所致,胆囊壁局限性增厚或向腔内隆起的病变,并非真性肿瘤。以胆固醇息肉及胆囊腺肌增生病较多见。胆固醇息肉常在弥漫性胆固醇沉着症基础上形成向黏膜表面突出的小隆起性病变,呈淡黄色,体积较小,有细蒂与黏膜相连。胆囊腺肌增生病为胆囊黏膜上皮增生,肌层明显增厚,可见到罗-阿窦,常合并有结石。

(二)临床表现

此类病变一般无临床症状,常在超声检查时偶然发现。部分患者可有与胆囊结石、慢性胆囊炎相似的症状,以餐后疼痛更加明显。

(三)超声诊断

1.胆囊息肉

(1)胆囊大小一般正常,息肉呈球形或乳头状高回声或中等回声团附着于囊内壁。

(2)多有细蒂相连,不随体位改变而移动,后方无声影。

(3)息肉体积较小,一般不超过 1cm(图 4-65)。

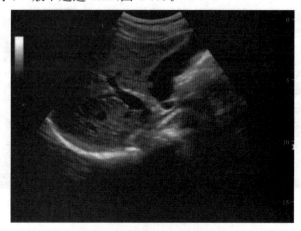

图 4-65　胆囊息肉二维声像图

2.胆囊腺肌增生病

(1)受累的胆囊壁明显增厚,根据增生的部位和范围可分类如下。

1)局限型:胆囊底部呈圆锥帽状增厚,此型多见(图 4-66)。

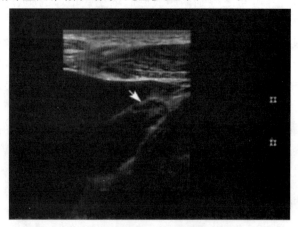

图 4-66　胆囊腺肌增生病局限型二维声像图

注　箭头示小囊状无回声区。

2)节段型:胆囊底体部壁节段性增厚,呈"三角"征。血流斑片状或难以显示(图 4-67,图 4-68)。

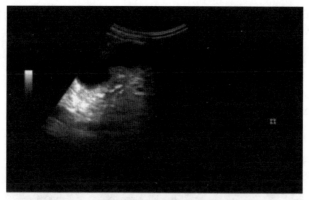

图 4-67　胆囊腺肌增生病节段型二维声像图

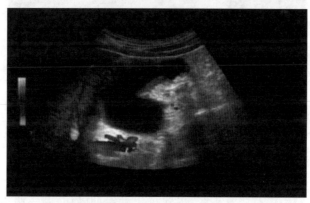

图 4-68　胆囊腺肌增生病节段型彩色多普勒

3)弥漫型:胆囊壁弥漫性增厚。

(2)增厚的胆囊壁内可见小囊状的无回声区或低回声区,即罗-阿窦,合并有小结石时,可见强回声斑,后方伴"彗星尾"征。

(3)脂餐试验显示胆囊收缩功能亢进。

七、先天性胆囊异常

先天性胆囊异常种类较多,一般无明显临床症状,多数在超声检查时偶尔发现。其主要包括形态异常(皱褶胆囊、双房胆囊、胆囊憩室)、数目异常(双胆囊、胆囊缺如)、位置异常(左位胆囊、肝内胆囊、游离胆囊)。

八、肝内胆管结石

(一)病因与病理

肝内胆管结石多为胆色素混合结石,最小者呈泥沙样,大者直径可达 2~3cm 或铸型结石,形态常不定,可发生在肝内各级胆管,但好发于左肝管及左右肝管汇合部。

(二)临床表现

局限在某一细小胆管内的小结石一般无症状,肝内结石合并感染时可出现上腹部肝区胀痛不适、发热、恶心、呕吐等上消化道症状。

（三）超声诊断

（1）在肝实质中可见与门静脉伴行，沿肝内胆管及左、右胆管走行的圆形、斑点状强回声团或条索状的强回声光带，后方伴声影（图4-69）。

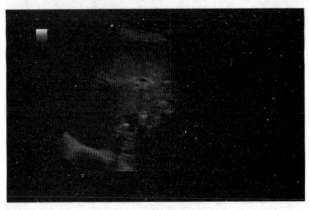

图4-69　肝内胆管结石

（2）当有胆汁淤积时，扩张的胆管无回声区内可见结石的强回声团，后方伴声影，结石阻塞的远端小胆管扩张，可与伴行的门静脉分支形成"平行管"征，或呈囊状、树杈状扩张。

（四）鉴别诊断

（1）要与肝内正常结构如肝圆韧带，以及肝内钙化灶、小血管瘤、肝纤维化瘢痕相鉴别。

（2）肝内胆管积气形成强回声带沿左右胆管走行，也可有肝内胆管轻度扩张，但气体强回声紧贴胆管前壁，形态不稳定，后有多重反射回声带，可以与之鉴别。

（五）临床价值

三级以下胆管结石不伴有胆管扩张，多建议患者定期随访；若三级以上胆管结石伴有胆管扩张，可采取手术等方法治疗。

九、肝外胆管结石

（一）病因与病理

肝外胆管结石可来源于肝内胆管或胆囊内的结石，也可原发于肝外胆管内。其成分是胆色素结石或以胆色素为主的混合性结石，由于结石的刺激和阻塞，胆管多数有扩张。结石发生嵌顿或胆管发生急性炎症，可导致完全性梗阻。

（二）临床表现

患者多数有反复发作的上腹部不适和疼痛，有时可有轻度黄疸。结石导致完全性梗阻时，患者可出现上腹部绞痛、黄疸、寒战和高热（查科三联征）。

（三）超声诊断

典型的声像图表现如下。

（1）二维声像图：扩张的肝外胆管内可见一个或多个恒定的强回声光团，后方伴有声影，强回声光团与胆管壁分界清楚，不典型者扩张的肝外胆管内有中等或较弱的光团或柱形的弱回声充填胆管腔内，后方无明显声影（图4-70）。

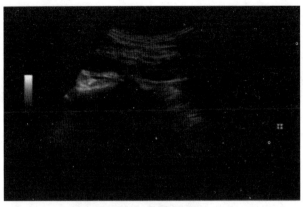

图 4-70 肝外胆管结石

（2）CDFI：显示门静脉及下腔静脉的彩色血流信号，根据此特征来观察与其伴行的上段及下段肝外胆管和胆管内结石回声。

（四）鉴别诊断

肝外胆管典型结石诊断并不困难，胆管内疏松结石应与胆管内肿瘤相鉴别，胆管内肿瘤无声影，且与胆管壁分界不清。CDFI：显示肿瘤内有点状或线状的动脉血流信号，可与结石相鉴别。

（五）临床价值

对肝外胆管结石的诊断准确率为 $60\%\sim90\%$。肝外胆管上段结石易显示，下段因气体遮盖，显示较困难，若改变体位或饮水充盈肠管，可提高下段胆管结石的检出率。内镜超声检查不受肠气干扰，能更直观、更清楚地显示胆管内结石及其下段隐蔽的结石。

十、化脓性胆管炎

（一）病因与病理

化脓性胆管炎多由于胆管结石、胆道蛔虫等引起胆管梗阻或胆管急性化脓性炎症引起。胆管壁因炎症刺激充血、水肿、增厚，管腔内充满脓性胆汁。

（二）临床表现

临床上主要表现为上腹部疼痛、寒战、高热、恶心、呕吐等症状，晚期可出现黄疸。

（三）超声诊断

（1）肝外胆管扩张，胆管壁增厚、毛糙、回声增强，内有低回声暗带，呈"双边影"。

（2）胆管腔内可见密集的点状或斑点状回声，后方无声影。

（3）有时在胆管梗阻部位可显示结石或蛔虫回声。

（四）鉴别诊断

化脓性胆管炎应与胆管肿瘤相鉴别，化脓性胆管炎多伴有感染的临床表现及相应的实验室阳性检查结果。若胆管炎伴有胆汁淤积，可行超声造影检查，与胆管肿瘤性病变相鉴别。

（五）临床价值

化脓性胆管炎一旦确诊，应早期治疗，在抗感染治疗的同时，若伴有胆管扩张、胆系梗阻的症状，可行 PTCD 置管引流。

十一、胆管癌

(一)病因与病理

胆管癌绝大多数为腺癌,少数为未分化癌和鳞癌。其形态可有乳头状、结节状、硬化型或弥漫型,胆管癌常发生于胆总管近端、肝门左右肝管汇合处及壶腹部。肿瘤自胆管壁呈乳头状或结节状突入管腔,多数呈浸润性生长,使管壁增厚、僵硬,管腔狭窄,造成管腔部分或完全阻塞。阻塞部位以上胆管扩张。

(二)临床表现

胆管癌患者早期缺乏典型的临床表现,多以进行性加深的无痛性黄疸就诊,常伴有皮肤瘙痒、食欲减退、腹泻和消瘦等,晚期出现肝脾大和腹水。

(三)超声诊断

1.二维直接征象

(1)乳头型:扩张的胆管腔内可见乳头状或结节状的高回声或中等回声的软组织样肿块,形态不规则,后方无声影,肿块与胆管壁无分界(图 4-71)。

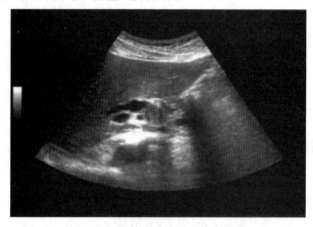

图 4-71　胆管癌乳头型二维声像图

(2)狭窄型或截断型:扩张的胆管远端因癌组织浸润,管腔内径狭窄呈"鼠尾"征,或被肿块突然截断,阻塞端及其周围可见肿瘤组织的致密斑点状回声。

2.二维间接征象

(1)肝门部左右肝管汇合处癌肿阻塞时,可引起肝内胆管扩张。

(2)肝外胆管下端癌肿阻塞可引起肝内胆管、肝总管、胆总管扩张,胆囊肿大。

(3)癌肿有转移时,肝内可见占位性病变,肝门部淋巴结可肿大。

3.CDFI

胆管肿瘤属于少血供肿瘤,其内血流常呈点状或难以显示。

4.超声造影

胆管肿瘤内可见造影剂进入,易与淤胆相鉴别(图 4-72)。

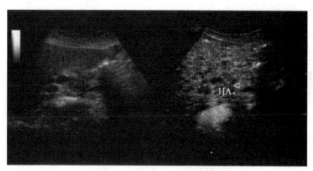

图 4-72　胆管癌超声造影动脉期

注　HA:肝动脉。

（四）鉴别诊断

浸润生长者不易准确显示肿瘤边界,梗阻扩张的肝内外胆管可提示肿瘤存在。有时胆管慢性炎症或狭窄与肿瘤难以准确鉴别。

（五）临床价值

超声能准确判断胆管扩张及胆管肿瘤阻塞部位,直接观察到胆管内肿瘤形态及大小,有助于临床制订治疗方案。

十二、先天性胆管扩张

（一）病因与病理

先天性胆管扩张是胆管壁先天性薄弱所致,可单独发生在肝外胆管或肝内胆管,以及同时发生在肝内、肝外胆管(复合型),以肝外胆管囊状扩张多见。

（二）临床表现

胆总管囊肿多以腹部肿块、间隙性腹痛、黄疸等为主要临床表现,肝内胆管囊状扩张继发结石或感染后可出现发热、黄疸、肝区痛等临床表现。

（三）超声诊断

1. 先天性胆总管扩张

又称先天性胆总管囊肿。

（1）胆总管部位可见椭圆形或梭形无回声区,壁薄、后方回声增强(图 4-73),有时无回声区内可见结石强回声光团及声影,或胆汁形成的细小光点回声。

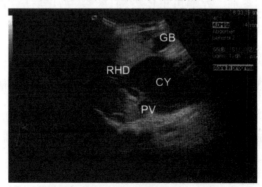

图 4-73　先天性胆总管囊肿二维声像图

注　RHD:右肝管;GB:胆囊;PV:门静脉;CY:囊肿。

(2)囊肿无回声区上段与近端胆管相通,其后方可见门静脉。

(3)胆囊常因囊肿向腹前壁推挤移位。

2.先天性肝内胆管扩张(Caroli 病)

(1)肝内可出现圆形或梭形的无回声区,呈单个或节段性,沿左、右肝管及肝内胆管分布。

(2)囊腔无回声区与未扩张的胆管相通,囊腔之间也可相通。

(四)鉴别诊断

(1)胆总管囊肿应与肝门部肝囊肿、胆囊积液、小网膜囊肿、胰头部囊肿等相鉴别,胆总管囊肿与近端胆管相通,此为重要鉴别点。

(2)肝内胆管扩张应与多囊肝、肝囊肿、多发性肝囊肿、梗阻所致的肝内胆管扩张等相鉴别。肝内胆管扩张是沿左右肝管走行分布,且囊腔与肝管或囊腔之间可相通。梗阻所致的肝内胆管扩张为长形的扩张管腔,并在梗阻部位可发现引起梗阻的病因(结石、肿瘤或蛔虫)。

(五)临床价值

超声显像可清楚地显示胆管扩张的部位,区分先天性胆管扩张的类型,并可测量扩张段的大小范围来评估病变的程度,为临床选择合理的治疗方案提供了可靠的依据。

十三、胆道蛔虫病

(一)病因与病理

胆道蛔虫病是肠蛔虫经十二指肠乳头钻入胆道所致,蛔虫大多存在胆总管内,有的可进入肝管或肝内胆管中,也可进入胆囊内,临床上可引起阵发性绞痛。

(二)临床表现

临床上可引起阵发性绞痛。

(三)超声诊断

(1)在扩张的胆管长轴切面内,可见前后径为 3～5mm 的平行双线状高回声带。中心为暗区,前端圆钝。活蛔虫可见在胆管内呈"～"形蠕动。死蛔虫显示为线状高回声带,模糊不清,或断裂呈片状。

(2)当蛔虫进入胆囊时,胆囊无回声区内可见弯曲状的管状回声。

(四)鉴别诊断

根据扩张的胆管内出现平行双线状强回声带,可较准确地诊断胆道蛔虫病。但应与胆管周围其他胆道管壁回声相鉴别。死蛔虫虫体萎缩、断裂、钙化后应与胆管内结石、黏稠胆汁、血块等沉积物相鉴别。

(五)临床价值

胆道蛔虫病是常见的急腹症之一。超声检查对其诊断准确率高达 95% 以上,既可直观地显示蛔虫在胆道中的部位,又可实时观察到活蛔虫在胆道内的蠕动情况,治疗后对蛔虫是否退出胆道也可作出明确的判断。

十四、胆道闭锁

(一)病因与病理

胆道闭锁是以肝内外胆管闭锁和梗阻性黄疸为特点的小儿外科常见畸形,最终可导致肝衰竭并严重危害患者生命。它分为三型:Ⅰ型,胆总管闭锁;Ⅱ型,肝总管闭锁;Ⅲ型,肝门部闭锁。Ⅲ型最常见(>90%)。

(二)临床表现

新生儿或婴儿出现持续性黄疸,白色或浅黄色粪便,肝可触及肿大或质地变硬。血清胆红素升高,且以直接胆红素升高为主。

(三)超声诊断

(1)肝门部三角形条索状高回声(triangular cord sign,TC 征),肝门部闭锁型占大部分,且一般在肝门部会有纤维块,因此,TC 征是诊断胆道闭锁直接而特异的客观标准。

(2)胆囊的改变也是诊断胆道闭锁的参考指征,主要表现为无胆囊,胆囊形态不规则或呈分叶状,胆囊壁厚薄不均或不光滑、僵硬及胆囊长径小于 1.5cm(图 4-74)。

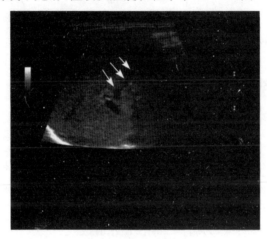

图 4-74　胆道闭锁 1

注　箭头示形态不规则的小胆囊。

(3)肝右动脉增宽:大于 0.16cm 为增宽(图 4-75)。

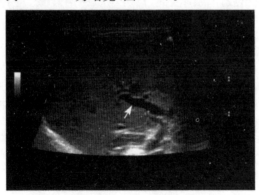

图 4-75　胆道闭锁 2

注　箭头示肝右动脉增宽,内径 0.48cm。

(4)由于胆道闭锁常伴有肝纤维化,因此可见肝大和不均匀回声表现。

(四)鉴别诊断

其应与婴儿肝内胆汁淤积相鉴别,有无 TC 征、胆囊的改变均是鉴别诊断的重要方面。

(五)临床价值

胆道闭锁和肝内胆汁淤积是婴儿或新生儿黄疸的两个主要病因,临床表现和血生化指标测定均具有重叠性,但其治疗完全不同,且胆道闭锁预后和治疗时间密切相关,因此早期诊断十分重要。超声诊断率高且无创、可重复,在胆道闭锁的诊断中具有重要地位。

(郑继慧)

第三节　胰腺疾病

一、急性胰腺炎

(一)病因与病理

急性胰腺炎常见病因有胆系感染、酒精中毒、暴饮暴食及外伤等。胆总管或壶腹部的结石、蛔虫、局部水肿或括约肌痉挛,使胆汁反流入胰腺实质内引起炎症。另一种病因是胰腺组织内的血液供应不足,造成胰腺组织大量坏死性炎症。病理特点:在胰腺组织内有大片出血、坏死及炎症反应,同时残留组织内可见小叶内导管扩张。

(二)临床表现

急性发作上腹疼痛、恶心、呕吐,早期可出现休克、淀粉酶升高等。

(三)超声诊断

(1)胰腺普遍性、均匀性增大,并以前后径肿大为主,也可呈局限性肿大。

(2)胰腺内部回声减低为主要表现,内可夹杂细小光点。慢性炎症急性发作时,胰腺内部回声可不减弱而表现为不均匀。

(3)胰腺周边可见积液暗区,为病程早期渗出水肿改变。

(四)鉴别诊断

(1)局限性肿大的胰腺炎应与胰腺肿瘤相鉴别。肿瘤多表现为局限性低回声,轮廓不规整,内部回声不均,向外突出或向周围浸润,后方组织回声衰减,可有较清晰边界。结合病史及淀粉酶检查可以鉴别。

(2)反复发作的急性胰腺炎应与慢性胰腺炎急性发作相鉴别:慢性胰腺炎时,胰腺组织回声增强且不均,可伴有胰管囊状扩张、假性囊肿、胰管内结石、钙化形成等。

(3)急性胰腺炎可引起胃肠内积气,出现超声全反射现象而使胰腺显示不清。此时,应与胃穿孔、肠梗阻等急腹症相鉴别。淀粉酶检查及X线腹部透视等有助于鉴别诊断。胃肠积气改善以后,重复扫查可能显示胰腺炎图像。

(五)临床价值

(1)急性单纯性胰腺炎超声可无异常表现,急性重症胰腺炎表现可典型,超声可作为随访手段动态观察。

(2)积液多积聚于小网膜囊、肝肾间隙、脾肾间隙。超声可动态观察积液位置及范围,并引导其置管引流。

二、慢性胰腺炎

(一)病因与病理

多数慢性胰腺炎是由急性炎症反复发作演变而成。病理特点:胰腺小叶周围及腺泡间纤维化,伴有局灶性坏死及钙化。可有胰管或腺泡扩张。胰腺外观呈结节状,质地纤维化变硬。

（二）临床表现

其主要症状为上腹痛、腹胀、厌油腻、脂肪腹泻及消瘦等。

（三）超声诊断

（1）胰腺轻度肿大或局限性肿大；胰腺轮廓不清，边界常不规整，与周围组织分界不清。

（2）胰腺内部回声增强，分布不均，呈条状或带状。

（3）假性囊肿形成，表现为炎症局部或周围出现无回声区，内部无血流信号，超声造影示无增强（图 4-76～图 4-78）。

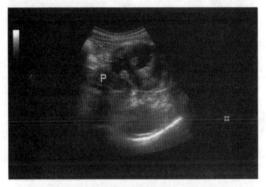

图 4-76 胰腺假性囊肿二维声像图

注 P：胰腺。

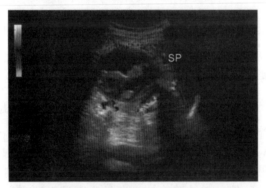

图 4-77 胰腺假性囊肿彩色多普勒

注 SP：脾。

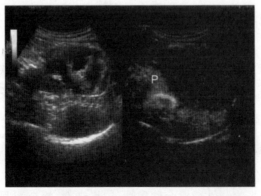

图 4-78 胰腺假性囊肿超声造影：病灶呈无增强

注 P：胰腺。

（4）胰管呈囊状或串珠样扩张；胰管内有时可见结石，表现为强回声光斑或光团，后方伴声影（图4-79）。

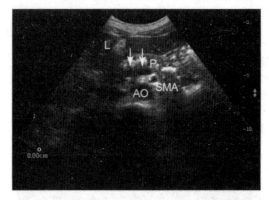

图4-79　胰管结石合并慢性胰腺炎二维声像图

注　箭头示胰管结石。L：肝；P：胰腺；SMA：肠系膜上动脉；AO：腹主动脉。

（四）鉴别诊断

（1）胰腺局限性肿大时应与胰腺癌相鉴别。后者多表现为局限性低回声，轮廓不规整，内部回声不均，有浸润现象，但胰腺其他部位则正常。

（2）有假性囊肿形成时，应与肝肾囊肿、十二指肠积液、腹膜后淋巴瘤相鉴别。

（五）临床价值

腹部超声可以作为一线诊断手段，其诊断阳性率与CT相似，而对于超声影像不明确的患者，可考虑行超声内镜检查。

三、胰腺真性囊肿

常见的有先天性囊肿、潴留性囊肿及包虫囊肿。先天性囊肿由胰腺导管及腺泡先天性发育异常所致，多见于小儿，与遗传因素有关，常伴有多囊肝、多囊肾。潴留性囊肿由于胰管梗阻、胰液在管内滞留所致。囊肿一般较小，单房，周围胰腺组织常伴有炎症。声像图可见胰管膨大，呈无回声区，也可见慢性胰腺炎的声像图特点。包虫囊肿是由于吞食细粒棘球绦虫卵引起的一种疾病，多发于肝，偶见于胰腺。超声所见为囊性无回声区，囊肿壁回声较强，边界光滑整齐，囊内可见头节和子囊，可表现为多发性强回声光团。

四、胰腺囊腺瘤或囊腺癌

（一）病因与病理

本病较少见，多发于30～60岁的女性，好发于胰腺的体尾部。病理特点：囊腺瘤属良性，发生于胰腺的导管上皮。肿瘤呈圆形，有完整的包膜，内呈单房或多房改变。囊腺癌呈多囊腔，腔内含有黏液或浆液，有的囊腺癌是由囊腺瘤恶变而来。

（二）临床表现

症状隐匿，当肿物较大时才能触摸发现。出现压迫症状时，可有上腹痛。

（三）超声诊断

两者声像图表现相似，为囊性或混合性病灶，边界光滑，囊壁可呈高回声，且不规则增厚。内部呈分隔或多房改变。内部为无回声区，囊壁可见乳头状结构的高回声光团。有时可见散在的强回声钙化斑并有声影。肿块为圆形或椭圆形,或呈分叶状,大多发生在胰体、尾部。较小者可见位于胰腺内,较大者可部分位于胰腺内或明显突向胰外,但仍显示与胰腺关系密切。

(四)鉴别诊断

(1)超声鉴别囊腺瘤与囊腺癌较困难。

(2)应与包虫囊肿、胰腺癌液化坏死、假性囊肿或脓肿等相鉴别。包虫囊肿多同时发生于肝脏,囊性无回声区内可见头节和子囊。胰腺癌液化、坏死呈不均质性,实性部分较多而囊性部分较少。假性囊肿或脓肿则有胰腺炎或感染史。

(五)临床价值

二维灰阶超声对典型胰腺囊腺瘤和囊腺癌有较高的诊断率;超声造影可以用于非典型的囊腺瘤和囊腺癌的诊断。

五、胰岛素瘤

(一)病因与病理

胰岛素瘤来自胰岛 B 细胞,是内分泌肿瘤中最常见的功能性胰腺肿瘤,通常是良性或无法肯定有无潜在恶性风险,只有极少数情况被确定为恶性。其主要特点是大量分泌胰岛素,导致低血糖,进而影响消化功能及机体其他功能而引起一系列复杂的临床症状。

(二)临床表现

此病罕见,肿瘤发生隐蔽,临床症状复杂,病情缓慢。可出现不同程度的 Whipple 二联征表现:饥饿或运动后发生低血糖症状;发作时血糖<2.8mmol/L(50mg/dL);注射葡萄糖后立即缓解。随着病情发展,低血糖程度可加重,甚至餐后也可诱发低血糖,同时低血糖发作时间延长,频率加重,多伴有身体逐渐肥胖,记忆力、反应力下降。

(三)超声诊断

(1)瘤体一般较小,平均直径为 1~2cm。肿瘤常位于胰体尾部。

(2)边界整齐光滑,内部呈均匀稀疏的低回声光点(图 4-80)。

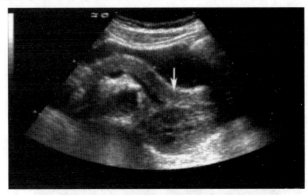

图 4-80 胰岛细胞瘤二维声像图

注 箭头示瘤体。

(3)因有典型的低血糖症状,临床诊断并不困难。但由于肿瘤小,定位较困难,必要时可饮 500mL 水后变换体位观察。

(四)鉴别诊断

胰岛素瘤恶变时,与胰腺癌难以鉴别,可根据病史、症状、肿瘤部位、检验等加以鉴别。

（五）临床价值

超声在功能性胰岛素瘤的定位诊断具有重要作用，尤其是术中超声的使用。

六、无功能性胰岛细胞瘤

（一）病因与病理

其胰岛细胞不产生胰岛素，肿瘤一般位于胰体尾部，生长缓慢。由于该肿瘤无临床症状，长得很大时才被发现，大小可达 10cm。

（二）临床表现

一般无临床症状。

（三）超声诊断

左上腹可探及一圆形或椭圆形肿物，与胰尾相连，边界清晰光滑，可呈分叶状。肿瘤较大时，内部回声不均。囊性变时，其内可见无回声区。

（四）鉴别诊断

无功能性胰岛细胞瘤位于胰尾时，应与胃或左肾肿瘤相鉴别。饮水观察有助于与胃肿瘤相鉴别。脾静脉前方的肿物多来自胰腺，脾静脉后方的肿物应考虑来自左肾。还应与胰腺癌相鉴别。

（五）临床价值

无功能性胰岛细胞瘤发现时，体积多较大，超声可清晰显示，但超声表现无特异性，需结合其他影像学检查，从而与其他类型胰腺肿瘤性病变相鉴别。

七、胰腺癌

（一）病因与病理

胰腺癌是消化系统常见恶性肿瘤之一，多见于 40 岁以上男性。胰腺癌约 50% 以上发生于胰头部，约 1/4 发生于胰体尾部。其余为弥漫性胰腺癌。病理学上分为两种：一种来自腺泡上皮，另一种来自胰腺导管。

（二）临床表现

常见早期症状表现为腹痛或上腹部不适、食欲减退、乏力、体重减轻、黄疸。

（三）超声诊断

（1）胰腺多呈局限性肿大，内见肿物，轮廓不规则，边界不清晰（图 4-81）。

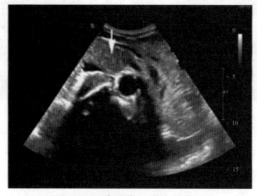

图 4-81　胰腺癌二维声像图 1

注　箭头示瘤体。

（2）内部回声：多呈低回声，可不均匀。肿瘤坏死、液化时可呈现不规则无回声区。

（3）挤压现象：胰头癌可使十二指肠曲扩大，胰尾癌可使胃、脾、脾静脉及左肾受压、推挤、移位。胰头癌向后挤压下腔静脉使其变窄，远端出现扩张。压迫胆总管时，可使肝内胆管及胆囊扩张，也可使胰管扩张。胰颈癌可使门静脉、肠系膜上静脉受压移位（图4-82）。

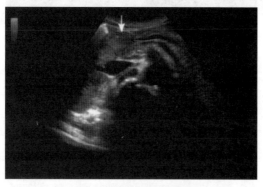

图 4-82　胰腺癌二维声像图 2

注　箭头示瘤体。

（4）CDFI：胰腺癌内可见斑片状血流（图4-83）。

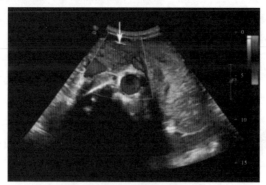

图 4-83　胰腺癌彩色多普勒

注　箭头示瘤体。

（5）超声造影：胰腺癌是少血供肿瘤，动脉期和静脉期常呈低增强（低于胰腺）（图4-84，图4-85）。

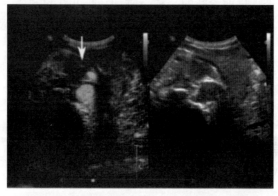

图 4-84　胰腺癌超声造影：动脉期呈低增强

注　箭头示瘤体。

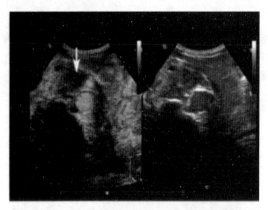

图 4-85　胰腺癌超声造影：静脉期呈低增强

注　箭头示瘤体。

（四）鉴别诊断

1.慢性胰腺炎

常有胰腺炎反复发作史，血清淀粉酶增高，胰腺轻度弥漫性肿大，内部回声普遍增强，胰管呈不均匀串珠样扩张。

2.胰腺囊腺瘤（癌）

多发于胰腺体尾部，呈无回声，周边有实质性光团回声。

3.胰岛细胞瘤

功能性胰岛细胞瘤有典型的低血糖临床症状，无功能性胰岛细胞瘤临床症状轻，病程长，一般情况良好。

4.胆管癌

临床症状与胰头癌相似，有阻塞性黄疸。但胆管癌时，胰头无肿物，胰管不扩张，肿块回声多较强，胆管壁增厚等。

5.其他

还应与壶腹癌相鉴别。

（五）临床价值

B超对胰腺有较高的显示率（82%～93%），对胰腺癌的诊断也有较高正确率（83%～92%），而且是对胰腺癌进行早期诊断的一种简便、无创、可靠的方法，可对疑有胰腺癌早期症状，如上腹疼痛不适、食欲减退、体重减轻、黄疸等患者进行普查，以便及早发现胰腺癌。

（郑继慧）

第四节　脾脏疾病

一、先天性脾异常

（一）病因与病理

先天性脾异常与胚胎发育或先天性脾血管发育异常有关，较为少见。副脾是指存在于正常脾脏之外的与脾脏结构相似、功能相同的组织，国内文献报道其发生率为 10%～35%，发生位置频率依次为脾门、脾血管、胰尾腹膜后、沿胃大弯的大网膜、小肠结肠系膜、直肠子宫陷凹（Douglas 腔）、女性的左侧阔韧带和男性的左侧睾丸附近。

（二）临床表现

多无明显临床症状。

（三）超声诊断

1. 副脾

脾门或胰尾部单个或多个结节，界线清楚，有不完整包膜细光带回声。部分较大的副脾内可见有血管回声与脾相连（图 4-86，图 4-87）。

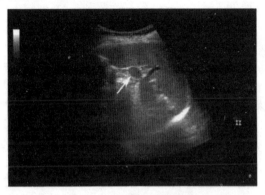

图 4-86　副脾二维声像图

注　箭头示副脾。

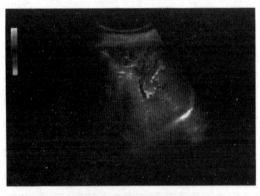

图 4-87　副脾彩色多普勒

2. 异位脾

①罕见，脾区探不到脾回声。②腹部其他部位探测与脾形态、轮廓、回声相同的肿块。彩色多普勒可通过显示肿块内血流确定脾门部位。

3. 先天性脾缺如

脾区和腹部其他部位探测均未显示脾图像。

4. 先天性脾反位

与肝反位或其他内脏反位同时存在。在右季肋区显示脾声像图。

（四）鉴别诊断

副脾和异位脾除了常见部位之外，也可因外伤和手术种植于肠系膜、大网膜、盆腔甚至肾上腺区等，应注意与其他占位性病变相互鉴别。

（五）临床价值

超声对于先天性脾异常具有较高的检出率，且简便、准确。

二、脾弥漫性肿大

（一）病因与病理

常因感染、血液病、结缔组织病、淤血等原因引起脾弥漫性肿大。

（二）超声诊断

（1）脾脏厚度超过 3.9cm，长度超过 11cm。

（2）脾大程度分类：具体如下。

1）轻度肿大：厚度 4.0～4.5cm，左肋缘下 0.5～3.0cm。

2）中度肿大：厚度 4.5～6.0cm，左肋缘下超过 3.0cm。

3）重度肿大：脾切面形态失常，厚度超过 6.0cm，脾下缘在左肋缘下超过脐水平，脾前缘超过腹正中线。

（3）脾回声改变：感染性者，回声增强；血液病性者，回声减低；结缔组织病和充血性者为低回声或中等回声。

（4）淤血性脾大者，脾静脉扩张、迂曲，内径≥0.8cm。

三、脾萎缩

（一）病因与病理

脾萎缩常见于老年人，故又称老年性脾萎缩，此外，还可见于非热带性口炎性腹泻，此病好发于 30 岁以上女性。

（二）临床表现

临床上脾萎缩无特殊表现，主要为原发病的症状。脾萎缩时患者免疫功能减退。

（三）超声诊断

脾脏明显缩小，厚径小于 2cm，最大长径小于 5cm，内部回声常增强、增粗。

四、脾囊性病变

1. 单纯性脾囊肿

较少见，脾内出现圆形无回声区，壁光滑，边界清楚，其后壁及后方回声增强（图 4-88）。

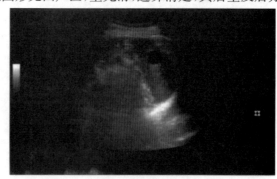

图 4-88　单纯性脾囊肿二维声像图

2. 多囊脾

较少见，为先天性多囊病脾表现，常与其他脏器多囊性病变并存。超声诊断要点：①脾切面形态失常,切面内径增大。②脾实质内显示多个大小不等、互不相通的无回声区,呈圆形,壁薄,光滑。后方回声增强不明显。

3.脾脓肿

患者临床上出现全身感染的症状,伴有脾区疼痛。超声诊断要点:①脾轻至中度增大。②脾内出现无回声区,周边有较强回声带环绕,无回声区内可见光团、光带、光点回声。抗感染治疗后,无回声区范围明显缩小(图4-89)。CDFI大多周边可见血流信号,早期内部也可见斑片状血流信号,后期内部可无血流信号(图4-90)。超声造影脓肿为无增强(图4-91)。③细针穿刺内为脓液可确定诊断。④动态观察短期内声像图有改变。

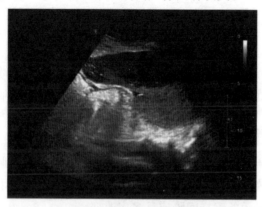

图 4-89 脾脓肿二维声像图

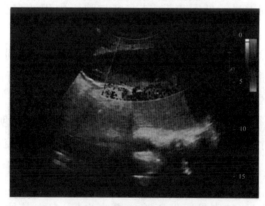

图 4-90 脾脓肿彩色多普勒

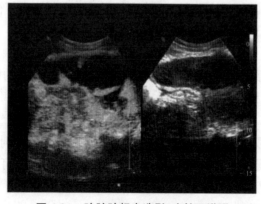

图 4-91 脾脓肿超声造影:病灶无增强

五、脾外伤

1. 脾包膜下血肿

①脾的大小和形态正常。②脾包膜光带下可见扁长形无回声区,不随呼吸运动及体位改变发生变化。脾实质回声显示受压。③无回声区内可有散在分布的细小回声漂浮其内。

2. 脾破裂和脾实质内血肿

脾破裂后,发生脾实质内局限性血肿较为少见,常见脾实质和脾包膜同时破裂,发生脾实质内和脾周围血肿。

3. 超声诊断要点

(1)脾可增大,形态可失常。

(2)脾实质破裂处显示呈回声杂乱区,形态不规则,边界不清晰,其内常显示带状强回声,当脾破裂大量出血时,其内可出现低回声和无回声混合图像。根据脾实质回声的改变,可帮助确定脾破裂的部位。

(3)脾包膜光带回声连续性中断,中断部位显示不均匀回声增强。

(4)外伤初期,脾实质内可出现片状强回声区,边界不清。当血肿形成时,脾实质内显示无回声,边界清楚,无包膜回声,内有大小不一、形态不规则的强光团回声。外伤较长时间后,脾实质内血肿机化时可显示条索样间隔或呈多房改变。

(5)脾周围血肿:脾周围显示低回声带,其宽度与脾周围积液多少有关,其内有较多的光点回声。

(6)腹腔内积血的表现:破裂的时间和程度不同、出血量不同,则表现也不同。少量积血时,肝肾间隙和 Douglas 腔内可探及带状无回声。大量出血时,肝肾间隙、脾周围、盆腔甚至肠间隙均可探及无回声区。

(7)外伤时间不长便行腹腔探查时,脾破裂和血肿征象可表现不明显,需动态观察。脾破裂程度较轻或行保守治疗时,必须动态观察血肿大小有无变化及腹腔积血量有无增加。

六、脾实质性病变

脾实质性病变比较少见,特别是原发于脾的更为少见,多由其他部位的恶性肿瘤转移至脾引起。脾良性病灶为脾梗死灶、脾结核、脾良性肿瘤(脾血管瘤、脾错构瘤、脾淋巴瘤等)。脾恶肿瘤常见脾恶性淋巴瘤和脾转移癌。

1. 脾梗死

由多种原因引起,常见原因为左心系统血栓脱落,脾周围器官的肿瘤和炎症引起脾动脉血栓并脱落,某些血液病和淤血性脾大等。近年来开展的肝动脉栓塞技术也是脾梗死的原因之一。

超声诊断要点:①脾大,有时可有形态的改变。②脾实质内,特别在脾前缘近脾切迹处显示单个或多个楔形或不规则形低回声区,楔形底部朝向脾包膜内部可呈蜂窝状回声或不均匀分布的斑片状强回声。③梗死灶坏死、液化时,呈无回声或形成假性囊肿。④陈旧性梗死灶纤维化钙化时,病灶回声明显增强,后方伴有声影。

2.脾血管瘤

脾良性肿瘤中最常见的一种,超声动态观察其生长速度极慢或无明显增长。其声像图表现同肝血管瘤。多无明显临床症状。

超声诊断要点:①脾内显示圆形,边界清楚,类圆形高回声,边缘锐利(图4-92)。②脾内高回声区内显示小的无回声和强间隔光带回声,呈网络状。③彩色多普勒显示,血管瘤周围或其内部可有脾动脉或脾静脉的分支绕行或穿行,血管瘤内部因流速过低,一般无血流信号显示。④超声造影声像图表现同肝血管瘤。

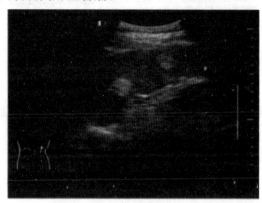

图4-92　脾血管瘤二维声像图

3.脾错构瘤

较少见。脾实质内显示肿块图像,呈高回声,边界清楚,边缘光滑,肿瘤内部回声不均匀。脾大小可正常或轻度测值增加,较大的错构瘤可使脾脏局限性增大。

4.脾结核

常为继发性结核病。其病理类型分为三型:粟粒型、干酪坏死型、钙化型。声像图改变与病理类型有关。

超声诊断要点:①粟粒型。脾轻、中度肿大,实质内均匀密布的小点状强回声,多数无声影。②干酪坏死型。脾呈中、重度肿大,脾内有多个大小不等、形态不规则的混合性回声区,内部可有液化形成的无回声区,其间可见散在的细点状强回声。接近被膜的病灶,可以使脾表面呈结节状隆起。③钙化型:脾轻度肿大,脾内有单个、多个点状、团块状强回声,其后有声影。

5.脾恶性淋巴瘤

脾恶性淋巴瘤是全身性淋巴瘤的表现,常合并有身体其他部位淋巴结肿大。

超声诊断要点:①脾弥漫性肿大,淋巴组织恶性增生所致,脾实质回声减低或正常,光点分布均匀。②部分患者脾实质内显示单个或多个散在分布的圆形低回声结节或无回声结节。边界清楚,后方无明显增强效应,侧边声影呈平行状,多个结节融合,可呈分叶状(图4-93)。③多发性结节状淋巴瘤呈蜂窝状无回声,间隔呈较规则的线状高回声带。④结节内多见血流信号,但结节较小时,血流常难以显示。

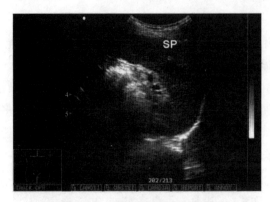

图 4-93　脾淋巴瘤二维声像图

注　SP:脾。

6. 脾转移癌

恶性肿瘤转移至脾相对少见。脾转移癌可来自鼻咽癌、肺癌、乳腺癌、卵巢癌、消化道癌，其声像图征象与原发癌相似。

超声诊断要点:①实质内出现多个圆形或不规则形无回声,后方伴回声增强。②其内出现低回声病灶,回声分布均匀;或出现高回声病灶,回声分布不均匀。③"牛眼"征:肿块周围呈环形低回声带,为较宽的声晕,肿块中间呈较强回声。

7. 自体脾移植

自体脾移植是将脾组织块切成薄片、碎粒或脾糊,移植于大网膜内、脾床、腹膜后或腹直肌内。目前多推荐超声显像检查。

超声诊断要点:①一般于移植后 3 个月脾块显像。常为椭圆形弱回声区,边界清晰,轮廓光整,如移植于大网膜囊袋内,可有完整的"包膜"显示。内部为密集而均匀的细点状回声。移植后 8~12 个月内部回声接近于正常脾。脾如出现周边轮廓欠光整,内部回声不均,增强粗乱,有条索状回声,则提示移植脾片已纤维化,无功能。②脾如出现周边轮廓欠光整,内部回声不均,增强、粗乱,有条索状回声,则提示移植脾片已纤维化,无功能。

（郑继慧）

第五章　妇科疾病超声诊断

第一节　子宫肌瘤

一、病因与病理

子宫肌瘤主要由子宫平滑肌细胞增生而形成,又称子宫平滑肌瘤。肿瘤可见于子宫任何部位,可单发、多发。按肿瘤生长部位分为浆膜下肌瘤、肌壁间肌瘤、黏膜下肌瘤。肿瘤与周围肌组织有明显界线,虽然没有包膜,但由于周围肌层受压后形成一层疏松网隙区域——假包膜。肿瘤常发生一种或多种变性,如玻璃样变性、脂肪变、囊性变及钙化。

二、临床表现

子宫肌瘤是妇科最常见的良性肿瘤,发病率为 $5\%\sim15\%$,约占妇女全身肿瘤的 20% 。发病年龄多在 $30\sim50$ 岁,30 岁以下少见。子宫肌瘤的临床表现与肌瘤生长的部位有关。其主要症状如下。①月经量增多和经期延长,肌壁间表现为月经量增多,经期延长;黏膜下肌瘤为阴道持续性出血或不规则出血,浆膜下肌瘤很少伴有出血。②腹部包块,下腹部触及包块,包块可活动、无压痛、生长缓慢。③腹痛、腰痛和下腹坠胀。④压迫症状,压迫膀胱可引起尿频、尿急、排尿困难或尿潴留,压迫直肠可引起排便困难,如为阔韧带肌瘤,可压迫输尿管,引起肾盂积水。

三、超声诊断

1. 子宫肌瘤的超声表现

子宫肌瘤的超声表现与肌瘤的位置、大小和有无继发性改变等因素有关。

(1)壁间肌瘤:最常见,其超声表现:子宫增大,增大的程度与肌瘤的大小、数目成正比;无继发变性时回声较均匀,多为圆形或类圆形低回声或等回声(图 5-1),周围有时可见假包膜形成的低回声晕圈。有些肌瘤后方回声衰减或有声影,致使结节边界不清,如肌瘤压迫宫腔,可见宫腔线偏移或消失,此时用生理盐水做子宫腔造影可辨认子宫腔并确定肌瘤与子宫内膜之间的关系。

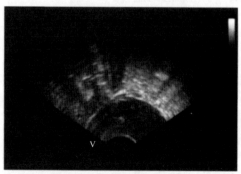

图 5-1　子宫壁间肌瘤

注　子宫前壁下段肌层内类圆形低回声团,边界清晰。

（2）浆膜下肌瘤：部分浆膜下肌瘤超声可见子宫增大，形态失常，浆膜向外呈圆形或半圆形突出，有蒂的浆膜下肌瘤，其子宫部分切面大小、形态可正常，部分切面见由子宫肌层向外突出的结节，有蒂与子宫相连。结节可呈低回声或不均匀回声。阔韧带内肌瘤超声显示为子宫一侧实质性肿物，多为圆形或类圆形，阔韧带肌瘤需注意与卵巢肿瘤相鉴别。

（3）黏膜下肌瘤：当肌瘤部分突入黏膜下时，具有肌壁间子宫肌瘤的回声特征，同时子宫内膜受子宫肌瘤推挤，向子宫腔对侧移位与变形。当肌瘤完全突入至子宫腔内时，声像图表现为子宫腔内实性结节，常为圆形，其突入宫腔内部分表面覆盖子宫内膜，肌瘤蒂部子宫内膜回声中断，表面覆盖子宫内膜（图 5-2）。黏膜下肌瘤可见蒂内供血血管，并可据此判断肌瘤附着处。

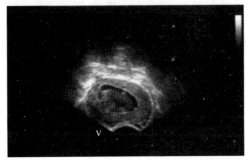

图 5-2　子宫黏膜下肌瘤

注　由肌层内突入子宫腔内，表面覆盖子宫内膜。

（4）子宫颈肌瘤：子宫颈唇部实性结节，边界清晰，多为圆形或类圆形，以低回声为主，蒂较长的黏膜下肌瘤可脱垂至宫颈管或阴道内，似子宫颈肌瘤。

（5）肌瘤合并变性：肌瘤合并变性坏死时，结节内可出现圆形或不规则形低回声或无回声。肌瘤红色变性声像图表现与肌瘤液化相似，但妊娠的病史可帮助鉴别。肌瘤内伴钙化可显示为团状或弧形强回声，后伴声影，妊娠常可使肌瘤发生钙化。肌瘤肉瘤样变时，表现为短期内肌瘤生长迅速，回声较前减低或不均匀，彩色多普勒显示肌瘤内血液供应较前丰富。

2. 子宫肌瘤彩色多普勒表现

肌瘤常表现为富血管性。典型的子宫肌瘤血管呈环绕周围或半环状包绕肌瘤，多为高速、中等阻力血流频谱，RI 多在 0.6 ± 0.1，有时较大的肌瘤内及周边可探及 $RI<0.4$ 的低阻力血流频谱。不同月经周期，子宫肌瘤内血流供应有变化，月经前期及月经期子宫肌瘤内血流信号较增殖早期丰富，血流阻力指数较增殖早期偏低。子宫黏膜下肌瘤的彩色多普勒检查有时可在肌瘤基底部探及来自子宫肌层的血管。

3. 三维超声成像

对黏膜下肌瘤和浆膜下肌瘤可显示肌瘤与子宫腔的关系，有助于定位诊断。

4. 静脉超声造影

造影剂由肌瘤周边向内部逐渐增强，在增强早期可见肌瘤与周边组织边界清晰，借此可与子宫腺肌瘤相鉴别。

四、超声鉴别诊断

1. 子宫腺肌病

表现为子宫增大、肌层回声粗糙不均，病灶无明显边界，彩色多普勒超声显示子宫腺肌病的血流分布无规律，常在病灶内探及分布较紊乱的血流信号，而子宫肌瘤周边可见环状或半环状血流信号。

2. 卵巢实性肿瘤

阔韧带肌瘤须与卵巢实性肿瘤相鉴别,尤其当蒂较长时。仔细扫查可发现阔韧带肌瘤与子宫间的关系,同时可探及同侧卵巢。彩色多普勒超声在肌瘤蒂部探及血管蒂附着于子宫时,可断定肿瘤为阔韧带肌瘤。当鉴别困难时,经静脉声学造影可显示肌瘤与子宫的关系,有助于鉴别诊断。

3. 子宫内膜疾病

较大的子宫内膜息肉、过期流产残留胎盘的机化、局灶性子宫内膜癌等可与子宫内膜黏膜下肌瘤相混淆。子宫内膜息肉呈长圆形,回声较肌瘤高。过期流产的残留胎盘呈高回声,病史可帮助鉴别。子宫内膜癌常发病于绝经后,病灶形态多不规则,表面不光滑,呈菜花状或锯齿状,基底宽,累及子宫肌层时,与肌层分界不清,彩色多普勒显示血流分布不均,频谱呈低阻型。

4. 子宫畸形

双角子宫及残角子宫可误为子宫肌瘤。超声检查时应注意子宫内膜及子宫体形态。

五、临床价值

超声检查诊断子宫肌瘤被公认为是首选方法,能准确地观察到子宫的大小、形态及有无肌瘤的存在。二维及彩色多普勒超声动态观察可较早提示子宫肌瘤是否有恶变倾向。

（王　丹）

第二节　子宫腺肌病及子宫腺肌瘤

一、病因与病理

子宫腺肌病是由有功能的子宫内膜腺体细胞及间质细胞异位至子宫肌层内而引起的一种良性病变。一般为弥漫性生长,多累及子宫后壁;少数子宫内膜在肌层内呈局限性生长,形成结节,类似肌壁间肌瘤,称为子宫腺肌瘤,与周围组织无明显界线。

二、临床表现

其主要表现为月经量增多、经期延长和逐渐加重的进行性痛经,约 35% 的患者无明显症状,约 50% 的患者同时合并子宫肌瘤。妇科检查:子宫增大、质硬并有压痛,活动度差。

三、超声表现

子宫腺肌病表现为子宫弥漫性增大或呈球形增大,轮廓清晰,肌层回声弥漫性不均匀,后方可伴栅栏状回声衰减,肌壁间可有不均匀低回声区或大小不等的无回声区(图 5-3)。子宫内膜与子宫肌层界线常不清晰。也可表现为子宫肌层不对称性增厚,病变区域较正常子宫肌层回声稍低,或栅栏状回声衰减。子宫腺肌瘤表现为边缘欠规则的圆形,低回声,无包膜,子宫可呈局限性隆起或非对称性增大。彩色多普勒显示血流分布紊乱,呈星点状、条状散在分布,动脉血流阻力指数中等,无肿块周围环状血流。

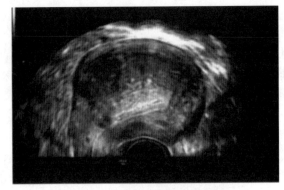

图 5-3　子宫前壁腺肌病声像图

注　子宫前壁肌层弥漫性增厚,内部回声杂乱,呈栅栏状,内膜向后偏移。

经静脉法超声造影:注射造影剂后,子宫肌层呈弥漫性增强,无明确边界。

四、鉴别诊断

1.子宫肌瘤

子宫肌层肿块处边缘清晰,有假包膜,彩色多普勒显示有环状或半环状血流信号。

2.子宫肥大症

超声显示子宫各径线明显增大,但形态无明显改变,前后壁均增厚,厚度>2.5cm,肌层回声均匀,子宫内膜显示清晰,无明显移位,彩色多普勒检查无异常。

五、临床价值

超声成像可准确显示子宫的大小、受累肌层的回声改变情况,是诊断子宫腺肌病最常用、有效的辅助检查方法。但子宫腺肌瘤与子宫肌壁间肌瘤鉴别诊断有困难,经静脉超声造影对诊断有帮助。

（王　丹）

第三节　子宫内膜良恶性疾病

一、子宫内膜增生症

子宫内膜增生症也称内膜增生或内膜增生过长,是在无拮抗性雌激素的持续作用下由内膜不规则增生发展而来。

（一）病因与病理

子宫内膜增厚,厚度为0.3～2.5cm,颜色呈灰白色或淡黄色,表面平坦或息肉状突起,可伴有水肿,切面有时见扩张的腺体形成的囊隙。按内膜增生程度分为单纯型、腺囊型、腺瘤型及不典型增生四类。

1.单纯型增生

轻度子宫内膜增生过长,腺体增生,分布不均匀,间质致密,可有不规则水肿区。

2.腺囊型增生

腺体不同程度扩张,形成小囊状。

3.腺瘤型增生

腺体高度增生,向腔内呈芽孢状突起。

4.不典型增生

出现腺上皮细胞的异型性,视为癌前病变。

（二）临床表现

其多见于青春期和更年期,最常见症状为不规则阴道出血,闭经后持续阴道出血,月经频发或月经周期紊乱,月经量多。妇科检查显示,子宫轻度增大、饱满,可伴有卵巢轻度增大。

（三）超声诊断

（1）子宫大小、形态无异常。

（2）子宫内膜增厚,内膜厚度明显增厚,即绝经前妇女子宫内膜厚度超过 1.2cm,绝经期妇女子宫内膜厚度超过 0.5cm,增厚内膜与子宫肌层分界清晰。

（3）子宫内膜回声可表现为均匀回声、多小囊状,甚至呈团状。单纯性增生内膜回声多呈均匀高回声;复杂性增生内膜回声其内可见小囊状或筛孔状无回声区,无回声区可大小相等、排列整齐,也可大小不等、分布不均,呈蜂窝状,无回声区多为扩张的腺体;不典型增生内膜回声不均,可见斑块状增强回声和低回声相间。

（4）多数伴有单侧或双侧卵巢增大或卵巢内潴留囊肿。

（5）多普勒超声:通常情况下,轻度子宫内膜增生内无血流信号,或偶见点状彩流信号,子宫内膜增生明显时,可见内膜内条状血流信号。

（四）鉴别诊断

（1）子宫内膜息肉:病灶多数呈类圆形或梭形高回声团,边界清晰,附着于子宫腔内壁,与子宫内膜有界线,子宫腔可中断或变形。内膜息肉样增生与内膜多发息肉鉴别困难。

（2）药物或异位妊娠引起的子宫内膜反应性增厚,可结合临床病史及其他相关检查进行鉴别。

二、子宫内膜息肉

子宫内膜息肉是比较常见的瘤样病变,是由局部增生的内膜腺体及间质组成,有蒂,并向子宫腔内突出,有的根蒂较长,甚至突出于子宫颈内口。

（一）病因与病理

一般认为息肉是雌激素敏感性病变,主要由子宫内膜腺体及具有灶状纤维化和厚壁血管的间质组成。用他莫昔芬治疗乳腺癌患者的子宫内膜息肉发病率较高。息肉可单发,也可多发,大体光滑,红色或棕色,椭圆形,质软,直径小至数毫米,大至数厘米。大息肉一端常变细成蒂,小息肉常呈圆柱状,远端圆滑。

（二）临床表现

发病年龄多见于 35 岁以上者,可表现为月经量过多、月经间期出血和经前出血。单发性较小息肉可无任何症状。

（三）超声诊断

（1）子宫大小正常或略增大,形态无异常。

（2）子宫腔内见占位性病变（图 5-4）,使子宫腔回声中断或变形,多数呈类圆形或梭形中高回声团,边界清晰,附着于子宫腔内壁,与子宫内膜有界线。

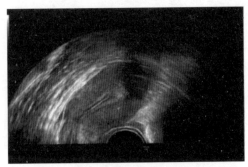

图 5-4　子宫内膜息肉

注　子宫腔内可见大小约 1.2cm×0.8cm 类圆形高回声团,边界清晰,附着于子宫腔内壁,与子宫内膜有界线。

(3)多普勒超声:子宫肌层血流信号无异常变化,息肉蒂部可见点状、短条状血流信号伸入息肉内。经阴道超声扫查有利于子宫形态的显示。

(四)鉴别诊断

1.黏膜下肌瘤

常有月经量过多或不规则阴道出血史,白带增多。若肌瘤脱入阴道内,可见紫色肿块,易误诊为内膜息肉。宫腔镜有助于诊断。声像图特征表现为子宫腔内或突向子宫腔的低回声团,边界清晰。

2.宫颈息肉

由子宫颈管内膜炎症增生形成,由宫颈口突出肿物,多为单个,但也可多个。表面光滑,色红,质软。超声表现为子宫颈管内中等回声结构,常呈椭圆形。由于息肉回声与子宫颈管内膜回声相似,较小的宫颈息肉超声诊断困难。

3.功能失调性子宫出血

本病多发生于生育年龄妇女,发生于产后或流产后,月经周期有一定规律性,但周期短、经期长、经量多。诊断性刮宫有助于诊断。

4.子宫内膜癌

常见于绝经后妇女,多表现为绝经后阴道出血或血性分泌物。起初出血量少,伴有恶臭白带,后出血量增多,伴有下腹疼痛。声像图特征表现为子宫增大,内膜增厚,回声不均,与子宫肌层分界不清,脉冲多普勒超声表现为低阻力动脉型血流频谱。妇科检查子宫增大,诊断性刮宫可确诊。

三、子宫内膜癌

子宫内膜癌又称子宫体癌,是指来源于子宫内膜上皮的癌肿,占宫体恶性肿瘤的 90% 以上,以来源于子宫内膜腺体的腺癌最常见,主要是老年妇女的疾病,多发年龄 50~65 岁,但目前年轻妇女所占比例有所增加。

(一)病因与病理

大多数影响体内雌激素水平的因素均可影响子宫内膜癌的发病率。子宫内膜癌可分为两个主要类型:Ⅰ型为雌激素依赖型,肿瘤经过子宫内膜增生过长的发展过程,也称子宫内膜腺癌;Ⅱ型为非雌激素依赖型,肿瘤不经过子宫内膜增生过长的过程,常见于年龄较大的妇女。

(二)临床表现

绝大多数患者表现为异常子宫出血,绝经妇女表现为绝经后出血,育龄妇女表现为月经量过多。子宫内膜腺癌可伴有肥胖、高血压、糖尿病。约40%浆液性腺癌伴有阴道排液。

（三）超声诊断

（1）早期子宫内膜癌，子宫大小、形态多无明显变化，部分患者表现为局灶性内膜增厚，可伴不规则低回声区（图5-5）。

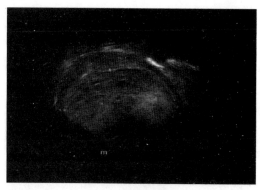

图5-5　子宫内膜癌

注　子宫明显增大，子宫腔内可见大小约9.9cm×7.3cm的不规则团块，内部回声不均，团块与子宫分界不清。

（2）随着癌肿的增大，子宫可轻度增大，但外形正常，子宫腔内为不规则的高、中、弱回声或粗糙的点状、线状构成增高回声团块。

（3）病变侵入肌层后，子宫明显增大，宫内可见不规则肿块，内部回声不均，肿块周围无包膜，不能区分子宫体及子宫腔回声。

（4）子宫受到广泛浸润破坏者，体积显著增大，外形不规则，子宫内回声杂乱，可见不规则低回声及无回声区。

（5）当癌组织阻塞子宫颈时，子宫腔内可见无回声区，可伴点状回声。

（6）晚期子宫内膜癌除上述表现外，子宫一侧或双侧可见肿块，并伴腹水，甚至有远处转移病灶的相应表现。

（7）彩色多普勒显示，在肿块周边及内部可见高流速、多向性紊乱的彩色血流信号，脉冲多普勒显示低阻力动脉型血流频谱，RI<0.4。

（四）鉴别诊断

1.子宫内膜增生症

子宫内膜增生症是内膜腺体和基质的异常增殖，常伴有功能性子宫出血，多发生于年龄较轻或绝经期妇女。二维超声表现为内膜均匀性增厚（厚约1.2cm），呈梭形或椭圆形团块状高回声，间有点状低回声或无回声，增厚的内膜与肌层界线清晰。彩色多普勒显示血流信号稀疏，RI>0.6。

2.子宫肌瘤变性

二维超声表现为肌瘤失去漩涡状结构特点，假包膜不明显；子宫内膜癌超声表现为内膜破坏消失，子宫腔内低回声肿物、宫腔内积液等。同时，要根据彩色多普勒显示的肿块周边及内部低阻动脉血流等特点，结合老年患病、绝经后子宫出血、阴道排液等临床表现进行综合分析。最终确诊需靠诊断性刮宫病理检查。

（五）临床价值

超声检查作为一种无创性检查，尤其是经阴道超声检查，可更清楚地显示子宫形态、大小及内膜等，有助于发现子宫内膜的微小病变，从而提高诊断的准确率。

（王　丹）

第四节　卵巢良性疾病

一、卵巢囊肿瘤样病变

卵巢囊肿瘤样病变又称非赘生性卵巢囊肿，可发生于任何年龄，多见于生育期。卵巢囊肿瘤样病变作为一种潴留性囊肿，多数可自行消失，但也有一些囊肿和真性卵巢肿瘤不易区分，需排除是否为卵巢肿瘤。

（一）功能性卵巢囊肿

1.病因与病理

（1）卵泡囊肿：多数是因排卵障碍导致，由卵泡腔内液体潴留而形成，呈水泡样隆起，突出于卵巢表面，表面光滑，直径一般为1～4cm，偶可达7～8cm，甚至更大；多为单发，也可多发，壁薄、透明，腔面光滑，灰白色或黯紫色，囊腔内充满透明或淡黄色液体。

（2）黄体囊肿：囊性黄体持续存在或增大，或黄体血肿含血量较多，被吸收后均可导致黄体囊肿，多为单侧，直径3～6cm，大于4cm者少见，偶可达10cm以上，呈单房，早期似血肿，待血肿吸收后囊腔内为透明或褐色液体，囊壁部分或全部为浅黄色，多数呈花环状结构。

（3）卵巢冠囊肿：位于输卵管系膜与卵巢门之间，或靠近输卵管或卵巢的阔韧带的囊肿称为卵巢冠囊肿。其起源可以是间皮、中肾或副中肾。卵巢冠囊肿大小不一，小者直径不足1cm，大者可似足月妊娠。中肾管来源的囊肿体积较小，而副中肾管来源者体积较大。一般呈圆形或椭圆形，表面光滑，内有透亮液体。

（4）单纯性囊肿：单纯性囊肿是一个笼统的概念，临床上常代表一组组织学表现相似的附件囊肿。卵泡囊肿、黄体囊肿和附件炎性病变时间较长时，因囊壁纤维化、上皮萎缩和退化，病理表现相似，难辨来源。在女性生殖器发育过程中，各部位均有可能出现囊性改变，包括圆韧带囊肿、中肾管来源的卵巢冠囊肿及阔韧带囊肿等。一般根据部位来命名或统称为单纯性囊肿，常无任何临床表现。

2.临床表现

多无症状，常于体检时发现。

3.超声诊断

卵泡囊肿或黄体囊肿表现为附件区的圆形囊性无回声，壁薄，一般小于5cm，囊肿较小时，周边可见正常卵巢结构。卵巢冠囊肿则表现为与卵巢分离的单房性囊性无回声，壁薄、光滑。而卵巢单纯性囊肿直径在5cm以下者，超声仅提示卵巢囊肿，临床上无特殊处理，一般2～3个月后复查，可自行吸收、消退；较大的单纯性囊肿难以扫查到正常卵巢结构，不能判断来源和性质，仅可提示单纯性囊肿，经腹超声彩色多普勒在囊壁上难以显示血流信号，经阴道超声扫查，在近卵巢组织的一侧可见少许血流信号。

（二）多囊卵巢

多囊卵巢是多囊卵巢综合征的卵巢形态学改变，是育龄女性常见的内分泌紊乱性疾病，发病年龄多在20～40岁。

1.病因与病理

本病与下丘脑-垂体功能失调、卵巢酶系统功能缺陷、肾上腺皮质功能紊乱和卵巢内局部调控机制异常有密切关系。2/3以上的患者双侧卵巢对称性增大，为正常的2～3倍。临床中约有 25％的正常妇女卵巢可表现为多囊卵巢改变,因此,需结合病史及激素水平检测。少数患者双侧卵巢增大不明显或卵巢仅一侧增大,外形无明显变化,表面光滑、饱满,颜色呈白珍珠样,不见白体萎缩痕迹。增厚的卵巢表面之下是一些小的充满透明液体的小囊肿,壁薄,触之较硬。

2.临床表现

多发生于生育期,育龄妇女发病率为 5％～10％,主要表现为月经稀发或量过少,继发闭经、肥胖、不孕、多毛。

3.超声诊断

(1)子宫较小,内膜较薄,与正常月经周期的内膜改变不相符。

(2)双侧卵巢对称性增大,面积＞11cm²,在一个卵巢切面上可显示≥12 个卵泡,每个卵泡直径 2～9mm。

(3)卵巢包膜增厚,髓质面积增大,皮质回声增强,卵泡被挤向周边,呈"车轮"样改变(图 5-6)。

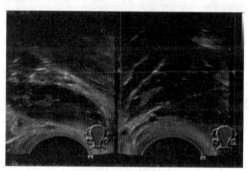

图 5-6 多囊卵巢

注 双侧卵巢同一切面可见十余个小卵泡,呈"车轮"样改变。

(4)多普勒超声:在卵巢髓质内常可见到一条贯穿卵巢的纵行彩流信号,可记录到中等阻力卵巢动脉血流频谱,与正常卵泡期卵巢血流相比,血流显示率较高,血流阻力较低。

4.鉴别诊断

(1)慢性盆腔炎形成输卵管卵巢囊肿时可表现为多房性囊性包块,应注意避免与多囊卵巢相混淆。前者体积较大,间隔纤细,有盆腔炎病史,肿物与周围组织粘连,较固定。

(2)卵巢门细胞瘤(卵巢支持-间质细胞瘤):因分泌过多雄激素,当血睾酮＞300ng/L 时,临床表现类似多囊卵巢综合征,但卵巢门细胞瘤多为单侧实性肿物,且具有独特病理形态。

5.临床价值

超声检查不能直接诊断多囊卵巢综合征,只能提示卵巢呈多囊样的形态学改变,需结合临床症状和内分泌检查结果诊断。

(三)卵巢子宫内膜异位囊肿

卵巢是子宫内膜异位症好发部位,多见于生育期妇女,以 30～40 岁最为常见。

1.病因与病理

其发生与经血逆流入盆腔、体腔上皮生化、脉管播散及自身免疫功能障碍有关。双侧发病者较多见,早期病灶表面呈红色或紫蓝色,可多发。陈旧病灶因异位的子宫内膜含周期性出血而形成有紫褐色陈旧性血性黏稠液体的囊肿,称为子宫内膜异位囊肿,因囊内所含液体的颜色似巧克力,故又称为"巧克力囊肿",常与子宫、阔韧带、盆腔壁发生组织粘连。

2.临床表现

渐进性痛经、月经不调、不孕、性交痛、下腹坠痛。少数患者可出现月经失调,也可导致不孕。

3.超声诊断

(1)单侧多见,切面形态规则,呈圆形或椭圆形,随病程长短,囊内特点:囊内透声性差,其内可见细密光点填充(图5-7)。

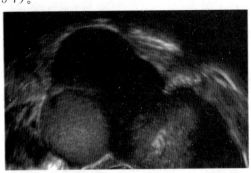

图 5-7　巧克力囊肿

注　右侧卵巢内可见多个囊性无回声区,边界清晰,壁较厚,其内透声性差,可见细密光点充填。

(2)包膜较厚,内壁光滑或尚光滑。据文献报道,约20%内膜囊肿囊壁上可见一个或数个囊壁结节突向囊腔。

(3)囊肿较大时可发生裂隙或破裂,导致液体渗出或流入盆腔内,致使卵巢与邻近脏器粘连,此时囊肿变形甚至消失。

(4)多普勒超声:巧克力囊肿壁上可见少许血流信号,囊内无血流信号。若囊肿内有分隔,则有两种情况:一是囊肿内多个巧克力囊肿形成的囊肿间的间隔,其隔上可有条状或分枝状血流信号;二是单个巧克力囊肿内由于组织机化、纤维素沉积所形成的不全分隔时,其隔上无血流信号。

4.鉴别诊断

(1)成熟性畸胎瘤:肿物包膜完整,壁厚光滑,内部回声多样,结构复杂。

(2)卵巢纤维瘤:形态规则的圆形、卵圆形或分叶状的实质性或囊实混合性低回声区,后方回声伴轻度衰减。

(3)黏液性囊腺瘤:圆形液性无回声区内有细弱光点,壁厚、边界清,后方回声增强。较大时呈多房,并有间隔光带。

5.临床价值

经阴道超声的应用有助于盆底内小的子宫内膜异位病灶的检出,检出率可达85%以上。卵巢巧克力囊肿的声像变化多样,可与其他附件肿块,如卵巢囊腺瘤、畸胎瘤及炎性肿物等有相似表现,仍有一定的误诊率。

(四)卵巢过度刺激综合征

卵巢过度刺激综合征为体外受孕辅助生育的主要并发症之一,属于促排卵过程中所出现的自限性疾病。

1.病因与病理

双侧卵巢呈多囊泡状增大,可达5～12cm,囊壁薄、透明、蓝灰色。卵巢过度刺激综合征是毛细血管通透性增加,可形成胸腔积液、腹水,体重增加,继而造成低血容量、血液浓缩、黏度增加而形成血栓;低血容量时易致肾灌注不足,引起少尿、高血钾、高血钠、氮质血症、酸中毒,严重者可危及生命。

2.临床表现与分度

(1)轻度:排卵后 3～6 天或注射 HCG 后 5～8 天开始,有胃胀、食欲差、下腹不适、沉重感或轻微下腹痛。

(2)中度:有明显下腹胀痛,可有恶心、呕吐、口渴,偶伴腹泻,体重增加≥3kg。

(3)重度:出现烦躁不安、脉搏快、血压低等大量体液丢失的临床表现,并有腹水、低血容量休克、血液浓缩、尿少、水电解质平衡紊乱等,体检见腹部紧张,腹水征阳性。

轻、中度无须特殊处理,严重者须密切观察,记出入量,检测血电解质、肝肾功能,治疗上予以扩容、补液及电解质、适时穿刺等。

3.超声诊断

双侧卵巢体积呈均势性增大,成熟卵泡呈均势性增大、数目增多,增大的卵巢呈多囊改变,囊内透声性好;个别囊内可见极低回声分布在囊壁下方,囊腔大小一般在 2～6cm。直肠子宫陷凹及胸腹腔内可见积液暗区。

卵巢过度刺激综合征超声分度标准:轻度,卵巢直径<5cm,少量腹水;中度,卵巢直径5～12cm,中量腹水;重度,卵巢直径>12cm,大量腹水。

4.鉴别诊断

卵巢囊腺瘤:良性肿瘤病变,外形较规整,内分隔粗细不均,囊大小形态不规则。可根据有无促排卵的病史加以鉴别。

二、卵巢良性肿瘤

卵巢良性肿瘤占女性生殖器良性肿瘤的 1/4～1/3,可发生于任何年龄,但多见于生育年龄妇女。常见的良性肿瘤有卵巢囊腺瘤、成熟性畸胎瘤、卵巢纤维瘤等。

(一)卵巢囊腺瘤

卵巢囊腺瘤在卵巢肿瘤中最常见,包括浆液性和黏液性囊腺瘤,常见于生育前妇女。

1.病因与病理

来源于卵巢表面的生发上皮。浆液性囊腺瘤可呈单房或多房,囊内充满淡黄色清澈液体,单房者囊内壁光滑,多房者囊内可见乳头状突起。黏液性囊腺瘤多呈多房性,瘤体较大,内含黏液状或胶冻状液体。少数可向囊腔内或向壁外生长的乳头状突起,如穿破囊壁,可引起腹膜种植,在腹腔内产生大量黏液,形成腹膜假黏液瘤。

2.临床表现

较小时多无症状。体积较大时可产生压迫症状,蒂扭转或肿瘤合并感染时可出现急性腹痛。

3.超声诊断

(1)浆液性囊腺瘤:①呈圆形或椭圆形的囊性无回声,单侧或双侧,囊壁薄、光滑、边界清晰。②单房或多房,其内可见光带分隔。③乳头状浆液性囊腺瘤,囊内可见乳头状突起,乳头状突起之间常有砂样钙化小体,如囊腺瘤破裂,可伴发腹水。④彩色多普勒显示,囊壁、囊内间隔及乳头上可见细条状血流信号。当分隔较多,血流较丰富时,需注意交界性囊腺瘤的可能。

(2)黏液性囊腺瘤:①呈圆形的囊性无回声,多为单侧性,囊壁较厚,边界清晰。②常呈多房性,囊性无回声内可见细弱光点。③瘤体较大,多在 10cm 以上,甚至大至占满全腹部。④少数肿瘤有乳头状突起,可向囊内或囊壁外突起。⑤彩色多普勒显示,囊壁、囊内间隔及乳头上可见细条状血流信号。

4.鉴别诊断

需与卵巢囊腺癌鉴别。

5.临床价值

超声仅能分辨部分浆液性或黏液性卵巢囊腺瘤,需要病理学确诊。

(二)成熟性畸胎瘤

成熟性畸胎瘤是最常见的卵巢肿瘤之一,占卵巢肿瘤的10%~20%,可发生于任何年龄,生育期妇女多见。

1.病因与病理

肿瘤来源于原始生殖细胞肿瘤,主要为外胚层组织,包括皮肤、毛发、皮脂腺等,部分可有牙齿及神经组织;此外也可见中胚层组织,如脂肪、软骨等,多为单侧,也可双侧发病。恶变率1%~3%,通常发生于绝经后患者,肿瘤切面除毛发、油脂外,尚有实性部分或坏死组织。

2.临床表现

一般无临床症状,妇科或超声检查时发现。肿瘤体积较大时,可有轻度腹胀或压迫感。肿瘤蒂扭转时,则引起急腹症。

3.超声诊断

(1)二维超声:常于附件区见一低回声或混合回声光团,肿块包膜完整,壁厚、光滑,内部回声多样,结构复杂。其具有以下特点:①脂液分层征,肿块内有一强回声分界线,上方为脂性物质,呈均匀密集细小光点,下方为液性无回声区。②星花征,漂浮于无回声内的黏稠油脂物,呈均匀、质密、细小强回声,探头加压时可移动。③面团征,肿块无回声区内可见团状强回声附于囊壁一侧(为头发和油脂包裹成团所致),边界较清晰。④瀑布征,当肿块中的毛发与油脂松散未构成团块时,声像图上呈表面强回声,后方回声渐次减弱,且反射活跃似瀑布状。⑤壁立结节征,囊壁上可见隆起的强回声结节,单个或多个,后方可伴声影,结节的组织结构常为牙齿或骨骼。⑥杂乱结构征,复杂型畸胎瘤中会有牙齿、骨骼、毛发、油脂等物质。在液性暗区内有明显增强的光团、光斑、光点及线状强回声,并伴有声衰减或声影,图像杂乱,但肿块包膜完整。

(2)多普勒超声:绝大多数良性畸胎瘤为少血流或无血流信号,即无论瘤内回声特征如何,瘤中部甚至包膜上都极难显示出血流信号,可据此血流特征区别于其他类型的附件区肿块。

4.鉴别诊断

畸胎瘤声像图特征明显,诊断率高,但仍有一定的漏(误)诊率,可能误诊为卵巢囊腺瘤、单纯性囊肿、卵巢纤维瘤、巧克力囊肿、炎症性积液等,需与肠管回声、周围组织相鉴别。

5.临床价值

超声诊断畸胎瘤的诊断率达90%以上,经盆腔扫查时,强调寻找两侧卵巢,可以有效降低漏诊。

(三)卵巢纤维瘤

一种具有内分泌功能的卵巢良性肿瘤,占卵巢肿瘤的2%~5%,多发生于老年妇女,单侧居多。

1.病因与病理

肿瘤表面光滑或结节状,切面呈灰白色,实性、坚硬。镜下由梭形瘤细胞组成,排列成编织状。

2.临床表现

多见于40~50岁妇女,肿瘤小时往往无症状,常在妇科检查时子宫一侧扪及分叶状活动肿物。肿瘤增大时可出现下腹不适或腹胀,一般无疼痛。如发生蒂扭转或继发感染,可出现剧烈腹痛。伴有腹水或胸腔积液时称为梅格斯综合征（Meige's syndrome），手术切除肿物后，腹水及胸腔积液可自行消失。

3. 超声诊断

①呈圆形、卵圆形或分叶状，中等大小，形态规则，边界清，包膜光滑。②内部为实质性或囊实混合性肿块，后方回声可见轻度衰减（图 5-8）。③如瘤内有钙化斑，可伴声影。④彩色多普勒：近场可探及少许血流信号，远场因声衰减，常无血流信号。

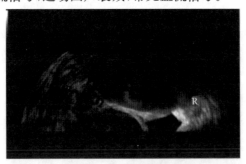

图 5-8　卵巢纤维瘤

注　右侧附件区可见实质性肿块，形态规则，边界清，内回声不均，肿块后方回声轻度衰减。

4. 鉴别诊断

需与带蒂的浆膜下肌瘤及阔韧带肌瘤相鉴别，鉴别重点是辨别肿瘤与子宫和同侧卵巢的关系，联合应用经腹和经阴道扫查显示双侧正常的卵巢结构时，对排除卵巢纤维瘤有很大的帮助。

5. 临床价值

超声诊断是一种能向临床提供较可靠依据的无创性检查手段，有助于卵巢良性肿瘤的初步定性诊断和鉴别诊断，但因不同种类卵巢肿瘤的结构复杂，超声图像缺乏特异性，许多肿瘤有"同病异图""同图异病"现象，造成诊断困难，诊断中应结合患者临床表现、病史及其他相关辅助检查。

经阴道超声及彩色多普勒超声的应用为准确诊断卵巢良、恶性肿瘤提供了有效的手段，其分辨率高，能显示肿瘤内部的细微结构，对血流探测的敏感性较高。因此，联合应用经腹、经阴道超声检查，能进一步提高超声诊断的准确性。

（王　丹）

第五节　卵巢恶性肿瘤疾病

卵巢恶性肿瘤占女性常见恶性肿瘤的 2.4%～5.6%，病理结构复杂，种类繁多，如卵巢囊腺癌、未成熟畸胎瘤和成熟性畸胎瘤恶变、子宫内膜样腺癌、内胚窦瘤、恶性勃勒纳瘤、克鲁肯贝格瘤（Krukenberg tumor）等。

一、卵巢囊腺癌

（一）病因与病理

卵巢囊腺癌包括浆液性囊腺癌和黏液性囊腺癌。浆液性囊腺癌是最常见的恶性卵巢肿瘤，1/2 为双侧性，多为部分囊性，部分实性，实性部分呈乳头状生长，此瘤生长迅速，常伴出血坏死。黏液性囊腺癌常只限一侧，多由黏液性囊腺瘤演变而来，囊腔变多，间隔增厚，有增殖的乳头状物。

（二）临床表现

早期多无症状，偶在妇科检查时发现。随着肿块的增大，可出现腹胀、腹痛、下腹不适感和压迫症状，严重时可出现不规则阴道出血及合并腹水；当肿瘤浸润或压迫周围组织器官时，可出现腹壁和下肢的水肿，大小便不畅，下坠感，腰痛等症状，甚至出现恶病质状态。

（三）超声诊断

二维超声：声像图上难以区分浆液性或黏液性囊腺癌，多表现为囊实性肿块。囊性为主的肿块囊壁厚而不均，内有粗细不均的分隔，囊液常呈无回声；实性为主者，囊内壁见实性块状突起，内部可见大小不等的囊性区，乳头向外生长时，肿块边界难辨，形态不规则（图 5-9）。盆腹腔可伴有腹水。

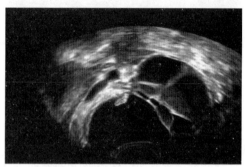

图 5-9　乳头状浆液性囊腺癌（手术证实）二维声像图

注　右附件区可见多个囊性无回声，边界清，其内透声性欠佳，可见细密光点，部分囊壁可见低回声实性光团突向腔内。

多普勒超声：囊腺癌多在肿块边缘，分隔上和中央实性区见到丰富的血流信号（图 5-10），可记录到低阻力或极低阻力频谱，RI≤0.40，肿块边缘血流流速较高，最大流速通常大于 30cm/s。

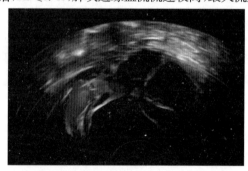

图 5-10　乳头状浆液性囊腺癌（手术证实）彩色多普勒声像图

注　右附件区可见囊实混合性包块，以囊性为主，其间可见光带分隔。彩色多普勒显示光带分隔上可见少许血流信号。

（四）鉴别诊断

需与卵巢囊腺瘤相鉴别，卵巢囊腺瘤多表现为囊实性肿块，形态规则，边界清晰，囊壁、囊内间隔及乳头状可见细条状血流，可记录到低速、中等阻力频谱，最大血流速度常在 15cm/s 左右，RI 值 0.40 左右。

（五）临床价值

对于囊性混合性或实质性卵巢肿块，超声具有良好的鉴别能力。经阴道超声和多普勒超声的应用能更清晰地显示肿块内部细节及血流情况，有助于肿块良、恶性的鉴别。

二、卵巢转移性肿瘤

(一)病因与病理

凡原发肿瘤的瘤细胞经过淋巴管、血管或体腔侵入卵巢,形成与原发病灶相同病理特性的卵巢肿瘤,称为卵巢转移性肿瘤,占卵巢恶性肿瘤的5%~10%。体内任何部位的原发性恶性肿瘤均可转移至卵巢,最常见的原发部位为胃和肠道,其次为乳腺。常见卵巢转移性肿瘤为克鲁肯贝格瘤,大多来自胃肠道,肿瘤大小不等,多保持卵巢原形或呈肾形。镜下可见印戒细胞,间质内可见黏液,形成黏液湖。

(二)临床表现

卵巢转移性肿瘤有其特有的原发病灶症状。①盆腔肿块:多为双侧性,多表面光滑、活动,少数也有单侧或较固定。②腹水征:由淋巴引流障碍和转移瘤渗出所致,绝大多数为淡黄色,少数血性。③腹痛:由于肿瘤向周围浸润或侵犯神经引起。④月经失调或绝经后阴道出血:由于部分卵巢转移瘤具有分泌激素功能所致。⑤恶病质:出现卵巢转移性肿瘤已是肿瘤晚期,故可表现为消瘦、贫血、慢性面容等。发现双侧卵巢实性肿块并伴有消化道症状时,应考虑到转移肿瘤的可能,并尽可能找到原发灶。

(三)超声诊断

二维超声:双侧卵巢均受累,呈实性不均质肿块,可伴衰减,无明显包膜反射,但边界清晰,呈肾形;有时在盆腹腔可扫查到边界不清、形态不规则、与肠道等回声的肿块(图5-11),常合并腹水(图5-12)。

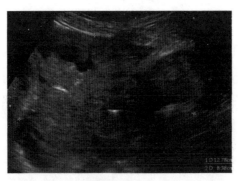

图5-11　转移性卵巢癌(手术证实)1

注　盆腔内可见不规则囊实混合性包块,边界不清,内回声不均,以实性为主。

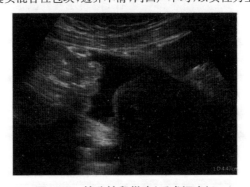

图5-12　转移性卵巢癌(手术证实)2

注　盆腔内可见大量积液暗区,部分肠管漂浮其中。

多普勒超声：瘤体内血流丰富，肿块内血流频谱以中等阻力（RI＞0.40）为主（图 5-13），很少记录到低阻血流，此点与原发性卵巢恶性肿瘤不同。

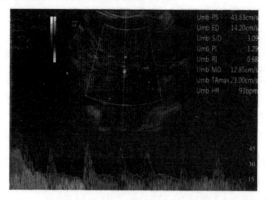

图 5-13　转移性卵巢癌（手术证实）彩色多普勒声像图

注　彩色多普勒显示实性肿块内可见血流信号，测得其中一支动脉频谱 RI 为 0.68。

（四）鉴别诊断

与卵巢原发性恶性肿瘤进行鉴别时，需结合病史及临床症状。卵巢原发性恶性肿瘤多为单侧，阻力指数较低（RI≤0.40）；卵巢转移性肿瘤多为双侧，阻力指数 RI＞0.40。

（五）临床价值

原发性和继发性卵巢肿瘤有着不同的治疗和预后，因此，确定卵巢肿瘤是原发性还是继发性非常重要。如果不能发现或诊断卵巢转移肿瘤，则需二次手术或失去手术机会。有 38％转移到卵巢的肿瘤是在原发灶之前发现，超声准确诊断卵巢转移肿瘤则可避免一次手术。

三、卵巢良恶性肿瘤的鉴别诊断

卵巢肿瘤的种类繁多，形态各异，超声常表现为囊性、实性和混合性肿块，卵巢良性肿瘤大部分结构较规则，属于少血供型；卵巢恶性肿瘤形态多不规则，属于富血供型。具体鉴别要点见表 5-1。

表 5-1　良性与恶性卵巢肿瘤的鉴别诊断

鉴别要点	卵巢良性肿瘤	卵巢恶性肿瘤
年龄	多为生育年龄	多为幼女，年轻或绝经后妇女
病程	病程长、进展缓慢	病程短、进展迅速
症状	多无	消瘦乏力，甚至恶病质
体征	多为单侧，表面光滑，可推动，无腹水	多为单侧，表面凹凸不平，固定，伴腹水
物理性质	多为囊性或囊性为主的混合性	多为实质性或实质性为主的混合性
轮廓回声	形态规则，边缘整齐，壁薄光滑，轮廓线连续	形态不规则，边缘不平整，壁厚薄不均，轮廓线间断
内部回声	囊性者内部为无回声区或伴少量光点，间隔纤细，实质性者内部回声规则，均匀	囊性者间隔局限性增厚，实质性或混合性者内部回声强弱不均
后壁回声	一般无衰减或回声增强	常有衰减
周邻回声	无周围浸润、转移、腹水	与子宫等周围组织浸润粘连，常伴腹水、腹腔淋巴结肿大、肝转移等
血流信号	不丰富	丰富，呈高速低阻动脉频谱

（王　丹）

第六章　产科疾病超声诊断

第一节　正常妊娠

妊娠是指由受精卵在母体子宫内着床开始,逐渐发育、生长为胚胎、胎儿,直至胎儿及其附属物完全排出子宫为止的整个过程,正常妊娠全程约 280 天(妊娠 40 周)。虽然目前仍没有明确的报道超声检查对胎儿有任何致畸作用或其他不良影响,但产科超声检查,特别是早孕期超声检查应严格遵循 ALARA(合理获得的同时尽量降低暴露剂量及暴露时间)原则获得诊断信息。

一、产科超声检查时机

目前超声检查已经成为产科临床检查的重要手段之一,但是在不同的国家和地区,由于医疗水平和人们医疗意识的程度不同,整个妊娠期,超声检查的时间和次数存在一定的差异。产科超声检查在不同的妊娠时期有不同的目的和内容,中国医师协会超声医师分会《产前超声检查指南(2012)》推荐产前超声检查的 3 个重要时间段为 11~13^{+6} 周、20~24 周、28~34 周。

在缺乏临床需要时,妊娠 11 周前不需要做超声检查。在临床需要时,妊娠 11 周前的超声检查目的为确定妊娠是否存在、胚胎是否存活、妊娠位置、胚胎超声孕周与停经时间是否一致、胚胎的数量及绒毛膜性,同时检查孕妇有无合并其他妇科疾病。

妊娠 11~13^{+6} 周应常规进行超声检查。此次检查的主要目的为评估胎儿大小、排除胎儿严重结构畸形及染色体畸形。检查内容包括:测量胎儿大小,观察胎儿颅骨光环、脑组织、脊柱及肢体等结构,观察脐带、胎盘、羊水等胎儿附属物情况。有条件的情况下进行颈项透明层(nuchal translucency,NT)等染色体异常软指标检查。

妊娠 20~24 周进行系统超声筛查,仔细排查胎儿畸形。妊娠 28~34 周进行常规超声筛查,评估胎儿生长发育情况,进一步排查迟发的胎儿畸形,如脑积水、肾盂积水、膈疝及消化道闭锁等。必要时在出生前可再进行超声检查,观察胎儿大小、胎方位、羊水及胎盘情况,为生产方式的选择提供参考。

在上述推荐时间段以外的时间,如孕妇出现产科检查指征及各种急诊症状(如阴道出血、腹痛、外伤、胎动异常等),妊娠期内的任何时间均可进行超声检查。

二、产科超声检查途径

产科超声检查途径可分为经腹部超声检查、经阴道超声检查、经会阴超声检查。

(1)经腹部超声检查是产科超声检查的常规手段,几乎适用于所有类型的产科超声检查。早孕期检查需要充盈膀胱;一般妊娠 12 周后即可不需要充盈膀胱,具体时间因孕妇子宫位置、腹部脂肪、肠气干扰等情况有一定差异;中晚期孕妇检查前应排空小便,以避免过度充盈的膀胱对子宫颈及子宫下段的压迫而影响检查结果。

(2)经阴道(直肠)超声检查是妇产科特有的检查方式,检查前排空小便,不需要充盈膀胱,图像分辨力较腹部超声明显提高,一般用于早孕期检查、晚孕期子宫颈长度测量。

(3)晚孕期因胎头遮挡子宫颈及子宫下段,难以显示清晰,同时因孕妇阴道流液、出血,阴道感染,孕妇拒绝等原因,不能行经阴道超声检查时,经会阴超声检查也可显示子宫颈和子宫下段。上述三种检查途径并无严格的选择依据,在临床工作中可以根据具体需要灵活选择,检查中要注意调节仪器指数在胎儿检查的安全范围内。

三、早孕期超声检查要点

早孕期超声检查是指从超声可观察的妊娠开始,即确认胎儿存活到妊娠 13^{+6} 周进行的超声检查。妊娠 11 周前的超声检查并非必需,只有在孕妇出现临床症状或特殊指征条件下才进行超声检查。

从受精卵至受精 56 天,即妊娠 10 周内称为"胚胎",妊娠 10 周后称为"胎儿",妊娠 10 周胎儿的主要解剖结构及各器官已经发育成形,后期进一步的发育主要是胎儿的生长和器官的成熟。中国医师协会超声医师分会《产前超声检查指南(2012)》将早孕期超声检查分为早孕期普通超声检查,以及妊娠 11～13^{+6} 周 NT、冠臀长(crown-rump length,CRL)及胎儿附属物超声检查。早孕期普通超声检查包括评估早孕期胚胎存活性、孕囊位置、胚胎数目及绒毛膜性、胎龄的评估、早孕期的测量、解剖结构的观察、孕妇子宫、卵巢及盆腔有无病变。妊娠 11～13^{+6} 周 NT 超声检查则主要是测量 NT 及其他染色体异常软指标,估测染色体异常的风险。

(一)早孕期普通超声检查

1. 评估早孕期胚胎活性

通过观察卵黄囊和胚芽(胚胎)的存在及大小、形态初步判断胚胎存活性,一般来说,在胚芽长度达到 2～4mm 时,超声即可观察到原始心管搏动以判断胚胎存活。妊娠 10 周后则可根据胎心、胎动直接判断存活性。

2. 判断孕囊位置

通过观察孕囊与子宫腔关系排除异位妊娠。如果孕囊内未见卵黄囊和胚胎时,需仔细观察孕囊周围蜕膜反应及孕囊与宫腔线的关系,排除假孕囊。在子宫先天畸形,如双角子宫、纵隔子宫、双子宫、单角合并残角子宫等情况时,应注意孕囊是否在子宫内合适的位置生长。对于有过剖宫产或子宫肌瘤挖除病史的瘢痕子宫,应注意观察孕囊与瘢痕之间的关系。

3. 胚胎数目及绒毛膜性

应尽量在妊娠 13^{+6} 周前通过超声检查来确定多胎妊娠的绒毛膜性,否则在更大的孕周,绒毛膜性将难以判断。

4. 孕龄的评估

早孕期准确地测定孕龄对于临床处理至关重要,可为胎儿后期的生长评估提供有价值的参考信息。在早孕期若干和孕龄相关可以提供测量的数据中,CRL 被认为是早孕期孕龄评估最准确的指标之一,但胚胎较小时测量误差较大,妊娠 8～13^{+6} 周时,通过 CRL 测量来估算孕周较为准确。对于 CRL 超过 84mm 的胎儿,由于胎儿躯体的扭曲运动增加,难以取得测量 CRL 标准切面,可通过头围的测量评估孕周。

5. 其他

了解孕妇子宫、卵巢及盆腔有无病变。

(二)妊娠 11～13^{+6} 周 NT、CRL 及胎儿附属物超声检查

1. 检查时机

胎儿 CRL 对应超声孕周为 11～13^{+6} 周,CRL 为 45～84mm 时测量 NT。

2. 检查内容

(1)胎儿数目及绒毛膜性。

（2）观察胎心搏动，测量胎心率。

（3）胎儿生物学测量：测量 CRL 评估孕周。

（4）测量 NT。

1）标准测量平面：胎儿正中矢状切面，切面特征包括胎儿仰卧位，且胎儿躯干长轴与声束垂直时，清晰显示胎儿面部轮廓，鼻尖、鼻部皮肤和鼻骨显示为短线状高回声；下颌骨可显示为圆点状高回声；另外要求胎儿颅脑结构显示清楚，包括丘脑、中脑、脑干、第四脑室及颅后窝池均可显示。在此切面中，胎儿颈背部皮下清楚显示的长条形带状无回声即为 NT。

2）测量方法：应尽可能放大图像至胎儿头颈部及上胸部占满屏幕，使得测量游标的最小移动只能改变测量结果 0.1mm。显示清晰 NT 前后平行的两条高回声带，测量时应在 NT 最宽处，且垂直于 NT 无回声带，测量游标的内缘应置于无回声的 NT 外缘测量（图 6-1）。测量次数不少于 3 次，记录测量所得的最大数值。有脐带绕颈时，应分别测量脐带绕颈处上下的 NT 厚度，并取其平均值（图 6-2）。注意区分皮肤和羊膜，避免将羊膜误认为皮肤而误测 NT。

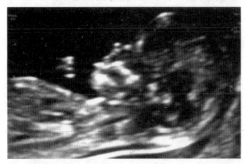

图 6-1　NT 测量标准切面

注　胎儿正中矢状切面，胎儿颈背部皮下清楚显示的长条形带状无回声即为 NT。

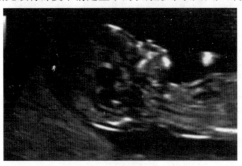

图 6-2　脐带绕颈时 NT 测量

注　分别测量脐带绕颈处上下的 NT 厚度，并取其平均值。

3）NT 正常值范围：随孕周增大，NT 有一定的增厚，但不超过 3.0mm。NT 增厚，胎儿染色体异常的风险增大，应进一步进行更详细的胎儿染色体检查。

（5）胎儿附属物：①胎盘，观察胎盘位置、厚度、范围。②羊水量，测量羊水最大深度。

（6）孕妇子宫和附件：要注意观察子宫颈内口，检查子宫及附件有无合并疾病。

（7）在设备和人力资源允许的情况下，妊娠 11～13^{+6} 周时还可以做其他染色体异常软指标的检查，如胎儿鼻骨、三尖瓣反流、静脉导管反流等。

（三）早孕期的常用超声测量

1.孕囊的测量

在胚胎尚未形成时，可以通过测量平均妊娠囊直径（MSD）估算孕周，即妊娠囊内充满液体的空间三个正交测量的平均值。由于孕囊大小受多重因素影响,MSD对于孕周的参考差异性较大。

2.CRL的测量

取胎儿的正中矢状面,并使头臀连线与声速尽量处于垂直的方向。在胎儿自然屈曲的状态下,放大图像至充满屏幕的大部分宽度,仔细辨别头、臀的边界,测量CRL(图6-3)。

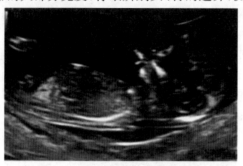

图6-3 冠臀长(CRL)测量切面

注 胎儿自然屈曲的状态下,在胎儿的正中矢状面测量CRL。

3.双顶径的测量

妊娠10周时还看不清丘脑,通过双侧脉络丛、大脑中线、第三脑室来判断标准切面,妊娠13周后可观察到丘脑。测量时,使声束与大脑中线垂直(图6-4)。

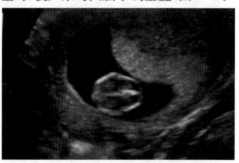

图6-4 双顶径的测量切面

注 测量双顶径时注意声束与大脑中线垂直。

四、中晚期妊娠超声检查规范

中国医师协会超声医师分会《产前超声检查指南(2012)》将中晚孕期超声检查分为:①一般产前超声检查(Ⅰ级产前超声检查)。②常规产前超声检查(Ⅱ级产前超声检查)。③系统产前超声检查(Ⅲ级产前超声检查)。④针对性产前超声检查(Ⅳ级产前超声检查)。

(一)Ⅰ级产前超声检查

其主要对胎儿及附属物各项生长参数进行评估测量,此级别产前超声检查不进行胎儿结构畸形的筛查,在检查过程中发现胎儿有畸形时,应转诊Ⅲ级产前超声检查。

1.检查对象

适用于需要估测孕周及胎儿体重、检查胎方位、评估胎盘成熟度、判断胎盘位置、测量羊水量的孕妇。适应证包括胎动异常、怀疑羊水量异常、胎位不正、胎膜早破、胎盘位置及胎盘成熟度。

2.检查内容

(1)胎儿数目。

（2）胎方位。

（3）观察胎心律是否整齐及测量胎心率。

（4）胎儿生物学测量：包括双顶径、头围、股骨长度、腹围。

（5）胎儿附属物检查：观察胎盘位置、测量厚度、评估胎盘成熟度、测量羊水量。

3. 标准切面

丘脑水平横切面（双顶径、头围测量切面）、上腹部横切面（腹围测量切面）、股骨长轴切面（股骨长度测量切面）、胎心率测量图。

（二）Ⅱ级产前超声检查

其主要是估测胎儿及附属物各项生长指标，同时筛查国家卫生和计划生育委员会规定的六大类严重结构畸形，包括无脑儿、严重脑膨出、严重开放性脊柱裂、严重胸腹壁缺损内脏外翻、单腔心、致死性软骨发育不良。

1. 检查对象

适用于需要初步筛查胎儿畸形、估测孕周及胎儿体重、检查胎方位、评估胎盘成熟度、判断胎盘位置、测量羊水量的孕妇。适应证包括阴道出血、腹痛、胎动异常、怀疑羊水量异常、胎位不正、胎膜早破、胎盘位置及胎盘成熟度的检查。

2. 检查内容

（1）胎儿数目。

（2）胎方位。

（3）观察胎心律、测量胎心率。

（4）胎儿生物学测量：双顶径、头围、股骨长度、腹围。

（5）初步检查胎儿解剖结构。

1）胎儿头颅：观察颅骨光环完整；检查颅内重要解剖结构，包括大脑半球对称性、脑中线居中完整、侧脑室及颅后窝池。

2）胎儿心脏：显示并观察四腔心切面，在怀疑可能胎儿心脏畸形时不做诊断，应转诊Ⅲ级产前超声检查或胎儿超声心动图检查（Ⅳ级）。

3）胎儿脊柱：脊柱矢状切面、冠状切面及横切面，观察脊柱的完整性及椎体排列情况。

4）胎儿腹部：观察腹壁完整性，腹壁脐带插入点，观察重要内脏器官，如肝、胃、双肾、膀胱。

5）胎儿四肢：显示一侧股骨，测量股骨长度。

（6）胎儿附属物。

1）胎盘：检查胎盘位置、胎盘厚度及评估胎盘成熟度。

2）测量羊水量。

（7）孕妇子宫：主要观察子宫颈内口。如孕妇有子宫肌瘤史，在条件许可的情况下，评估子宫肌瘤的位置及大小。

3. 标准切面

丘脑水平横切面、小脑水平横切面、四腔心切面、上腹部横切面（腹围测量切面）、脐带腹壁入口腹部横切面、膀胱水平横切面、双肾横切面、脊柱矢状切面、股骨长轴切面、孕妇宫颈管矢状切面、测量胎心率图。

（三）Ⅲ级产前超声检查

其适合所有孕妇，尤其适合以下适应证的孕妇：一般产前超声检查（Ⅰ级）或常规产前超声检查（Ⅱ级）或疑诊胎儿畸形、有胎儿畸形高危因素者。

1. 检查内容

(1)胎儿数目。

(2)胎方位。

(3)观察并测量胎心率。

(4)胎儿生物学测量:包括双顶径、头围、小脑横径、股骨长度及腹围。

(5)胎儿解剖结构检查。

1)胎儿头颅:观察颅骨光环完整;检查颅内重要解剖结构,包括大脑半球对称性、脑中线居中完整、侧脑室、颅后窝池、丘脑、小脑半球、小脑蚓部。

2)胎儿颜面部:观察上唇皮肤的连续性。

3)胎儿颈部:观察胎儿颈部有无包块、皮肤水肿。

4)胎儿胸部:观察胎儿双肺、心脏位置。

5)胎儿心脏:观察胎儿心脏四腔心切面,左、右心室流出道切面;怀疑胎儿心脏大血管畸形可能时,转诊胎儿超声心动图检查(Ⅳ级)。

6)胎儿腹部:观察腹壁完整性及腹壁脐带插入点,观察重要内脏器官,如肝、胃、双肾、膀胱。

7)胎儿脊柱:脊柱矢状切面、冠状切面及横切面,观察脊柱的完整性及锥体排列情况。

8)胎儿四肢:双侧肱骨,双侧尺骨、桡骨,双侧股骨,双侧胫骨、腓骨。

(6)胎儿附属物。

1)胎盘:胎盘位置、胎盘厚度及评估胎盘成熟度。

2)脐带:脐带血管的数目,脐带结构有无异常。

3)测量羊水量:用羊水最大深度或羊水指数评估羊水量。

(7)孕妇子宫及附件:观察子宫颈内口、子宫及附件有无占位性病变等。

2. 标准切面

丘脑水平横切面,侧脑室水平横切面,小脑水平横切面,鼻唇冠状切面,四腔心切面,左心室流出道切面,右心室流出道切面,上腹部横切面(腹围测量切面),脐带腹壁入口腹部横切面,脐动脉水平膀胱横切面,双肾横切面,脊柱矢状切面,肱骨长轴切面(左、右),尺骨、桡骨长轴切面(左、右),股骨长轴切面(左、右),胫骨、腓骨长轴切面(左、右),孕妇宫颈管矢状切面,测量胎心率图。

(四)Ⅳ级产前超声检查

这是针对胎儿及附属物或孕妇有特殊问题时而进行的针对性检查,如胎儿超声心动图检查、胎儿神经系统检查、胎儿肢体检查、胎儿颜面部检查等。检查对象:①产前超声筛查发现或疑似的胎儿畸形。②具有胎儿畸形高危因素的孕妇。

(五)有限产前超声检查

其主要用于急诊超声或床旁超声,仅对临床医生要求了解的某一具体问题进行检查,如只了解胎儿数目、胎心率,或孕妇子宫颈长度、羊水量或胎位、盆腹腔积液或生物物理评分等。

(六)中晚孕期常用超声测量

1. 双顶径测量

测量切面为标准丘脑水平横切面,测量时声束方向与脑中线垂直,如胎儿头型过扁或过圆,双顶径估测孕周误差较大,头围估测孕周误差相对较小。双顶径测量时,游标置于颅骨外缘至颅骨内缘,头围测量时游标置于颅骨强回声环外缘。

2. 股骨长的测量

显示股骨长轴切面,声束尽量垂直于股骨长轴(夹角<60°),使股骨两端显示清晰,游标

置于股骨两端的中点,测量不包括骨骺。

3.腹围测量

测量切面为标准上腹部横切面,测量游标置于腹部皮肤外缘。

4.小脑横径测量

测量切面为小脑水平横切面,测量游标置于小脑左右两端最宽处,正常胎儿小脑半球左右对称,透明隔腔及颅后窝池存在且宽度正常(<10mm)。

5.小脑延髓池的测量

测量切面为小脑水平横切面,测量游标置于小脑蚓部下缘到颅骨的内侧缘。

6.侧脑室三角区内径的测量

测量切面为侧脑室水平横切面,使声场远场一侧侧脑室后角清晰显示,测量游标位于侧脑室壁内侧缘。

(王　丹)

第二节　异常妊娠

一、流产

妊娠终止于 28 周内、胎儿体重不足 1000g 时称为流产。妊娠 12 周内发生流产称为早期流产,妊娠 12～28 周称为晚期流产。

(一)病因与病理

流产的原因有很多种,最常见的为遗传因素,其次还包括环境因素(如长期接受有害物质)、母体因素(如母体感染因素、内分泌疾病、子宫腔环境等)。

(二)临床表现

流产的临床表现为腹痛和停经后阴道出血。

(三)超声诊断

流产不同阶段的超声表现不同,流产按照阶段可以分为先兆流产、难免流产、不全流产、完全流产、稽留流产。

1.先兆流产

先兆流产是指孕妇出现腹痛、阴道出血等临床症状,但胚胎仍然存活,宫颈管未扩张。超声表现为宫内可见孕囊,囊内可见胚胎或胎儿,有胎心搏动,孕囊与子宫壁之间可见无回声暗区,常呈新月形、三角形或环形液性暗区。

2.难免流产

难免流产是指妊娠物未排出子宫,但流产难以避免,孕妇阴道出血增多,子宫颈扩张,羊膜囊已破或未破。超声表现为宫内孕囊变形,位置下移,囊内胚胎常死亡。

3.不全流产

不全流产是指部分妊娠物已排出体外,但仍有部分留在子宫腔内。超声表现为子宫小于相应孕周,宫内未见正常孕囊,常为回声杂乱不均的团块,为残留物质及血块。

4.完全流产

完全流产是指妊娠物完全排出体外,阴道出血减少,子宫恢复正常大小。超声表现为子宫大小正常,宫内未见孕囊,内膜线清晰,部分可见宫腔积液。

5.稽留流产

稽留流产是指胚胎停止发育后,胚胎未排出体外。超声表现为子宫小于相应孕周,宫内可见形态不规则的孕囊,囊内无胚胎或有残存的胚胎,但无胎心搏动,部分可合并宫腔积液。

(四)鉴别诊断

1.异位妊娠

流产与异位妊娠的鉴别非常重要,异位妊娠时,宫内会出现假孕囊,易误诊为宫内妊娠流产。鉴别要点:真孕囊位于子宫内膜内,壁厚,呈"双环"征;假孕囊位于子宫腔中央,与孕龄不相符,壁薄,呈"单环"征。异位妊娠有时可见附件包块,另外血 β-HCG 也具有一定的参考价值。

2.葡萄胎

完全性葡萄胎一般超声图像较典型,部分性葡萄胎与稽留流产通过超声图像难以鉴别,需通过病理检查鉴别。

(五)临床价值

超声诊断流产,需观察孕囊、胚胎、卵黄囊、子宫腔有无积液及胎盘情况,不同的超声表现可提示不同妊娠结局的可能。以下超声表现提示可能会出现不良妊娠结局。

1.孕囊

正常情况下,孕囊位于子宫腔中上部,形态为圆形或椭圆形,周边为回声增强带,随孕周增大而增大。超声发现孕囊无增长或孕囊直径>25mm 仍不能观察到胚胎及胎心搏动时,可考虑胚胎停育,如合并阴道出血增加、宫颈口扩张、腹痛等临床症状,应考虑难免流产。

2.卵黄囊

卵黄囊是孕囊中最早被超声检测到的解剖结构。正常卵黄囊呈圆形,囊壁纤细,囊内透声性好。卵黄囊直径<3mm 或孕囊直径>20mm 时,卵黄囊持续不出现,以及卵黄囊直径>10mm,均提示预后不良。

3.胚芽

长达 5mm,无胎心搏动时可考虑胚胎停育。

4.绒毛下血肿

超声表现为孕囊与子宫壁之间的不规则液性暗区。绒毛下血肿范围越大,妊娠结局的预后越差。

5.胚胎心率

心率减慢提示妊娠预后不良,若胚胎心率低于 85 次/分(低于 2 个标准差),提示胚胎接近死亡。

6.卵泡排卵时大小

一般卵泡增长至 13mm 以上称为优势卵泡,18～25mm 称为成熟卵泡。若卵泡<18mm 排卵称为小卵泡排卵,小卵泡排卵后妊娠率较低,且容易妊娠预后不良。

二、异位妊娠

正常妊娠时,受精卵着床于子宫腔内。受精卵在子宫腔外着床,称为异位妊娠,根据受精卵着床部位,可以分为输卵管妊娠、卵巢妊娠、剖宫产术后子宫瘢痕妊娠(cesarean scar pregnancy,CSP)、宫颈妊娠、腹腔妊娠、残角子宫妊娠等。

(一)病因与病理

由于输卵管或盆腔炎症、输卵管发育异常、输卵管手术等原因引起的输卵管功能性或器质性病变,阻碍受精卵正常通过输卵管,未能按时送至子宫腔;或一侧卵巢排卵后向对侧输卵管移行,移行时间的延长使得受精卵未能按时送至子宫腔而就地着床,引起输卵管妊娠、对侧卵巢妊娠及腹腔妊娠。腹腔妊娠可由孕囊直接着床于腹腔,也可来源于输卵管妊娠破裂,或孕囊从伞端排出,进入腹腔。

输卵管妊娠是异位妊娠中最常见的一种,95%异位妊娠发生于输卵管,以壶腹部(50%~70%)及峡部(22%)最为常见,伞部(5%)及间质部(3%)较为少见。

受精卵着床于输卵管后,由于输卵管的解剖结构和功能上不能支持胚胎的生长发育,因此发展到一定程度即可发生输卵管妊娠流产或破裂。输卵管妊娠流产是指孕囊突破输卵管黏膜并落入管腔内,随输卵管逆蠕动排入腹腔。如排入腹腔的孕囊仍然存活,绒毛组织附着于腹腔内其他脏器获取营养,胚胎可继续存活,发展为腹腔妊娠。输卵管妊娠破裂是指孕囊突破输卵管管壁肌层及浆膜层,引起大量出血,形成盆腔血肿,可导致患者失血性休克。

剖宫产术后子宫瘢痕妊娠是指孕囊、绒毛或胎盘着床于子宫切口处,是一种少见的异位妊娠,是剖宫产手术的远期并发症之一。病因尚不明确,可能与剖宫产术后子宫内膜与肌层被破坏,局部瘢痕纤维化、局部血供差等因素有关。剖宫产术后子宫瘢痕妊娠有两种发展形式:一种是绒毛与瘢痕处肌层发生粘连、植入,甚至穿透子宫,导致子宫破裂,危及生命;另一种是绒毛种植在原瘢痕部位,如孕囊向子宫腔内生长,发展为低置胎盘或前置胎盘,妊娠可继续发展,甚至胎儿生长至活产,但极易发生胎盘粘连及植入,甚至穿透,引起中、晚孕期大出血,子宫破裂。

（二）临床表现

异位妊娠的临床表现为腹痛和停经后阴道出血。早期可无典型症状,多于妊娠6~8周发生阴道出血。输卵管妊娠流产和破裂时可发生腹痛,可伴有恶心、呕吐。输卵管妊娠破裂导致腹腔内大量出血时,可引起休克和晕厥。CSP的临床表现一般为有剖宫产史的患者出现停经后阴道出血,可伴有腹痛;部分可无明显症状,仅表现为吸刮宫手术中大出血、人工流产或药物流产术后发生异常出血,或人工终止妊娠后血 β-HCG 未正常下降。

（三）超声诊断

1. 输卵管妊娠

输卵管妊娠的超声表现为宫内未见孕囊,附件区可见混合性包块,一般与卵巢有分界,推动包块时与卵巢可见相对运动。输卵管妊娠未破裂且孕囊继续生长时,如超声在混合性包块内检出卵黄囊、胚芽及心管搏动的完整孕囊,此时可直接诊断异位妊娠(图6-5)。输卵管妊娠破裂时,附件区可见不规则血肿,可合并腹腔积液(积血),液性暗区透声性较差,可见光点漂浮(图6-6)。输卵管妊娠包块周围血供常为高流速、低阻力频谱。

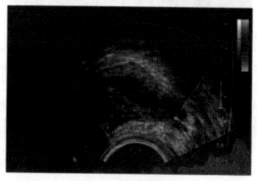

图6-5　输卵管妊娠

注　附件区可见混合性包块,其内可见胚芽及心管搏动。

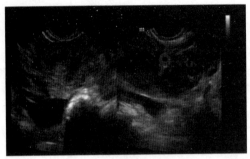

图 6-6　输卵管妊娠破裂

注　盆腔内可见不规则血肿及大量积液。

输卵管间质部妊娠的超声表现为孕囊或妊娠包块位于子宫角外侧,与子宫体紧邻,但与内膜不通,包块外侧几乎没有肌层,彩色多普勒显示包块周边血流信号丰富。

2.卵巢妊娠

卵巢妊娠的超声表现为宫内未见孕囊,妊娠包块位于卵巢内,与卵巢分界不清,推动包块与卵巢无相对运动。

3.剖宫产术后子宫瘢痕妊娠

根据超声表现可分为三种类型:单纯孕囊型、不均质包块型、胚胎型。

(1)单纯孕囊型:超声表现为宫内未见孕囊,孕囊位于剖宫产子宫瘢痕处,孕囊形态完整,与切口关系密切、固定,孕囊周边可见丰富血流信号,频谱呈低速、低阻,胚胎存活时可观察到胎心搏动。子宫颈内口呈闭合状态。

(2)不均质包块型:超声表现为子宫前壁下段膨隆、增大,可见不均质包块,呈实质性或囊实混合性,包块与子宫前壁肌层分界不清,周边可见丰富血流信号。

(3)胚胎型:超声表现为孕囊与瘢痕联系紧密、位置相对固定,向子宫腔内生长。有时孕囊大部分位于子宫腔内,仅小部分绒毛位于瘢痕处,孕囊可见来自瘢痕处的血流信号,此型孕囊有时生长时间较长甚至活产,易发生前置胎盘及胎盘植入(图 6-7)。

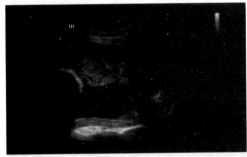

图 6-7　剖宫产术后子宫瘢痕妊娠(胚胎型)

注　妊娠 32^{+5} 周,宫颈管矢状切面可见边缘性前置胎盘,胎盘与原剖宫产瘢痕处肌层分界不清。

4.宫颈妊娠

超声表现为子宫颈膨大,呈球形,子宫体正常或增大;孕囊或妊娠包块位于宫颈管内,部分囊内可见卵黄囊及胚胎;子宫颈内口呈闭合状态。

5.腹腔妊娠

早孕及孕中晚期,发现存活的胎儿位于子宫外,即应该高度怀疑腹腔妊娠。

6.复合妊娠

复合妊娠的超声表现宫内孕囊和异位妊娠孕囊或妊娠包块的同时检出。如宫内和异位妊娠的孕囊均可见卵黄囊或胚胎,可直接诊断为复合妊娠。

（四）鉴别诊断

1.异位妊娠

因子宫腔分泌物聚集可出现假孕囊,应注意孕囊的位置、形态,有无双环征,与真孕囊相鉴别。

2.输卵管妊娠

需要与附件区包块鉴别,一般可通过血 β-HCG 测定鉴别。而输卵管间质部妊娠与宫角妊娠的鉴别点为前者孕囊与子宫内膜之间有肌层相隔,后者孕囊位于子宫角部,位置与子宫腔相连续。

3.卵巢黄体

为卵巢内环状稍强回声,周边有典型的环状血流,频谱呈低阻力型。

4.CSP

有剖宫产史,多采用经阴道超声检查,了解孕囊与子宫下段瘢痕的位置关系、血供情况、瘢痕处肌层厚度等。

5.腹腔妊娠

早孕期的超声检查需注意孕囊位置、与子宫颈的关系。腹腔妊娠有时可继续发展为较大胎儿,此时易误诊为宫内妊娠。

（五）临床价值

超声在异位妊娠的诊断中,具有无创、安全、准确性高的优势,是首选检查手段之一。超声检查时,通过对异位妊娠包块部位、体积、形态的观察,判断疾病的类别和程度。在超声图像不典型时,应详细追问病史、临床症状,结合其他实验室检查,以减少误诊、漏诊,必要时需要定期复查超声。

三、葡萄胎妊娠

葡萄胎又称水泡状胎块,是妊娠滋养细胞疾病的一种,由于绒毛细胞的非正常增生所致,为一种异常妊娠。

（一）病因与病理

葡萄胎的病因尚不明确,可能与染色体和营养因素有关。叶酸及胡萝卜素的缺乏可增加葡萄胎的风险。约 90% 的部分性葡萄胎为三倍体(69XXX 或 69XYY)。葡萄胎时,绒毛细胞异常增生,发生间质水肿,形成许多互相连接的小水泡,像葡萄一样。葡萄胎分为完全性葡萄胎和部分性葡萄胎两种。完全性葡萄胎表现为整个子宫腔内充满水泡状组织,无胎儿及其附属物。部分性葡萄胎表现为胎盘绒毛部分发生水肿变性,但受累的绒毛形态正常,可有死亡或存活的胚胎。

（二）临床表现

葡萄胎的主要临床表现为停经后阴道出血。多数患者在停经后 2~4 个月出现阴道不规则出血,有时可排出水泡样组织。葡萄胎时,由于子宫增长过快,有可能出现出血、腹痛的症状。由于葡萄胎时血 β-HCG 比正常妊娠高许多,因此,妊娠呕吐和妊娠高血压的发生率和严重程度较正常妊娠更高。

（三）超声诊断

1.完全性葡萄胎

因其表现具有特征性,一般能较明确地诊断。超声表现为子宫体积较停经月份稍大或相符,宫内无胎体及附属物回声,代之以充满大片密集细小光点及蜂窝状无回声区,合并出血坏死时可见不规则无回声区,蜂窝状无回声区内几乎无血流信号,偶可见细小网状血流信号;子宫肌壁变薄,回声减低,肌壁内血流异常丰富,呈低阻血流频谱。约20%的葡萄胎合并黄素囊肿,清宫后囊肿逐渐消失。

2.部分性葡萄胎

在早孕期仅凭超声图像难以诊断,较难与部分流产、稽留流产合并胎盘变性鉴别,需结合病理检查,如部分性葡萄胎持续存活至中孕期,超声可发现宫内发育迟缓症状,可合并胎盘体积增大或胎盘内多发囊性无回声区。

(四)鉴别诊断

1.稽留流产

此时由于胎盘吸收、溶解,超声表现为子宫小于相应孕周,子宫腔回声杂乱,孕囊形态不完整,绒毛水肿呈"蜂窝"状,易误诊为葡萄胎,主要通过血 β-HCG 及病理结果鉴别。

2.子宫其他疾病

如子宫内膜癌,超声表现为子宫内膜不规则增厚,伴宫腔积液、阴道出血;子宫内膜腺瘤型增生过长,超声表现为子宫内膜异常增厚,其内多个大小不等的囊性小无回声区;子宫肌瘤囊性变时,超声表现为多个大小不等的囊性无回声区。这几种疾病不伴血 β-HCG 增高。

3.胎盘残留

引产或分娩后的胎盘残留时,超声表现为子宫腔内的不规则组织团块,回声杂乱不均,血供丰富,需结合病史及血 β-HCG 值变化鉴别。

(五)临床价值

超声检查能够诊断大部分葡萄胎,尤其是典型的葡萄胎,超声能明确诊断,但是不典型的葡萄胎容易误诊,需结合血 β-HCG 及病理检查,以提高诊断的准确性。

（王　丹）

第三节　胎儿畸形

一、常见颜面畸形

唇腭裂是一种常见的先天性颜面部缺陷,发生率约为 1∶1000。目前认为遗传因素和环境因素是导致唇腭裂的主要原因。

(一)唇裂

1.病因与病理

正常胚胎发育中,两侧上颌突与中鼻突融合形成上唇。若融合障碍,则形成唇裂。

唇裂按照部位可分为单侧唇裂、双侧唇裂和正中唇裂,按照裂隙程度可进行如下分型。

(1)Ⅰ度:唇裂只限于唇红。

(2)Ⅱ度:唇裂超过唇红,但是并未裂至鼻底。

(3)Ⅲ度:上唇至鼻底完全裂开。

唇裂可单独发生,也可向内延伸至牙槽甚至腭,形成牙槽弓裂和腭裂。

2.超声诊断与鉴别诊断

中孕期胎儿超声检查可检出唇裂,表现为胎儿上唇连续中断,可为单侧或双侧(图 6-8)。

如为双侧唇裂,人中部位可见组织凸起,具有特征性。三维超声有助于显示唇裂的部位和程度。需要注意的是,正常胎儿上唇中部的人中部位稍凹陷,容易被误诊为正中唇裂。

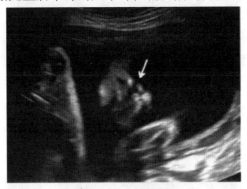

图 6-8　胎儿上唇裂(箭头)

3.临床价值

产前超声发现胎儿唇裂时,应注意发现其他胎儿畸形,排除家族病史,并进行遗传咨询。正中唇裂常合并严重的全前脑无裂畸形。单纯唇裂可以在出生后行手术治疗。

(二)腭裂

1.病因与病理

腭由两个前腭突和两个侧腭突发育而来,约在胚胎第 3 个月腭发育完成,并将口腔与鼻腔完全隔开。上述胚胎发育异常导致腭裂发生。

腭裂可为单侧、双侧或正中。腭裂可单独发生,也可合并唇裂。

2.超声诊断

产前超声诊断单纯腭裂很困难。胎儿面部朝上时,较大的唇腭裂可以由外到内依次显示中断的上唇、牙槽和腭。腭裂可引起羊水过多,是需要引起关注的间接征象。

3.临床价值

腭裂可引起吮吸、进食及语言等生理功能障碍,严重的腭裂还可导致面部畸形。腭裂可能合并染色体异常或遗传综合征,应进行遗传咨询。腭裂患儿需要接受较复杂的修复手术。

二、常见中枢神经系统畸形

(一)无脑儿

1.病因与病理

妊娠 11 周左右,胎儿颅骨骨化完成。如果该过程发生障碍,则形成无脑儿,通常认为无脑儿由露脑畸形逐渐演变而来。无脑儿大脑、头皮及颅盖骨完全缺失。可合并开放性脊柱裂。

2.超声诊断与鉴别诊断

早孕期胎儿颅骨尚未骨化,未显示颅骨光环,可见正常脑组织,此时不能诊断无脑儿,需要动态观察。中孕期开始可诊断无脑儿,表现为胎儿颅骨光环缺失,未见正常脑组织,双侧眼眶呈"青蛙眼"样(图 6-9,图 6-10)。常合并脊柱裂及羊水过多。无脑儿与露脑畸形的鉴别要点在于是否存在脑组织。

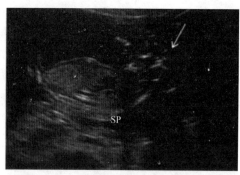

图 6-9 无脑儿 1

注 胎儿矢状面显示颅骨光环缺失(箭头)。SP:脊柱。

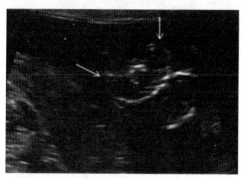

图 6-10 无脑儿 2

注 横切面未见正常颅骨光环,呈"青蛙眼"样(箭头)。

3.临床价值

出生后,无脑儿不能存活。产前超声可早期发现无脑儿,应及时终止妊娠。发现无脑儿应推荐优生遗传咨询。

(二)露脑畸形

1.病因与病理

露脑畸形指颅盖骨大部分缺失,脑组织外露,随时间进展可出现脑组织碎裂、脱落,成为无脑儿。

2.超声诊断与鉴别诊断

产前超声表现为颅骨光环缺失,可见不规则形的脑组织(图 6-11)。露脑畸形应与无脑儿及脑膨出相鉴别,无脑儿不能显示脑组织,而脑膨出时颅骨光环大部分可显示。

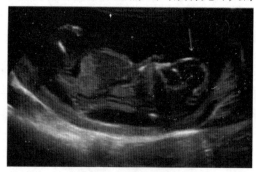

图 6-11 露脑畸形

注 未见正常颅骨光环,可见脑组织漂浮(箭头)。

3.临床价值

与无脑儿一样,露脑畸形患儿出生后无法存活,发现后应终止妊娠。

(三)脑积水

脑积水指各种原因引起的脑室扩张,其中约80%合并脊柱裂。

1.病因与病理

引起脑积水的主要原因包括宫内感染、血管发育异常、大脑发育异常及颅内肿瘤压迫等,表现为双侧侧脑室扩张,甚至合并第三脑室扩张。严重的脑积水会压迫脑实质,预后较差。

2.超声诊断与鉴别诊断

判断脑室扩大的标准如下。

(1)侧脑室三角区内径小于1cm——正常。

(2)侧脑室三角区内径1~1.5cm——脑室扩大。

(3)侧脑室三角区内径大于1.5cm——脑积水(图6-12)。

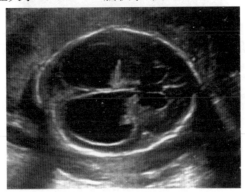

图6-12　胎儿脑积水

注　双侧侧脑室显著扩大。

严重的脑积水可引起双顶径及头围明显增大。部分脑积水合并脊柱裂、脊髓脊膜膨出、小脑延髓池消失、小脑"香蕉"征等,称为Chiari II畸形。

鉴别诊断包括胼胝体缺失、全前脑无裂畸形、孔洞脑、水脑畸形等,MRI有助于准确诊断。

3.临床价值

轻度脑室扩大可进行优生遗传咨询后动态观察,部分病例预后较好。脑积水患儿可在出生后行脑室分流术治疗,但是严重的脑积水预后很差。

(四)脊柱裂

脊柱裂指脊柱后方骨性成分融合障碍导致椎管闭合不全,根据皮肤连续性是否中断,可分为开放性脊柱裂和隐性脊柱裂。脊柱裂好发于腰骶段。目前认为孕期补充叶酸可降低发生率。

1.病因与病理

正常胚胎发育约12周,中胚叶形成的脊柱成分呈环形包绕神经管而形成椎管。如果神经管不闭合,则椎弓根无法闭合,保持开放状态,并可发展成脊髓脊膜膨出。

开放性脊柱裂相对多见,常合并脑积水等其他中枢神经系统畸形。隐性脊柱裂相对少见,常无明显阳性症状。

2.超声诊断与鉴别诊断

(1)直接征象:横断面或矢状面显示脊柱连续性中断,椎体排列不整齐,横切面呈"倒八字"形,合并脊髓脊膜膨出时可见患处囊性肿块向外凸起(图6-13,图6-14)。

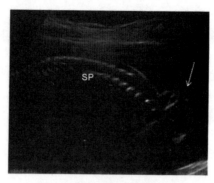

图 6-13　胎儿骶尾部脊柱裂

注　矢状面显示脊髓脊膜膨出所致的囊性肿块(箭头)。SP:脊柱。

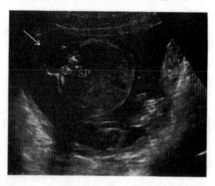

图 6-14　胎儿脊柱裂

注　横切面显示椎体排列呈"倒八字"形,以及脊髓脊膜膨出所致的囊性肿块(箭头)。SP:脊柱。

(2)间接征象:合并 Chiari Ⅱ畸形时可见"柠檬头"、小脑延髓池消失、小脑呈"香蕉"征、脑积水等多种表现。部分病例可见马蹄内翻足。

(3)鉴别诊断:骶尾部脊柱裂需要与骶尾部囊性畸胎瘤相鉴别,后者脊柱排列整齐,横切面无"倒八字"形表现,MRI 有助于二者的鉴别。

3.临床价值

开放性脊柱裂严重影响患儿下肢运动及排便、排尿功能,一旦发现,应尽早终止妊娠并接受优生遗传咨询。

三、常见胸腔发育异常

(一)先天性肺囊腺瘤样畸形

1.病因与病理

先天性肺囊腺瘤样畸形是一种先天性局部肺发育不良,终末细支气管过度生长,形成多囊样包块,绝大多数为单侧发生。

2.超声诊断与鉴别诊断

依据囊泡大小可分为三型。

(1)Ⅰ型:较大囊肿,大小为 2～10cm。

(2)Ⅱ型:较小囊肿,大小为 0.5～2cm。

(3)Ⅲ型:微囊型,大小<0.5cm,呈实质性高回声肿块。

较大的肿块可推挤心脏移位,肿块内可显示正常肺动脉及肺静脉的血流信号。

先天性肺囊腺瘤样畸形要与隔离肺相鉴别。二者均可表现为强回声实质性肿块或混合性肿块,但是彩色多普勒可显示降主动脉发出分支进入后者肿块内部,而前者不会显示这一征象。

3.临床价值

先天性肺囊腺瘤样畸形很少合并染色体异常及遗传综合征。部分病例在随访过程中肿块逐渐缩小甚至消失,预后很好。但是也有一部分病例肿块持续增大,压迫心脏及对侧正常肺组织,引起胎儿水肿甚至宫内死亡。

（二）隔离肺

1.病因与病理

隔离肺指与支气管树不相通的肺组织,通常由体循环供血。隔离肺可分为叶内型和叶外型。叶内型与正常肺组织包裹在同一胸膜下,产前超声难以发现;叶外型包裹在自身的异常胸膜下,与正常肺组织相对独立,产前超声可以发现。叶外型还可进一步分为膈上型和膈下型,后者较少见。

2.超声诊断与鉴别诊断

隔离肺常单侧发生,左侧多见。产前超声显示,胸腔内呈三角形的高回声肿块,边界清晰,有时肿块内可见囊性成分。彩色多普勒显示,由胸主动脉发出的动脉血流信号进入肿块内。较大的肿块可推挤心脏移位,甚至引起胎儿水肿。

隔离肺需要与先天性肺囊腺瘤样畸形相鉴别,彩色多普勒显示,降主动脉发出分支进入前者肿块内部。

3.临床价值

隔离肺极少合并染色体异常及遗传综合征。隔离肺有自愈倾向,肿块较小时可动态观察;如肿块持续增大,则可压迫心脏,引起胎儿水肿甚至宫内死亡。

（三）膈疝

1.病因与病理

膈疝指由于膈肌发育障碍,腹腔脏器经膈肌缺损疝入胸腔。左侧膈疝较多见,其次为右侧膈疝,双侧膈疝较少见。

2.超声诊断与鉴别诊断

膈疝的间接征象较明显,包括胃泡或肠管移位至胸腔,心脏及纵隔被推挤移位等（图6-15,图6-16）。直接征象是膈肌连续性中断。左侧膈疝疝入物为胃泡肠管等,容易识别;右侧膈疝时,因为肝回声与肺相似,所以容易漏诊。另外,孕早期膈疝并不明显,部分病例至晚孕期才能准确诊断。

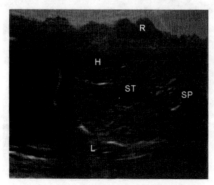

图6-15　胎儿左侧膈疝(横切面)

注　显示胃泡位于左侧胸腔,将心脏推挤向右侧移位。H:心脏;L:左侧;R:右侧;SP:脊柱;ST:胃泡。

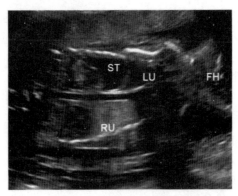

图 6-16　胎儿左侧膈疝（冠状面）

　注　显示胃泡位于左侧胸腔内。FH:胎头;LU:左肺;RU:右肺;ST:胃泡。

膈疝需要与其他原因导致的心脏移位相鉴别。MRI 有助于诊断胎儿膈疝。

　3.临床价值

健侧肺体积是判断膈疝预后的重要指标。目前多采用肺头比（lung-to-head ratio,LHR）来衡量正常肺体积,如 LHR 低于 0.6,胎儿出生后不能存活。

膈疝的并发症包括先天性心脏病、染色体异常及遗传综合征。单纯膈疝可出生后手术治疗。发现膈疝时应注意排除其他畸形,除确认疝入物外,还应计算 LHR,并建议咨询遗传专科及小儿外科。

四、常见消化系统畸形

（一）消化道闭锁

1.食管闭锁

（1）病因与病理:食管闭锁指食管近端与远端之间的连续性中断,可以单独发生,也可以合并食管气管瘘。

（2）超声诊断及鉴别诊断:由于食管闭锁,胎儿吞咽的羊水不能到达胃,因此,最典型的产前超声表现是动态观察始终不显示胃泡,部分病例还可显示颈部囊袋样结构（图 6-17）。但发生食管气管瘘时,羊水可经气管到达胃泡,胃泡可显示,此时诊断食管闭锁极其困难。食管闭锁容易合并羊水过多。

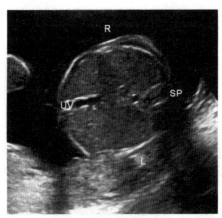

图 6-17　胎儿食管闭锁

　注　动态观察,横切面一直不能显示胃泡。L:左侧;R:右侧;SP:脊柱;UV:脐静脉。

食管闭锁需要与其他原因导致的胃泡不能显示(如颈部或口腔巨大肿块)及其他原因导致的羊水过多相鉴别。

(3)临床价值:食管闭锁常常合并其他结构畸形及染色体异常,或者作为遗传综合征的一部分出现。该畸形可以于出生后行手术治疗,但是治疗效果取决于是否合并其他畸形。

2.十二指肠闭锁

(1)病因与病理:十二指肠闭锁指十二指肠近端与远端之间的连续性中断,多为膜状闭锁,其中80%位于十二指肠上段。

(2)超声诊断:产前超声的典型特征为胎儿上腹部"双泡"征,其中左侧囊性结构为胃泡,右侧囊性结构为扩张的十二指肠上段,动态观察可见二者互相连通(图6-18)。需要注意的是,有时"双泡"征至晚孕期才逐渐出现,因此应注意动态连续观察。十二指肠闭锁容易合并羊水过多。

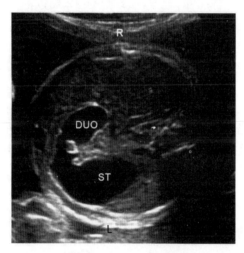

图6-18　十二指肠闭锁

注　胎儿上腹部"双泡"征,胃泡与十二指肠上段互相连通。DUO:十二指肠;L:左侧;R:右侧;ST:胃泡。

(3)临床价值:十二指肠闭锁合并染色体异常的概率较高,需要优生遗传咨询。单纯十二指肠闭锁可以于出生后行手术治疗。

(二)脐膨出

1.病因与病理

脐膨出指腹腔脏器经脐部腹壁缺损处膨出腹外,肝脏膨出多见,膨出物有包膜(腹膜及羊膜)。

2.超声诊断与鉴别诊断

脐膨出的二维超声如下。

(1)腹壁正中脐部肿物膨出,有包膜。

(2)膨出物可见肝脏或肠管。

(3)脐带插入处位于该膨出物顶部(图6-19)。

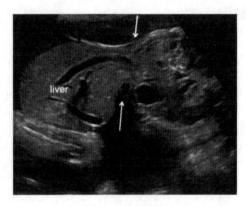

图 6-19　胎儿脐膨出

注　胎儿肝自脐部向外膨出,有包膜,箭头所示为胎儿脐部。

由于早孕期存在"生理性脐疝"的现象,所以妊娠 12 周以前发现脐部肿块膨出时应注意复查,如果肿块还能纳入腹腔则不是脐膨出。

脐膨出需要与其他类型的腹部缺损,如腹裂、体蒂异常相鉴别。腹裂多位于腹壁一侧,膨出物多为肠管,无包膜。体蒂异常膨出物较多,而且常合并泄殖腔畸形、脊柱侧弯、脐带过短等。

3.临床价值

脐膨出常合并染色体异常,如 18-三体综合征及 13-三体综合征等,也容易合并各种类型的遗传综合征,患儿需要接受染色体检查及遗传咨询。单纯脐膨出可以于出生后行手术治疗,如合并其他畸形则预后很差。

(三)腹裂

1.病因与病理

腹裂指腹腔脏器经左侧或右侧腹壁缺损处膨出体外,膨出物多为肠管,漂浮在羊水中,没有包膜。

2.超声诊断与鉴别诊断

腹壁缺损可位于左侧或右侧,缺损多<2cm,可见肠管膨出,自由漂浮于羊水中,因为没有包膜,所以膨出物形态不规则,有时可见肠管扩张(图 6-20)。脐带胎儿插入处位于正常脐部。

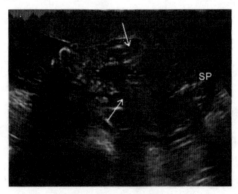

图 6-20　胎儿腹裂

注　横切面显示胎儿腹壁缺损,膨出物为肠管(箭头),未见包膜。SP:脊柱。

腹裂需要与其他类型的腹部缺损,如脐膨出、体蒂异常相鉴别。

3.临床价值

腹裂很少合并染色体异常和遗传综合征。单纯腹裂可以于出生后行手术治疗,预后较好。

五、常见泌尿系统畸形

(一)肾积水

1.病因与病理

胎儿肾积水指胎儿肾集合系统扩张,通常是由于输尿管狭窄等梗阻性因素造成的。最常见的原因是肾盂输尿管连接部狭窄。

2.超声诊断与鉴别诊断

通常以肾集合系统扩张前后径>1cm 作为胎儿肾积水的诊断标准(图 6-21)。同时,产前超声还应观察肾实质回声及厚度、对侧肾有无积水、输尿管有无扩张、膀胱是否充盈等,羊水量是否正常可用于间接评估肾脏功能。部分正常胎儿可以出现暂时性双肾肾盂轻度扩张,但是动态观察可恢复正常。

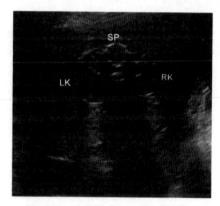

图 6-21　胎儿双肾轻度积水

注　横切面显示双肾集合系统扩张。LK:左肾;RK:右肾;SP:脊柱。

3.临床价值

肾积水的预后取决于出现时间及梗阻的严重程度。轻微的肾积水预后较好,可随访观察至出生后 2 岁;单侧重度肾积水,如对侧肾及输尿管膀胱正常,也可考虑继续妊娠;如双侧重度肾积水,肾实质变薄,而且回声增强,膀胱充盈受限,羊水减少,则预后很差。

(二)多囊肾

1.病因与病理

胎儿多囊肾可分为四型。

(1)Potter Ⅰ型:常染色体隐性遗传型多囊肾(婴儿型)。

(2)Potter Ⅱ型:多囊性发育不良肾。

(3)Potter Ⅲ型:常染色体显性遗传型多囊肾(成人型)。

(4)Potter Ⅳ型:梗阻性囊性肾发育不良。

其中 Potter Ⅰ型多囊肾产前超声表现典型,而且是一种致死性畸形。Potter Ⅰ型多囊肾的病理改变为双肾集合管呈纺锤形囊性扩张,双肾呈海绵样,肾皮质与髓质分界不清。

2.超声诊断与鉴别诊断

PotterI型多囊肾的产前超声表现为双肾明显增大,回声增强(微囊增加了界面,导致肾呈强回声),膀胱不显示,羊水极少或无羊水,胎儿解剖结构显示困难(图6-22,图6-23)。需要注意的是,因为孕早期羊水并非全部来源于胎儿泌尿,所以Ⅰ型多囊肾在孕早期时羊水量可正常。

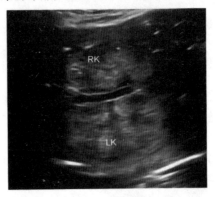

图6-22　胎儿Ⅰ型多囊肾(冠状面)

注　显示双肾增大,回声增强。LK:左肾;RK:右肾。

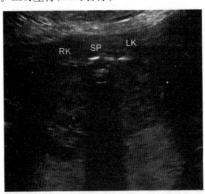

图6-23　胎儿Ⅰ型多囊肾(腹部横切面)

注　显示双肾增大,回声增强。LK:左肾;RK:右肾;SP:脊柱。

少数正常胎儿的双肾回声增强,但是双肾不大,膀胱可显示,羊水量正常。这种情况可以随访动态观察。

3.临床价值

PotterⅠ型多囊肾很少合并染色体异常,但可以合并梅克尔-格鲁贝尔(Meckel-Gruber)综合征等遗传综合征。由于双肾无正常功能,胎儿出生后不能存活。发现PotterⅠ型多囊肾应进行优生遗传咨询。

(三)双肾缺如

1.病因与病理

双肾缺如是由于胚胎期双侧生肾组织和输尿管芽生长紊乱,未能正常发育造成的。

2.超声诊断

(1)双肾区未见正常肾脏,彩色多普勒未见正常双侧肾动脉。

(2)双侧肾上腺平卧于脊柱两侧。

(3)膀胱未显示。

(4)无羊水。

需要注意的是,由于孕早期羊水并非全部由胎儿泌尿产生,因此,双肾缺如胎儿在妊娠16

周以前羊水量可正常。此外,由于无羊水,胎儿解剖结构显示困难,难以检出其他合并畸形。

3.临床价值

双肾缺如很少合并染色体异常,但是可以合并尾部退化综合征、并腿畸形等。双肾缺如引起羊水过少,导致双肺发育不良,属于致死性畸形。

六、常见骨骼系统畸形

(一)成骨发育不全

1.病因与病理

成骨发育不全又称脆骨病,包括一大类导致胎儿骨骼脆弱的疾病,常合并蓝色巩膜及牙齿异常。

2.超声诊断与鉴别诊断

(1)四肢长骨明显缩短,呈"电话听筒"样。

(2)长骨弯曲成角,可见骨折。

(3)颅骨骨化差,透声好,近场脑组织清晰显示,加压可见颅骨光环变形。

(4)胸廓小,双肺发育不良。

引起胎儿四肢长骨缩短的原因还包括其他类型的骨骼发育异常、胎儿宫内发育迟缓(IUGR)等,但是一般不会出现"电话听筒"样长骨和骨折等表现。

3.临床价值

预后差,建议优生遗传咨询,需要评价下一胎罹患该病的风险。

(二)软骨发育不全

1.病因与病理

软骨发育不全包括纯合子型与杂合子型,后者常见。由于常合并双肺发育不良,通常为致死性畸形。

2.超声诊断

胎儿四肢长骨明显缩短,但是形态正常。胎头增大,双顶径及头围明显超过正常,胎儿鼻梁很低,有时手指呈特殊形态。由于患儿常常至中孕晚期才会出现明显的短肢畸形,所以中孕期筛查时容易漏诊。

3.临床价值

如胸廓狭小导致肺发育不良,则预后很差。发现软骨发育不良时,应进行优生遗传咨询,接受必要的染色体及基因检查。

(三)马蹄内翻足

1.病因与病理

马蹄内翻足是常见的先天性足畸形,主要表现为足下垂、内翻、内收。男孩多见,可单侧或双侧发病。马蹄内翻足可孤立出现,也可继发于脊柱裂、神经肌肉异常、胎膜早破等。

2.超声诊断与鉴别诊断

胎儿小腿(胫腓骨)矢状切面同时显示足底。正常时二者不在同一切面显示。发现马蹄内翻足时需要动态观察,如多次观察姿势不变才能诊断。另外,部分病例至孕晚期才出现明显的马蹄内翻足。

3.临床价值

单纯马蹄内翻足可以于出生后行骨科保守或于术治疗,治疗效果较好。如合并其他畸形,预后取决于其他畸形的严重程度。

七、常见心血管系统畸形

(一)室间隔缺损

1.病因与病理

室间隔缺损是较常见的胎儿先天性心脏病,可单独存在,也可合并其他心脏畸形,中孕期较大的室间隔缺损比较容易诊断。

2.超声诊断

(1)室间隔回声连续性中断,可在四腔心、左心室流出道或双心室短轴等切面显示(图6-24)。

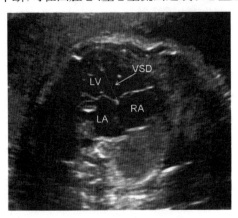

图6-24 胎儿室间隔缺损

注 四腔心切面显示室间隔上部连续性中断(箭头)。LA:左心房;LV:左心室;RA:右心房;VSD:室间隔缺损。

(2)室间隔与声束平行时,容易出现膜周部室间隔缺损的伪像。

(3)彩色多普勒显示过隔血流信号。

(4)肌部小室间隔缺损、心尖部室间隔缺损容易漏诊。

3.临床价值

单纯室间隔缺损可能合并染色体异常,需要优生遗传咨询。如果不合并其他异常,单纯较小的室间隔缺损可以于出生后行外科治疗,手术效果好。肌部室间隔缺损有可能自愈。

(二)心内膜垫缺损

1.病因与病理

心内膜垫缺损又称房室间隔缺损,分为部分型、过渡型和完全型。部分型表现为原发孔房间隔缺损和二、三尖瓣裂,完全型表现为原发孔房间隔缺损、室间隔流入道缺损和共同房室瓣,过渡型介于部分型和完全型之间。

2.完全型心内膜垫缺损的超声诊断

(1)未见正常胎儿心脏十字交叉结构,可见原发孔房间隔缺损及室间隔上部缺损。

(2)仅见一组房室瓣,未见正常二尖瓣及三尖瓣,有时可见共同房室瓣反流(图6-25,图6-26)。

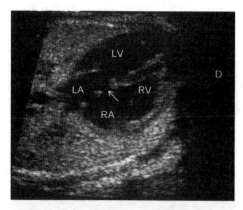

图 6-25　胎儿完全性心内膜垫缺损 1

注　舒张期房间隔下部及室间隔上部回声连续性中断(箭头)。D:舒张期;LA:左心房;LV:左心室;RA:右心房;RV:右心室。

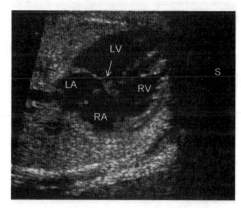

图 6-26　胎儿完全性心内膜垫缺损 2

注　收缩期为共同房室瓣,位于同一水平(箭头)。S:收缩期;LA:左心房;LV:左心室;RA:右心房;RV:右心室。

(3)均衡型可见大小一致的左右心室,非均衡型可见一侧明显缩小的心室,甚至呈单心房单心室。

3.临床价值

胎儿心内膜垫缺损常合并染色体异常(如 21-三体综合征)及多种遗传综合征,需要优生遗传咨询。心内膜垫缺损也可合并多种心脏畸形和心外畸形,预后取决于病变的严重程度及合并的其他畸形。

(三)法洛四联症

1.病因与病理

法洛四联症是最常见的一种圆锥动脉干畸形,为发绀型先天性心脏病,包括室间隔缺损、主动脉骑跨、肺动脉狭窄、右心室肥厚四大征象。

2.超声诊断

(1)四腔心可正常。

(2)室间隔缺损。

(3)主动脉骑跨(图 6-27,图 6-28)。

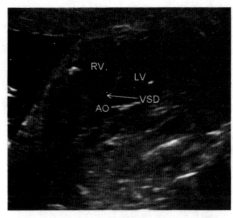

图 6-27　胎儿法洛四联症(四腔心切面)

注　显示室间隔缺损(箭头)、主动脉骑跨。AO:主动脉;LV:左心室;RV:右心室;VSD:室间隔缺损。

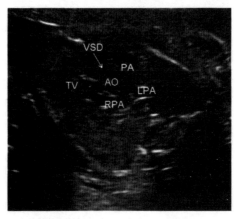

图 6-28　胎儿法洛四联症(短轴切面)

注　显示室间隔缺损(箭头),肺动脉较主动脉明显变窄。AO:主动脉;LPA:左肺动脉;PA:肺动脉;RPA:右肺动脉;TV:三尖瓣;VSD:室间隔缺损。

(4)胎儿期肺动脉狭窄的诊断标准为肺动脉内径小于或接近于主动脉。

(5)胎儿期右心室肥厚不明显。

(6)应注意观察排除右位主动脉弓、胸腺缺如。

3.临床价值

胎儿法洛四联症的四腔心可完全正常,因此,只有同时观察流出道切面才能发现异常。如合并右位主动脉弓、胸腺缺如,则罹患 DiGeorge 综合征(22q11 缺失引起)概率明显增高。法洛四联症的其他变异型包括肺动脉闭锁、肺动脉瓣缺如综合征等。单纯轻型法洛四联症,出生后手术治疗效果较好。

(四)完全性大血管转位

1.病因与病理

完全性大血管转位指肺动脉与左心室相连、主动脉与右心室相连的复杂心脏畸形,出生后会引起非常严重的发绀,危及患儿生命。

2.超声诊断

(1)四腔心可正常。

(2)主动脉与肺动脉呈平行关系。

（3）主动脉与右心室相连。

（4）肺动脉与左心室相连（图6-29）。

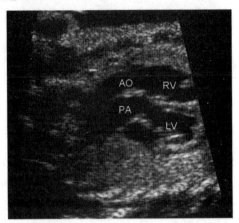

图 6-29 胎儿完全性大血管转位

注 左心室与肺动脉相连，右心室与主动脉相连，肺动脉与主动脉呈平行关系。AO：主动脉；LV：左心室；PA：肺动脉；RV：右心室。

（5）可伴主动脉狭窄或肺动脉狭窄。

（6）伴或不伴室间隔缺损。

3.临床价值

完全性大血管转位几乎不合并染色体异常或其他遗传综合征。如不合并室间隔缺损，患儿出生后发绀严重，危及生命，需要紧急手术治疗。

（五）左位上腔静脉

1.病因与病理

左位上腔静脉由胚胎期应关闭的血管未闭合形成，通常回流到冠状静脉窦。

2.超声诊断

（1）通常首先在四腔心切面发现扩大的冠状静脉窦，位于左侧房室交界处。

（2）三血管切面显示位于肺动脉左侧，与正常右侧上腔静脉呈对称位置的左位上腔静脉，即三血管切面显示四根血管（图6-30，图6-31）。

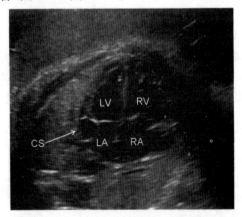

图 6-30 胎儿左位上腔静脉（四腔心切面）

注 显示扩大的冠状静脉窦（箭头）。CS：冠状静脉窦；LA：左心房；LV：左心室；RA：右心房；RV：右心室。

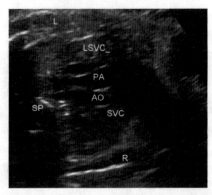

图 6-31 胎儿左位上腔静脉(三血管切面)

注 显示位于肺动脉左侧的左位上腔静脉。AO:主动脉;L:左侧;LSVC:左位上腔静脉;PA:肺动脉;R:右侧;SP:脊柱;SVC:上腔静脉。

(3)如右侧正常上腔静脉同时存在,也可称为双上腔静脉,有时无右侧上腔静脉,仅存在左侧上腔静脉。

(4)可合并或不合并其他心脏畸形。

3.临床价值

单纯左位上腔静脉不影响血流动力学,属正常变异。如合并其他先天性心脏病,则需要优生遗传及心脏外科咨询。

(王 丹)

第四节 多胎妊娠

一、双胎妊娠

(一)双胎的胚胎发育

1.双胎妊娠的类型

双胎可分为单卵双胎和双卵双胎,在自然受孕的双胎中,二者比例恒定,约 2/3 为双卵双胎,约 1/3 为单卵双胎。

2.双胎的羊膜及绒毛膜类型

双卵双胎一定发育为双绒毛膜囊双羊膜囊(DCDA),两个胎儿处于相对独立的环境中。但是单卵双胎则不同,根据细胞分裂时间的不同,单卵双胎可以发育为双绒毛膜囊双羊膜囊、单绒毛膜囊双羊膜囊(MCDA)、单绒毛膜囊单羊膜囊(MCMA)或联体双胎。

3.双胎病理妊娠

由于双胎妊娠胚胎发育的特殊性,双胎特有的病理类型包括双胎输血综合征、选择性双胎之一宫内生长迟缓、双胎反向灌注序列征、单绒毛膜囊单羊膜囊双胎脐带缠绕、联体双胎、寄生胎等。

(二)单绒毛膜囊双胎的胎盘血管吻合

无论是正常或异常的单绒毛膜囊双胎,由于双胎共用一个胎盘,因此,在胎盘表面或深部均存在多种类型的血管吻合,使两个胎儿的血液循环之间存在沟通。血管吻合的类型包括动脉-动脉吻合、动脉-静脉吻合、静脉-静脉吻合。尽管存在上述血管吻合,但是正常单绒毛膜囊双胎的血液沟通处于动态平衡状态,不会影响各自的生长发育。

（三）产前超声评价双胎妊娠的绒毛膜性

由于单绒毛膜囊双胎发生病理妊娠的风险明显高于其他双胎,因此,早孕期确定双胎的绒毛膜性至关重要。判断方法如下。

1. 早孕期孕囊数目

妊娠 6～7 周发现单个孕囊两个胚胎为单绒毛膜囊双胎,两个孕囊两个胚胎为双绒毛膜囊双胎。

2. 双胎峰

妊娠 10～14 周观察双胎隔膜,如基底部增厚呈"λ"形称为双胎峰,是双绒毛膜囊双胎的特征;如基底部不增厚呈"T"形称为"T"峰,是单绒毛膜囊双胎的特征。

3. 双胎隔膜厚度、隔膜层数、胎儿性别等

双胎隔膜厚度、隔膜层数、胎儿性别等与孕囊数目及双胎峰相比,这些方法准确性较差。

二、双胎输血综合征

双胎输血综合征(twin-twin transfusion syndrome,TTTS)是发生在双胎中的一种特殊类型的病理妊娠,两个胎儿分别呈现出不同的临床特征,病情异常危重,常导致一胎或双胎的宫内死亡。

（一）双胎输血综合征的病因

双胎输血综合征主要发生于单绒毛膜囊双羊膜囊双胎。两个胎儿循环之间通过胎盘血管吻合发生单向的灌注,导致两个胎儿分别呈现出"受血儿"和"供血儿"的特点,并引起一系列的病理生理改变。多数研究认为,位于双胎共用胎盘深部的单向动脉-静脉吻合增多,位于胎盘表面"保护性"的双向动脉-动脉吻合减少,是引起 TTTS 的主要原因。胎盘血管吻合的内径、数目,双胎占有胎盘面积的不均衡,脐带边缘性附着或帆状胎盘等,也被认为是引起 TTTS 的重要因素。

（二）双胎输血综合征的临床表现

在上述病理基础下,供血儿表现为体重减轻、血容量减少、肾血供减少(泌尿减少及膀胱缩小)、羊水减少;而受血儿则表现为体重增加、血容量增加、肾血供增加(泌尿增加及膀胱增大)、羊水增多。据报道,发生在妊娠 28 周以前未经治疗的 TTTS,围生期死亡率高达 90%～100%。27% 的存活儿有不同程度的神经系统后遗症。

（三）超声诊断双胎输血综合征

1999 年 Quintero 等提出 TTTS 的分级标准,沿用至今,成为目前产前诊断 TTTS 的标准。

Ⅰ级:一胎羊水多(羊水平段大于 8cm)、一胎羊水少(羊水平段小于 2cm)。

Ⅱ级:Ⅰ级的基础上一胎膀胱增大、一胎膀胱显示不清。

Ⅲ级:任一胎儿静脉导管、脐静脉或脐动脉的血流频谱异常。

Ⅳ级:任一胎儿出现水肿,表现为两个以上的体腔出现积液,如胸腔、腹腔、心包腔,或出现皮下组织水肿。

Ⅴ级:任一胎儿宫内死亡。

随着 TTTS 研究的深入,胎儿心功能的改变引起了广泛关注。受血儿前负荷和后负荷均增加,引起心脏扩大、心肌肥厚、心脏收缩及舒张功能异常。心脏舒张功能减退被认为是较早出现的心功能异常,脐静脉搏动征、静脉导管 A 波反向、三尖瓣反流等均可用于早期评价受血儿的心脏舒张功能。

（四）临床价值

双胎输血综合征应早期发现，并接受优生遗传咨询。因病情凶险，可考虑羊水减量、胎儿镜下胎盘血管激光凝固术等方法治疗。

（王 丹）

第五节　胎盘及附属物异常

胎盘是维系胎儿生长发育的重要器官，胎盘及附属物结构和功能的异常可直接影响胎儿的正常生长发育。

一、胎盘的正常声像图

正常胎盘超声表现为均质低回声。最早于妊娠 8 周后超声可以辨认胎盘。妊娠 10～12 周胎盘边缘清晰可见，随孕周增长胎盘体积增加。胎盘分为三部分：①羊膜，即胎盘的胎儿面，介于羊水与胎盘实质之间。②底蜕膜，即胎盘的母体面，介于胎盘实质与子宫肌层之间。③叶状绒毛膜，胎盘组织，介于胎盘绒毛膜板与基底膜之间。

胎盘成熟度分四级。

0 级：绒毛板平直光滑，胎盘实质回声均匀，基底层无回声（图 6-32a）。

Ⅰ级：绒毛板呈微小的波浪状起伏，胎盘实质呈散在分布的不均匀致密点状回声，基底层无回声（图 6-32b）。

Ⅱ级：绒毛板呈明显锯齿状，可伸入胎盘实质，但未达基底层；胎盘实质呈粗点状致密回声，基底层回声呈线状排列（图 6-32c）。

Ⅲ级：绒毛板呈锯齿状，伸入胎盘实质并达基底层；胎盘小叶形成，胎盘实质内可出现透声暗区，周围光环，并可见钙化斑及声影；基底层大而融合，回声增强，可有声影（图 6-32d）。

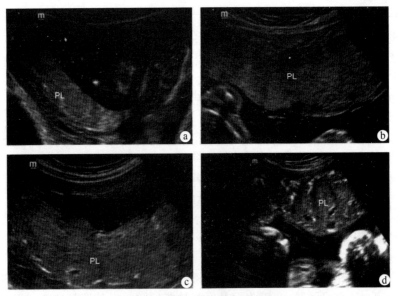

图 6-32　胎盘成熟度分度图像

注　a. 妊娠 12^{+1} 周后壁胎盘 0 级；b. 妊娠 22^{+3} 周前壁胎盘Ⅰ级；c. 妊娠 33^{+5} 周后壁胎盘Ⅱ级；d. 妊娠 37^{+2} 周前壁胎盘Ⅲ级。PL：胎盘。

二、胎盘早剥

妊娠20周后或分娩期，正常位置的胎盘在胎儿娩出前部分或全部从子宫壁剥脱称为胎盘早剥。

（一）病因与病理

重度妊娠高血压综合征、慢性高血压合并妊娠，常引发全身血管病变。底蜕膜螺旋小动脉痉挛，使得远端毛细血管缺血、坏死致破裂出血，在底蜕膜层形成血肿，进而导致胎盘从子宫壁剥脱。此外，胎盘早剥与孕妇腹部外伤、外倒转术纠正胎位、脐带过短或脐带绕颈、宫腔内压力骤减、孕妇长时间仰卧位等因素有关。

胎盘早剥主要病理变化是底蜕膜层出血，形成血肿，胎盘与子宫壁剥离。当剥离面较小时，血液很快凝固，可能不再继续出血。当剥离面较大、出血不止时，血肿不断增大，使得胎盘剥离面持续增加。血液可突破胎盘边缘，沿着胎盘与子宫壁间隙流向子宫颈内口，临床可表现为阴道出血，分为显性、隐性、混合性三类。显性出血指剥离面出血大部分经子宫颈流出，胎盘后方血肿较小；隐性出血指血液积聚在胎盘与子宫壁之间，无明显阴道出血；混合性出血指既有阴道出血，又有胎盘后较大血肿。

（二）临床表现

临床分为轻重两型：轻型胎盘早剥时，剥离面不超过胎盘面积的1/3，以阴道出血为主要临床表现，可伴轻微腹痛或无明显腹痛，体征不明显。重型胎盘早剥以隐性出血为主，剥离面超过胎盘面积的1/3，有较大的胎盘后血肿。临床表现为突发持续性腹痛，严重时出现恶心、呕吐、出冷汗、面色苍白、脉搏微弱和血压下降。患者不伴或仅有少量阴道出血。

（三）超声诊断

受胎盘剥离部位、剥离面大小等因素影响，超声表现不同。

胎盘剥离：剥离早期胎盘后方无积血，仅表现为"胎盘"异常增厚（＞5cm）。有积血时，胎盘与子宫壁间看见边缘粗糙、形态不规则的液性暗区，可见散在点状及条带样强回声，不均质低回声或杂乱回声。若出血不多，可自行停止，数天后血肿液化，表现为胎盘后方无回声区，此时超声较易识别胎盘与血肿的分界线。若出血不止，血肿增大，又不能排出子宫腔，则会继续向胎盘后方延伸，造成大面积胎盘剥离。剥离后期，胎盘后血肿逐渐机化，则表现为胎盘后方不均质高回声。

（四）鉴别诊断

1. 胎盘内血窦或血池

胎盘实质内呈不规则液性暗区，内有云雾状回声，呈沸水状。

2. 子宫肌瘤

位于子宫肌层，边界清楚，形态规则，可向子宫腔内或子宫外突出，彩色多普勒显示内部或周边可见彩流信号。

3. 胎盘血管瘤

位于胎盘内圆形或椭圆形实质性肿块，表面规则，边界较清。彩色多普勒显示肿块内有血流信号，可测到低阻力血流频谱。彩色多普勒可确定肿瘤内血流与胎儿循环是连续的，有利于排除子宫肌瘤及不完全性葡萄胎等疾病。

4. 胎盘囊肿

位于胎盘的羊膜面或母体面，边缘清楚，圆形，无回声。

5.子宫局部收缩

若发生在胎盘附着处,可见向胎盘突出的半圆形弱回声区,子宫舒张后图像恢复正常。

(五)临床价值

超声检查对诊断胎盘早剥有意义,尤其是对胎盘剥离严重的病例诊断意义更大,可作为诊断胎盘早剥的首选方法。

三、前置胎盘

妊娠28周后,若胎盘附着于子宫下段、下缘达到或覆盖子宫颈内口,位置低于胎先露部,称为前置胎盘。

(一)病因与病理

(1)子宫内膜不健全、多产、上环、多次刮宫等手术可引发子宫内膜炎、子宫腔感染、子宫内膜缺损,妊娠后子宫蜕膜血管发育不全,受精卵植入后胎盘延伸到子宫下段。

(2)孕卵发育迟缓,在到达子宫腔时,滋养层尚未发育到能着床阶段,继续下移,植入子宫下段。

(3)胎盘面积过大,如多胎妊娠时胎盘常伸展到子宫下段,形成前置胎盘。

病理上,前置胎盘分为完全性前置胎盘、部分性前置胎盘、边缘性前置胎盘和低置胎盘四种。①完全性前置胎盘:胎盘下缘完全覆盖子宫颈内口。②部分性前置胎盘:胎盘下缘覆盖部分子宫颈内口。③边缘性前置胎盘:胎盘下缘达到子宫颈内口边缘,未覆盖子宫颈内口。④低置胎盘:胎盘种植于子宫下段,其下缘接近子宫颈内口,距子宫颈内口≤2cm。

需要特别注意的是凶险型前置胎盘,即患者既往有剖宫产史,此次妊娠为前置胎盘,且胎盘附着于原子宫瘢痕处,常伴有胎盘植入的发生。随着近年来剖宫产率的升高,剖宫产后凶险型前置胎盘的发生率也在上升。凶险型前置胎盘易合并多种不良并发症,如胎盘植入和由其导致的产后大出血、周围脏器损伤,严重者需子宫切除,甚至威胁母婴生命等。

(二)临床表现

妊娠晚期或近足月时,发生无痛性反复阴道出血是前置胎盘的主要症状,偶可发生在妊娠20周。出血是由于妊娠晚期或临产后子宫下段逐渐伸展,子宫颈管消失,子宫颈内口扩张,而附着于子宫下段或子宫颈内口的胎盘不能相应地伸展,以致前置部分的胎盘剥离,使血窦破裂而引起出血。阴道出血发生时间的早晚、反复发作的次数、出血量的多少与前置胎盘的类型有很大关系。完全性前置胎盘往往初次出血的时间早,在妊娠28周左右,反复出血次数频繁、量较多,有时一次大量出血即可使患者陷入休克状态;边缘性前置胎盘初次出血发生较晚,多在妊娠37～40周或临产后,量也较少;部分性前置胎盘初次出血时间和出血量介于两者之间。临产后每次宫缩时,子宫下段向上牵引,出血往往随之增加。部分性和边缘性前置胎盘患者,破膜后胎先露如能迅速下降,直接压迫胎盘,流血可以停止。破膜有利于胎先露对胎盘的压迫。由于反复多次或大量阴道出血,产妇可以出现贫血,出血严重者即陷入休克,胎儿发生缺氧、窘迫,以致死亡。

(三)超声诊断

超声诊断前置胎盘时,需显示子宫颈内口,观察胎盘下缘与子宫颈内口的关系(图6-33),其诊断标准与临床一致。可采用经腹、经会阴和经阴道超声来诊断。经腹扫查时需适度充盈膀胱,以更好地显示子宫颈内口。膀胱过度充盈时子宫下段受压,易将正常位置的胎盘误诊为前置胎盘。后壁胎盘、当胎头较低遮挡子宫颈内口,经腹扫查无法诊断前置胎盘时,可经会阴或经阴道检查。超声提示前置胎盘时须注意妊娠周数，妊娠中期超声检查发现胎盘低置时，不要过早做前置胎盘的诊断，需结合临床考虑，如无出血，妊娠28周前不作此诊断。在妊娠中期，超声检查时约有30％胎盘位置低，超过内口，随着妊娠进展，胎盘可逐渐上移。

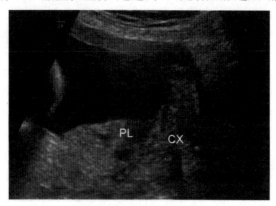

图 6-33　边缘性前置胎盘

注　妊娠32^{+4}，胎盘(PL)下缘达子宫颈内口(CX)。

（四）鉴别诊断

1. 胎盘早剥

超声常表现为胎盘异常增厚，或是胎盘后方与子宫壁之间可见杂乱回声，而内部无彩色血流显示。

2. 血管前置

胎儿血管位于胎儿先露部分与子宫颈之间，超声表现为无回声管状结构覆盖子宫颈，而彩色及频谱多普勒有助于血流显示，帮助识别。

（五）临床价值

前置胎盘在妊娠晚期易发生出血，如处理不当，可危及母婴生命。前置胎盘易发生胎盘植入、产后出血及感染。目前对于前置胎盘的诊断，超声是首选，可为临床提供明确诊断，指导孕期保健，计划分娩方式，确保母婴平安。

四、胎盘植入

胎盘植入是指胎盘与子宫异常粘连，以致胎儿娩出后胎盘不能与子宫分离。

（一）病因与病理

种植部位的子宫内膜缺损或发育不良，导致绒毛侵蚀植入到子宫肌层；多次刮宫、剖宫产、前置胎盘是胎盘植入的高危因素。

最常见植入部位为子宫下段、原剖宫产切口瘢痕处肌层。胎盘植入的分级主要依据侵犯深度。胎盘粘连异常，即绒毛穿透蜕膜，但未达肌层（胎盘粘连）；绒毛穿入侵犯肌层，但未达浆膜层（胎盘植入）；绒毛穿过肌层，可能穿透浆膜层，有时累及邻近器官（胎盘穿透）。

（二）临床表现

胎儿娩出后，胎盘娩出不全或完全不能娩出，伴有或不伴有阴道出血。进行人工剥离胎盘时，发现剥离困难，出血不止。

（三）超声诊断

胎盘后方子宫肌层菲薄（≤2mm）或消失；子宫壁与胎盘间的强回声蜕膜面消失；子宫与

膀胱壁间的强回声分界线中断或消失。彩色多普勒显示,胎盘漩涡近子宫肌层处血流丰富,漩涡中部因血流缓慢无明显血流信号,宫旁血管扩张。

（四）鉴别诊断

胎盘植入需与前置胎盘鉴别,前置胎盘超声表现为胎盘与子宫肌层分界清晰。

（五）临床价值

产前超声检查有利于胎盘植入的早期诊断,结合超声声像图特征,对胎盘植入的产前诊断具有重要意义。对于有剖宫产史的孕妇,再次妊娠要提高警惕,超声检查应认真细致,防止漏诊前置胎盘和胎盘植入。对于完全性前置胎盘的患者,胎盘植入的发生率高,应充分评估术中出血风险及子宫切除的可能性,充分做好术前准备,采取多学科协作处理,以降低患者病死率。

五、脐带的正常声像图

脐带连接于胎儿腹部表面和胎盘的胎儿面,是母体与胎儿血流交换的纽带。

正常脐带结构包括一条较粗的脐静脉和两条较细的脐动脉。

二维超声显示脐带漂浮于羊水中,长轴切面显示呈螺旋状,脐动脉内径小于脐静脉;横切面显示三根血管切面,呈"品"字形;彩色多普勒可清晰显示脐动脉与脐静脉结构,两者血流方向相反,故呈现不同颜色。

六、单脐动脉

正常脐带内含一条脐静脉和两条脐动脉,当脐动脉只有一条时称为单脐动脉。

（一）病因与病理

单脐动脉是脐带异常中最常见的一种,发生率约为1%,左侧缺如约占70%,右侧缺如约占30%。单脐动脉发生的原因可能是发育不良或者继发于栓塞的动脉萎缩。

（二）超声诊断

超声表现为脐带横切面显示脐结构异常,仅见一根脐动脉和一根脐静脉,呈"吕"字形,彩色多普勒显示为一红一蓝两根血流。而在膀胱两侧壁观察仅见一侧有血流信号。

单脐动脉可以是单发的,也可合并其他结构畸形。单脐动脉伴有其他结构异常时,应进行染色体核型分析。单脐动脉不伴有其他结构异常的胎儿应进行严密的产科评价和随访观察。

（三）鉴别诊断

双脐动脉之一细小:脐动脉横切面可见三个圆形无回声区,其中一根血管相对细小;膀胱两侧壁似可见一根脐动脉,但将探头向头侧或足侧偏斜,仍可见另一根细小的脐动脉。

（四）临床价值

超声发现单脐动脉后,仍需进一步检查有无伴发其他结构异常。如果无其他结构异常,胎儿染色体异常的发生率较低,预后良好,但需要随访胎儿生长发育情况。如合并其他结构异常,建议抽羊水排除染色体异常。另外,如果超声发现其他系统异常,应仔细扫查脐动脉。

（王　丹）

参考文献

[1]陈智毅.实用超声诊疗规范[M].北京:科学出版社,2018.

[2]陈懿,刘洪胜.基础医学影像学[M].武汉:武汉大学出版社,2018.

[3]元幼女.超声联合应用对新生儿颅脑疾病诊断价值分析[J].医学影像学杂志,2018
(3):511-514.

[4]任卫东,张立敏.心脏超声诊断图谱[M].沈阳:辽宁科学技术出版社,2018.

[5]他林昆,黄燕玲,徐飞,等.实时三维超声联合母体血清三联生化标记物在胎儿神经管
畸形早期筛查中的应用[J].中国超声医学杂志,2020(5):451-454.

[6]吕德勇.实用医学影像学[M].汕头:汕头大学出版社,2019.

[7]范金晓.妊娠期乙型肝炎病毒感染对胎儿产前超声诊断结果的影响[J].山西医药杂
志,2017(3):287-288.

[8]牟玲.实用临床医学影像[M].北京:科学技术文献出版社,2019.

[9]杨丽娟,陈萍,何萍,等.超声心动图多切面对胎儿右位主动脉弓分型诊断及其与双主
动脉弓鉴别的价值[J].中国临床医学,2018(3):368-372.

[10]孙医学,张顺花.医学超声影像学实验指导[M].合肥:中国科学技术大学出版
社,2019.

[11]任德韬.颅内肿瘤的CT与磁共振成像诊断与鉴别诊断价值分析[J].临床医药文献
电子杂志,2019(37):162.

[12]陈绪珠.医学影像诊断路径[M].北京:人民卫生出版社,2018.

[13]杨又源,童海鹏,曹之乐,等.多参数磁共振成像在脑胶质母细胞瘤与单发脑转移性
肿瘤鉴别诊断中的应用价值[J].临床放射学杂志,2018(4):562-568.

[14]徐克,龚启勇,韩萍.医学影像学[M].8版.北京:人民卫生出版社,2018.

[15]李小花,刘刚,张林奎,等.MRI检查对血管瘤型脑膜瘤与颅内血管周细胞瘤的鉴别
诊断价值[J].实用癌症杂志,2019(5):862-864.

[16]鲁统德,张利华,周晨曦,等.医学影像学临床应用[M].北京:科学技术文献出版
社,2018.

[17]张锐,金玉华,吴敏,等.超声心动图不同标准切面组合的方案对心脏畸形胎儿筛查
及诊断的临床有效性[J].中国优生与遗传杂志,2019(10):1220-1222,1226.

[18]朱剑峰.医学影像技术与诊断[M].北京:科学技术文献出版社,2017.

[19]杨晓华.经阴道彩色多普勒超声对子宫内膜癌与子宫内膜息肉声像图特征对比评价
[J].中国药物与临床,2019(7):1065-1066.

[20]王骏.医学影像技术学[M].北京:科学出版社,2017.

[21]夏建芳.胸膝位超声探查胆囊颈部结石的应用价值探讨[J].影像研究与医学应用,

2020(6):127-128.

[22]许乙凯,吴仁华.医学影像学[M].西安:西安交通大学出版社,2017.

[23]奚黎婷,许春芳.超声引导下经皮经肝胆囊穿刺引流术治疗胆囊颈部结石嵌顿合并急性胆囊炎3例并文献复习[J].江苏医药,2019(1):104-107.

[24]王彩环.新编医学影像学[M].天津:天津科学技术出版社,2018.